Gräßer • Reuner

Therapie-Tools
Chronische Erkrankungen im Kindes- und Jugendalter

AF903772

Online-Material auf psychotherapie.tools

Mit dem untenstehenden Download-Code erhalten Sie die digitalen Arbeitsmaterialien aus diesem Buch. Hierfür ist eine Registrierung auf psychotherapie.tools notwendig:

1. psychotherapie.tools/online-material öffnen.
2. Freischalt-Code eingeben.
3. Auf »Freischalt-Code einlösen« klicken. Der Code ist einmal gültig.
4. Im Warenkorb auf »Credits einlösen« klicken und Vorgang nach Login abschließen.
5. Arbeitsmaterialien nutzen.

Die Arbeitsmaterialien stehen Ihnen in Ihrem Kundenkonto unter »Mein Material« dauerhaft zur Verfügung. Sie sind für Ihren persönlichen Gebrauch bestimmt. Als Institution mit mehreren Nutzer:innen wenden Sie sich bitte an vertrieb-psychotherapie.tools@beltz.de.

9XYNXUMX6N

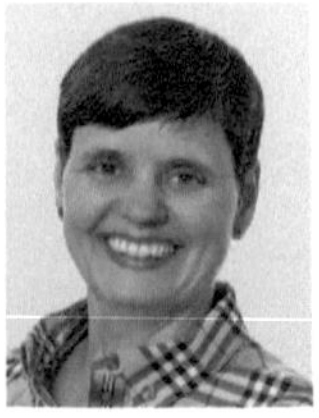
© Sandra Püttmann

Dipl.-Psych. Melanie Gräßer ist Psychologische Psychotherapeutin (Verhaltenstherapie) mit eigener Praxis für Kinder, Jugendliche und Erwachsene in Lippstadt. Sie verfügt über langjährige Berufserfahrung in der Kinder- und Jugendlichenpsychotherapie und -pädiatrie. Ihre Schwerpunkte liegen in der Behandlung von chronischen körperlichen Erkrankungen sowie Somatoformen Störungen und Traumata. Sie ist zertifizierte EMDR-Therapeutin für Kinder, Jugendliche und Erwachsene. Neben ihrer praktischen Tätigkeit gibt Melanie Gräßer seit vielen Jahren Seminare und Supervision im Bereich der Psychotherapieausbildung sowie im Rahmen von Selbsthilfegruppen, zudem ist sie Gutachterin der Krankenkassen sowie Selbsterfahrungsanleiterin. Sie ist Buchautorin und Entwicklerin therapeutischer Materialien und Spiele.
http://www.melanie-graesser.de

© privat

Prof. Dr. Gitta Reuner, Dipl.-Psych., ist außerplanmäßige Professorin am Institut für Bildungswissenschaft der Uni Heidelberg. Nach langjähriger Tätigkeit in der universitären Neuropädiatrie behandelt sie seit 2018 in eigener Praxis Kinder und Jugendliche verhaltenstherapeutisch und neuropsychologisch. Schwerpunkte sind u.a. (neuro-)psychologische Diagnostik, Psychoedukation, Psychotherapie bei neuropädiatrischen Erkrankungen und traumatischen Erfahrungen im medizinischen Kontext.

Melanie Gräßer • Gitta Reuner

Therapie-Tools Chronische Erkrankungen im Kindes- und Jugendalter

Mit Online-Material

BELTZ

Dipl.-Psych. Melanie Gräßer
Psychotherapeutische Praxis
Barbarossastraße 64
59555 Lippstadt
E-Mail: m.graesser@therapie-lippstadt.de
www.melanie-graesser.de

Prof. Dr. Gitta Reuner
Praxis für Kinder- und Jugendlichenpsychotherapie
Brückenkopfstr. 1/2
69120 Heidelberg
E-Mail: info@kinder-neuropsychologie.de
www.kinder-neuropsychologie.de

MIX
Papier | Fördert gute Waldnutzung
FSC® C089473

Dieses Buch ist erhältlich als:
ISBN 978-3-621-29037-1 Print
ISBN 978-3-621-29038-8 E-Book (PDF)

1. Auflage 2024

Lektorat: Karin Ohms
Umschlagbild: Lina-Marie Oberdorfer
Herstellung: Victoria Larson
Satz: WMTP Wendt-Media Text-Processing GmbH, Birkenau
Gesamtherstellung: Beltz Grafische Betriebe, Bad Langensalza
Beltz Grafische Betriebe ist ein Unternehmen mit finanziellem Klimabeitrag (ID 15985-2104-100).
Printed in Germany

Weitere Informationen zu unseren Autor:innen und Titeln finden Sie unter: www.beltz.de

Inhalt

Verzeichnis der Arbeits- und Informationsblätter

7 Arbeit mit Familie und nahem Bezugssystem 238

8 Arbeit mit dem erweiterten Bezugssystem 276

Vorwort

»Unter Gesundheit verstehe ich nicht ›Freisein von Beeinträchtigungen‹, sondern die Kraft, mit ihnen zu leben.«
Johann Wolfgang von Goethe

Chronische körperliche Krankheiten sind häufig. Allein deshalb ist es sehr wahrscheinlich, dass wir in der Kinder- und Jugendlichenpsychotherapie irgendwann auch mit Patient:innen konfrontiert werden, die – abhängig oder unabhängig von ihren psychischen Problemen – eine solche chronische körperliche Krankheit haben.

Auch wenn viele Menschen von allein die Kraft entwickeln, mit den zusätzlichen Herausforderungen zurecht zu kommen, benötigen einige Hilfe, auch in Form von Psychotherapie. Die Fachliteratur zu diesem Themenbereich ist überschaubar und auch in der Psychotherapieausbildung werden die besonderen Therapiesituationen bei chronischer körperlicher Krankheit nur bedingt aufgegriffen.

Auf unseren eigenen beruflichen Stationen begegneten uns Kinder und Jugendliche mit sehr unterschiedlichen körperlichen Krankheiten. Beide haben wir aus der langjährigen Arbeit an Kinderkliniken (MG in Bonn, Memmingen, Köln und Lippstadt, GR in Göppingen und Heidelberg) profitiert. Dabei stellen sich in der psychologischen bzw. psychotherapeutischen Versorgung innerhalb von Akutkliniken andere Herausforderungen als in der ambulanten kinder- und jugendlichenpsychotherapeutischen Praxis. Für uns beide ist die Arbeit mit chronisch somatisch kranken Kindern und Jugendlichen inzwischen ein wesentlicher Tätigkeitsschwerpunkt in der eigenen Praxis. Deshalb war es uns ein wichtiges Anliegen, diese Therapie-Tools zusammenzustellen und noch mehr Therapeut:innen zu motivieren, sich gezielt mit dieser großen Gruppe zu befassen.

Grundsätzlich unterscheidet sich der therapeutische Prozess der Behandlung von Patient:innen mit chronischer Krankheit nicht wesentlich von der Behandlung körperlich gesunder Patient:innen. Dennoch gilt es an vielen Punkten, die Besonderheiten einer Krankheit zu bedenken. Deshalb orientieren wir den Aufbau dieses Therapie-Tools-Buches ungefähr chronologisch am Ablauf einer Therapie.

Viele der hier zusammengestellten Materialien haben wir im Laufe der Jahre aus der unmittelbaren therapeutischen Arbeit heraus entwickelt und immer wieder ein wenig verändert oder angepasst. Einige Materialien wurden in anderen Kontexten der Verhaltenstherapie entwickelt und von uns an die Besonderheiten bei der Behandlung chronisch somatisch kranker Personen angepasst. Die ursprünglichen Quellen geben wir stets an. Außerdem haben wir uns sehr bemüht, die Materialien so zu gestalten, dass sie für sehr unterschiedliche chronische körperliche Krankheitsbilder anwendbar sind. Dies hat unter Umständen dazu geführt, dass einige Materialien etwas ausführlicher sind. Zu umschriebenen häufigen krankheitsspezifischen Themenkomplexen haben wir Materialien erstellt, die dann an ein spezifisches Krankheitsbild angepasst werden können. Wir möchten alle Nutzer:innen ermuntern, das Material als Ausgangspunkt zu verstehen und mit eigenen Ideen weiterzuführen und individuell zu gestalten. Wir hoffen, dass die Materialien Ihre psychotherapeutische Arbeit mit chronisch somatisch kranken Kindern und Jugendlichen bereichern und mögliche Befürchtungen und Ängste reduzieren, sodass in der Zukunft noch mehr Psychotherapeut:innen mit dieser Gruppe arbeiten. Und natürlich freuen wir uns sehr, wenn diejenigen, die schon unsere eigene Begeisterung für die Arbeit mit dieser Gruppe teilen, in den Materialien noch Neues entdecken oder auch »Altbekanntes« wiederfinden und sich bestätigt fühlen!

Gerne möchten wir uns an dieser Stelle herzlich bei allen Patient:innen und deren Familien bedanken, denen wir im Laufe unserer Berufstätigkeit begegnen durften. Nur aus diesen vielen Begegnungen konnten die Ideen für die Therapie-Tools wachsen! Unseren Kolleg:innen aus Psychotherapie, Medizin und vielen anderen Berufsgruppen danken wir an dieser Stelle für die vielen Gespräche und den fruchtbaren Austausch über die Fachgrenzen hinweg.

Lippstadt und Heidelberg, im Frühjahr 2024

Melanie Gräßer
Gitta Reuner

Einführung

Hintergrundwissen zu chronischen körperlichen Erkrankungen

Die Materialien dieses Therapie-Tools sind für therapeutische Prozesse mit Kindern und Jugendlichen gedacht, die – abhängig oder unabhängig von den Problemen, die zur Vorstellung in der Psychotherapie geführt haben – auch umschriebene chronische körperliche Krankheiten haben. Umfangreiche Leitlinien zur psychotherapeutischen Arbeit mit dieser Gruppe finden Sie im *Leitfaden Kinder- und Jugendpsychotherapie Bd. 33. Chronische körperliche Erkrankungen* (Reuner & Gräßer, 2023).

Hier haben wir Ihnen einige hilfreiche Informationen zum Einstieg in das Thema zusammengefasst:
Chronisch. Der Begriff »chronisch« ist intuitiv selbsterklärend und meint etwas, das »lange andauert«. *Aber*: Es existiert keine eindeutige Definition, ab welcher Dauer eine Krankheit als chronisch bezeichnet wird. Bei manchen Diagnosen ist ab Diagnosestellung bekannt, dass sie lebenslang vorliegen werden. Wenn das jedoch nicht der Fall ist, variieren die Angaben zwischen drei und zwölf Monaten, bis von einer chronischen Krankheit die Rede sein sollte.

> **Wichtig**
>
> Einige Krankheiten sind über lange Zeit »chronisch« vorhanden, heilen jedoch wieder oder gelten nach einer langen symptomfreien Zeit als »gelöst« (Lohaus & Heinrichs, 2013; Warschburger, 2000).

Körperlich. Eine »körperliche« Krankheit kann durch eine Schädigung bzw. Erkrankung sämtlicher Organsysteme (auch des Zentralen Nervensystems) begründet sein. Dementsprechend erfolgt die Klassifikation anhand der jeweiligen Kapitel im Internationalen Klassifikationssystem der Weltgesundheitsorganisation (WHO), der *International Classification of Diseases* (World Health Organization, 2004). *Aber*: Die Unterscheidung von körperlichen und psychischen Krankheiten ist eine künstliche und nicht immer hilfreich. Es gibt einige Krankheitsbilder nach ICD-10, die dieser Problematik Rechnung tragen, z. B. die chronische Schmerzstörung mit somatischen und psychischen Faktoren (F45.41) oder auch die organisch bedingten Verhaltens- und Persönlichkeitsstörungen (F07.x). Auch bei organischen, einschließlich symptomatischen psychischen Störungen (ICD-10 F0) wird das Zusammenspiel von körperlichen und psychischen Aspekten klar benannt.
Krankheitswertig. Der Begriff »krankheitswertig« meint generell Zustände, die die altersgerechten Aktivitäten einschränken und eine bedeutsame Belastung mit sich führt. *Aber*: Die aus einer chronischen somatischen Krankheit resultierenden Folgebelastungen sind heterogen und resultieren oft aus dem Zusammenspiel unmittelbarer Belastungen und Einschränkungen, Stigmatisierungserfahrungen und Einschränkungen in sozialen Kontakten und in der Zukunftsperspektive (Schmidt & Thyen, 2008).

Schätzungen und epidemiologischen Studien zufolge sind mindestens 15 % aller Schulkinder chronisch krank (Pinquart, 2013b), einige Autor:innen gehen sogar davon aus, dass ca. 23 % aller Kinder und Jugendlichen mindestens von einer chronischen Krankheit betroffen sind (Warschburger, 2009). Laut *Kinder- und Jugendgesundheitssurvey KiGGS* des Robert-Koch-Instituts ist in Deutschland in der Gruppe der 0- bis 17-Jährigen jedes achte Kind betroffen (Kamtsiuris et al., 2007). Die häufigsten chronischen körperlichen Erkrankungen sind angelehnt an die KiGGS-Studie in Tabelle 1.1 dargestellt.

Tabelle 1.1 Epidemiologie ausgewählter chronischer somatischer Krankheiten (in %) nach KiGGS-Studie (Kamtsiuris et al., 2007)

Erkrankung	Gesamt	0–2 Jahre	3–6 Jahre	7–10 Jahre	11–13 Jahre	14–17 Jahre
Obstruktive Bronchitis	13,3	12,3	16,3	14,6	12,2	11,2
Neurodermitis	13,2	8,7	13,3	15,1	14,8	12,9
Heuschnupfen	10,5	0,5	4,9	10,5	14,3	18,4
Skoliose / Wirbelsäulen-deformationen	5,2	0,8	1,5	3,3	6,5	11,1
Asthma bronchiale	4,7	0,5	2,7	4,7	7,0	7,0
Epilepsien	3,6	1,8	3,5	4,3	3,9	3,7
Herzkrankheiten	2,8	3,4	2,7	2,3	2,8	2,9
Migräne	2,5	–	0,2	1,5	3,9	5,4
Blutarmut / Anämien	2,4	1,7	2,2	2,4	2,3	3,0
Schilddrüsen-erkrankungen	1,6	0,3	0,4	0,9	2,0	3,6
Diabetes mellitus	0,1	0,1	0,1	0,2	0,2	0,2

Persönliche und strukturelle Herausforderungen annehmen

Als Psychotherapeut:innen sind wir regelmäßig gefordert, uns mit unseren eigenen »Stuck Points« zu befassen, unsere Therapeutenpersönlichkeit zu entwickeln und diese ganz bewusst als Instrument in der Therapie einzusetzen. Die Nennung von chronischen körperlichen Erkrankungen kann bei Therapeut:innen schon beim Erstkontakt Skepsis, Unsicherheit, Angst oder auch Neugier und Erwartungen auslösen, die wir bewusst reflektieren sollten, um die therapeutischen Prozesse professionell zu gestalten. Auch wenn wir in der psychotherapeutischen Tätigkeit grundsätzlich immer mit belasteten Personen arbeiten und mit menschlichen Schicksalen konfrontiert werden, können chronische körperliche Erkrankungen nochmals zusätzliche starke Emotionen bei Therapeut:innen auslösen, die sorgfältig beachtet werden sollten. Wir sehen uns evtl. häufiger mit den begrenzten Möglichkeiten unseres psychotherapeutischen Unterstützungsangebotes konfrontiert, müssen schicksalhafte Fakten akzeptieren (Lohmann, 2017).

Aber auch jenseits der persönlichen Herausforderungen gibt es bei der Psychotherapie mit dieser Personengruppe strukturelle Besonderheiten, die wir evtl. als Hürden erleben.

Wie soll denn eine Patientin mit Gehhilfen in meine Praxis im 3. Stock ohne Aufzug kommen? Passt der E-Rolli durch alle Türen in meiner Praxis? Weiß ich, was im Falle eines epileptischen Anfalls zu tun (oder zu lassen) ist? Kann ich eine Spritzenphobie bei einer Jugendlichen mit Hirntumor genauso behandeln wie bei anderen Personen? Traue ich es mir zu, im Notfall die entsprechenden Medikamente zu verabreichen? Bin ich allein in der Praxis? Wer kann mir in akuten Notfallsituationen schnell helfen?

Auch organisatorische Herausforderungen sind nicht zu unterschätzen. Wie kann ich mit kurzfristigen Krankenhausaufenthalten umgehen, die wegen akuter körperlicher Krisen nötig werden? Muss / Kann ich bei körperlichen Krisen die Psychotherapie mit Hausbesuchen oder mit Videositzungen fortführen? Benötigt die Behandlung vorhersehbar mehr Zeit als normalerweise vorgesehen? Wie kann ich der Krankenversicherung gegenüber argumentieren?

Aus langjähriger eigener praktischer Erfahrung sind uns beide Arten der Herausforderung bestens bekannt. Wir möchten das Therapie-Tools-Buch deshalb mit einigen Arbeitsmaterialien für Therapeut:innen beginnen, die Sie zur Selbstreflexion und Selbstfürsorge nutzen können und mit deren Hilfe Sie mögliche strukturelle Hürden analysieren und evtl. überwinden oder umgehen können (Kap. 1 »Selbstreflexion«).

Relevante Informationen sammeln

Im Rahmen von Anamnese und Exploration werden oft genug besondere Herausforderungen durch eine chronische körperliche Krankheit erkennbar, die relevant für die Therapieplanung sind. Bereits in dieser Phase gilt es, das Vorliegen einer chronischen somatischen Krankheit abzufragen und dann im Verlauf das Zusammenspiel von somatischen / biologischen, psychischen und sozialen Faktoren differenziert zu erheben und dabei die krankheitsspezifische und allgemeine Verhaltensentwicklung ausgewogen zu erfragen. Da die Informationen häufig sehr komplex sind und zudem viele Beteiligte aus unterschiedlichen Disziplinen zum Netzwerk der Familien gehören, ergibt es Sinn, diese Informationen strukturiert zu dokumentieren und übersichtlich an exponierten Stellen in der Falldokumentation abzulegen.

Das individuelle Krankheitskonzept und die Sicht der Familie auf die Krankheit sollten – auch unter altersspezifischen Aspekten – sehr genau exploriert werden. Dabei können systemische Modelle zur psychosozialen Typisierung von schwerer körperlicher Krankheit ein sehr hilfreiches Gerüst darstellen (Retzlaff, 2010; Rolland, 2003). Die Diagnose einer schweren, ggf. lebensbedrohlichen Krankheit gilt dementsprechend als potenziell traumatisierendes Ereignis (A-Kriterium, DSM-5). Im Sinne einer Stressor-basierten Psychotherapie sollten bei Kindern mit chronischer körperlicher Krankheit grundsätzlich das subjektive Erleben der Krankheit erfragt werden, denn die subjektive Einschätzung der Gefahr kann durchaus deutlich vom medizinischen Verständnis der Bedrohlichkeit der Krankheit abweichen (Hensel, 2017). Medizinischer traumatischer Stress und krankheitsbedingte Folgebelastungen bzw. Einschränkungen sind dementsprechend weitere Themenkomplexe, die in der Anamnese und Exploration in dieser Gruppe besonderen Raum einnehmen müssen.

In Kapitel 2 »Anamnese und Exploration« möchten wir Sie mit den Materialien dabei unterstützen, die Phase der Informationssammlung möglichst effektiv zu gestalten und das Risiko für das Übersehen relevanter Informationen zu minimieren.

Diagnostik und Fallkonzeption

Nicht zu unterschätzen sind Auswirkungen von Krankheit bzw. deren Behandlungen auf kognitive Leistungen, sodass beim Einsatz psychometrischer Verfahren, insb. Intelligenztests, Krankheitsfaktoren immer bedacht werden müssen (Renner & Mickley, 2015; Reuner & Renner, 2019). Abgesehen von der quantitativen Diagnostik mit standardisierten Instrumenten sollten krankheitsspezifische Aspekte auch bei der qualitativen Diagnostik berücksichtigt werden (z. B. Arbeit mit der Lebenslinie, Körperbild, Schmerz). Relevante Materialien zu diesen Themen finden sich in Kapitel 3 »Diagnostik«. Die Arbeitsmaterialien aus Kapitel 4 »Therapieplanung und Fallkonzeption« sollen die konkrete Therapieplanung und Fallkonzeption unterstützen, eng orientiert an den Vorgaben zur Beantragung von Psychotherapie in der Versorgung in Deutschland.

Häufige Themen in der Psychotherapie bei Menschen mit einer chronischen körperlichen Krankheit

Auch wenn sich die Psychotherapie in dieser besonderen Gruppe in vielen Punkten nicht von einer Standard-Therapie unterscheidet, kommen einige Themen besonders häufig vor bzw. gibt es einige typische kritische Punkte, die in der Therapie beachtet werden sollten.

Basis-Interventionen (Kap. 5), die bereits sehr früh im therapeutischen Prozess Anwendung finden können, sind vor allem psychoedukativ und aktivierend bzw. ressourcenorientiert. Bei gleichzeitigem Vorliegen einer chronischen körperlichen Erkrankung spielt das Thema »Schmerzen« eine zentrale

Rolle. Außerdem kommt dem Erarbeiten eines bio-psycho-sozialen Symptomverständnisses eine wichtige Rolle zu.

Materialien zu anderen häufigen und relevanten Therapiethemen finden sich in Kapitel 6 »Therapiethemen«. Der Anpassungsprozess an eine chronische körperliche Krankheit kann grundsätzlich als Coping-Prozess verstanden werden (Compas et al., 2012). In Reaktion auf den Stressor (z. B. die Diagnoseeröffnung) werden typischerweise individuelle Coping-Strategien und Ressourcen aktiviert und viele Betroffene schaffen es aus eigener Kraft sehr gut, einen Weg mit der Krankheit zu finden. Ein problemorientiertes Coping-Verhalten hat sich in vielen Fällen als hilfreich erweisen, um die medizinisch sinnvollen Behandlungsmaßnahmen konsequent und zuverlässig umzusetzen. Im medizinischen Behandlungskontext wird dies mit den Begriffen »Compliance« bzw. »Adhärenz« bezeichnet (Palacio et al., 2016). Die Gründe, warum Patient:innen die empfohlenen Maßnahmen nicht umsetzen, können vielfältig sein und durchaus auch im psychotherapeutischen Kontext bearbeitet werden. Wichtig zu bedenken ist, dass Non-Compliance bzw. Non-Adhärenz auch Ausdruck einer übergeordneten oder auch krankheitsbedingten psychischen Störung sein kann. Das Weglassen von lebenswichtigen medizinischen Prozeduren oder der Missbrauch von verordneten Medikamenten muss immer auch als Hinweis auf eine schwere Depression und ggf. Suizidalität verstanden werden (Plener et al., 2015). In diesem Kontext ist es in der Psychotherapie wichtig, ressourcenorientiert zu arbeiten, Selbstwert und Akzeptanz zu stärken und den Umgang mit starken Gefühlen (Wut, Trauer, Angst) zu thematisieren. Im zeitlichen Verlauf übernehmen Kinder und Jugendliche immer mehr Verantwortung für ihr Krankheitsmanagement. Diese Entwicklung vollzieht sich immer in engem Zusammenspiel mit der kognitiven und emotionalen Entwicklung und ist ebenso abhängig von der Risikobereitschaft und persönlichen Faktoren der Erziehungspersonen.

Jede körperliche Krankheit stellt spezifische Anforderungen an die Betroffenen, je nachdem, welche Symptome auftreten, welches Organsystem betroffen ist. Ein kategorialer Ansatz der Klassifikation von Krankheit ist demnach der Standard im medizinischen Versorgungssystem z. B. in der ICD-10 der WHO (World Health Organization, 2004). Allerdings kann eine dimensionale Betrachtung von Gesundheit und Krankheit oft wichtige, Krankheits- und Organsysteme übergreifende Aspekte offenlegen und die Hilfeplanung vereinfachen. Eine solche non-kategoriale Klassifikation von Funktion und Beeinträchtigung stellt die *International Classification of Functioning ICF* dar (World Health Organization, 2001). Ein systemischer Ansatz der psychosozialen Typisierung von schwerer Krankheit fokussiert Beginn, Verlauf, Prognose, Beeinträchtigungen und generell die subjektive Kontrollerfahrung einer Krankheit als wesentliche Dimensionen, die in der Auseinandersetzung mit einer Krankheit wichtig sind (Rolland, 2003).

Arbeit im Bezugssystem

Zum Bezugssystem von Kindern und Jugendlichen gehören zunächst die unmittelbaren Familienmitglieder, ggf. auch die Pflegefamilie oder Wohngruppe. Materialien zur Arbeit mit diesem nahen Bezugssystem finden sich in Kapitel 7 »Arbeit mit Familie und nahem Bezugssystem«. Je nach Alter sind Betreuungspersonen und pädagogische Fachpersonen vorhanden in Kita, Kindergarten, Schule, Ausbildung oder Studium. Besonders wichtig zu bedenken ist, dass Kinder und Jugendliche mit einer chronischen körperlichen Krankheit in der Regel auch ein Netz von medizinischen Fachpersonen haben, zu denen oft ein langjähriger intensiver Kontakt besteht. Dazu zählen Fachärzt:innen, Krankenpflege, Logopäd:innen, Physiotherapeut:innen, Ergotherapeut:innen usw. Material zur Arbeit mit dem erweiterten Bezugssystem findet sich in Kapitel 8.

Die Herausforderungen durch eine chronische körperliche Krankheit betreffen grundsätzlich das gesamte System, also unmittelbare Bezugspersonen, Eltern, Geschwister usw. ebenso wie Personen aus dem weiteren Umfeld (Kita, Schule, Studium usw.). Eltern von chronisch kranken Kindern geben in Studien in der Regel höhere Belastungen an als Eltern gesunder Kinder (Pinquart, 2018, 2019a, 2019b, 2019c). Andererseits stellen Untersuchungen aus systemischer Perspektive wiederholt fest, dass auch bei Eltern von Kindern mit Behinderung Resilienzfaktoren dazu beitragen können, dass die objektiv hohen Belastungen durch eine Krankheit im individuellen Erleben als wenig belastend eingeordnet werden (Retzlaff, 2010; Retzlaff et al., 2006).

Auch mit Hinblick auf Auswirkungen der chronischen Krankheit auf Geschwisterkinder existieren unterschiedliche Einschätzungen. Wichtige Themenbereiche, die Geschwisterkinder betreffen, sind: (1) Erfahrungen im Kontext der Krankheit des Geschwisters, (2) psychosoziale Anpassungsprozesse, (3) Coping-Strategien der gesunden Geschwister und (4) Kommunikation (Lummer-Aikey & Goldstein, 2021).

In der Arbeit mit dem erweiterten Bezugssystem spielen pädagogische Fachpersonen eine zentrale Rolle. Für die Kooperation ist wichtig zu bedenken, dass sich das Schulsystem intensiv mit dem Thema »Schule bei Krankheit« befasst und bereits viele Informationsschriften existieren (Bundeszentrale für gesundheitliche Aufklärung BZgA). Zudem existieren landesweit Klinikschulen (zu finden über die Landesbildungsserver, Suchstichworte: Klinikschule, Schule für Kranke), die das Lernangebot für schulpflichtige Kinder / Jugendliche mit längeren Krankenhausaufenthalten sicherstellen und wichtige Kooperationspartner für die Stammschulen sein können. Im konkreten Fall eines / einer Schüler:in kann es aber dennoch passieren, dass zu dieser besonderen Krankheit noch keine Konzepte an der jeweiligen Schule erprobt wurden und dass relativer Wissensmangel herrscht, der entsprechend auch zu Verunsicherung führen kann (Flitner et al., 2013).

Aufbau des Buches

Der Aufbau des Buches orientiert sich an den bisher beschriebenen Themenfeldern in der psychotherapeutischen Arbeit mit Kindern und Jugendlichen mit einer chronischen körperlichen Krankheit. Die Materialien sollten als Ausgangspunkt verstanden werden und können selbstverständlich beliebig variiert oder verändert werden.

(1) Kapitel 1 »Selbstreflexion« beinhaltet grundlegende Informationsmaterialien zu chronischer somatischer Krankheit und Arbeitsblätter, die Sie selbst als Therapeut:in zur Selbstreflexion und Selbstfürsorge für Ihre Arbeit mit Menschen mit einer chronischen somatischen Krankheit nutzen können.

(2) Die Informationen und Arbeitsmaterialien aus Kapitel 2 »Anamnese und Exploration« sollen Sie bei der Anamnese und Exploration von Patient:innen mit einer chronischen körperlichen Krankheit unterstützen.

(3) In Kapitel 3 »Diagnostik« haben wir Ihnen Materialien zur psychotherapeutischen Diagnostik zusammengestellt, die besonders krankheitsbedingte Faktoren aufgreifen.

(4) Kapitel 4 »Therapieplanung und Fallkonzeption« beinhaltet Informationen und Arbeitsmaterialien zur Therapieplanung und Fallkonzeption, und zwar sowohl hinsichtlich organisatorischer Aspekte als auch hinsichtlich der Fallkonzeption unter Berücksichtigung von somatischen Faktoren.

(5) Basis-Interventionen, die sich in der Behandlung von Personen mit verschiedenen körperlichen Krankheiten als sehr wichtig erwiesen haben, sind in Kapitel 5 zusammengestellt.

(6) Kapitel 6 »Therapiethemen« widmet sich wichtigen Therapiethemen, die bei der Behandlung von Menschen mit einer körperlichen Erkrankung häufig aufkommen.

(7) In Kapitel 7 »Arbeit mit Familie und nahem Bezugssystem« werden Informationen und Arbeitsblätter zur therapeutischen Arbeit mit dem Familiensystem bzw. engen Bezugssystem zusammengestellt.

(8) Für die therapeutische Arbeit mit dem erweiterten Bezugssystem finden sich Materialien in Kapitel 8.

Hinweise zur Nutzung der Materialien

In den folgenden Kapiteln sind die Materialien anhand bestimmter Merkmale zusammengefasst. Bei vielen Materialien finden Sie zunächst einige grundlegende Informationen, gefolgt von Arbeitsblättern zum Einsatz in Therapie und Beratung sowie für die Bezugspersonenarbeit mit dem nahen und weiteren Umfeld. Welche Zielgruppe jeweils angesprochen ist, können Sie an dem Icon oben auf der Seite erkennen. Viele Materialien eignen sich für mehrere Zielgruppen.

T **Therapeut:in:** Mit diesem Zeichen werden Arbeitsblätter gekennzeichnet, die von Psychotherapeut:innen oder in der therapeutischen Arbeit mit Kindern / Jugendlichen eingesetzt werden können.

K **Kind:** Für die Bearbeitung durch jüngere Kinder sind Materialien vorgesehen, die mit diesem Zeichen versehen wurden.

J **Jugendliche:** Materialien mit diesem Zeichen sind speziell für die Bearbeitung durch Jugendliche konzipiert.

G **Geschwister:** Materialien, die ganz besonders für die Geschwisterkinder von Patient:innen mit chronischer körperlicher Krankheit konzipiert wurden, haben wir mit diesem Buchstaben markiert.

E **Eltern:** Mit diesem Zeichen versehene Arbeitsblätter sind in erster Linie für Eltern bzw. engste Bezugspersonen (auch Pflegeeltern, Adoptiveltern oder Bezugspersonen aus Einrichtungen) konzipiert.

B **Bezugspersonen:** Materialien zum Einsatz in der Arbeit mit weiteren Bezugspersonen (z. B. pädagogische Bezugspersonen aus KITA und Schule) sind mit diesem Zeichen gekennzeichnet.

Wie sage ich's? Dieses Icon kennzeichnet Beispiele in wörtlicher Rede als Beispielformulierungen für Therapeut:innen.

1 Selbstreflexion

In der psychotherapeutischen Arbeit mit Kindern / Jugendlichen mit einer somatischen Krankheit können auch empfindliche Themen bei Ihnen als Therapeut:in berührt werden. Außerdem sind Sie häufiger mit Krisen konfrontiert, die hilflos oder erschrocken machen können. Aus diesem Grund stellen wir Ihnen ein Kapitel zur Unterstützung der Selbstreflexion an den Anfang dieses Therapie-Tools-Buches. Wir ermuntern Sie ausdrücklich, sich immer wieder mit Ihrer eigenen Biografie und Haltung zu Krankheit, Gesundheit und Körper auseinanderzusetzen.

Bevor Sie sich mit Ihren eigenen Erfahrungen, Wünschen oder Befürchtungen zu dem Thema befassen, kann es hilfreich sein, die Hintergrundinformationen, die wir Ihnen in der Einführung zusammengestellt haben, zu lesen.

Die Reflexion eigener biografischer Erfahrungen mit dem Thema und das Nachdenken über den Umgang mit kritischen Situationen kann vor der Entscheidung für eine Behandlung wichtig sein, jedoch auch im Verlauf einer Behandlung wiederholt werden. Zur Selbstreflexion sollte auch die kritische Auseinandersetzung mit der äußeren Gestalt der Praxis gehören.

Arbeits- und Informationsmaterial

AB 1 Meine Selbstfürsorge

In diesem Arbeitsblatt finden Sie unterschiedliche Fragen, die Sie sich stellen sollten, wenn Sie mit Patient:innen mit chronischen körperlichen Erkrankungen arbeiten. Es soll Sie dabei unterstützen, Ihre eigene Haltung zu reflektieren.

AB 2 Checkliste zur Überprüfung der eigenen Praxis

Mit dieser Checkliste können Sie die eigene Praxis auf die Eignung für die Arbeit mit chronisch somatisch kranken Patient:innen überprüfen und Barrieren identifizieren. Die Themen sind als Anregungen gedacht und nicht für alle Patient:innen wichtig. Vielmehr soll Ihnen das Arbeitsblatt erleichtern, sich in die Perspektive von chronisch körperlich kranken Personen hineinzuversetzen. Auf **INFO 1** »Erläuterungen zur Checkliste zur Überprüfung der eigenen Praxis« finden Sie weitere Informationen.

INFO 1 Erläuterungen zur Checkliste zur Überprüfung der eigenen Praxis

Die Erläuterungen in diesem Informationsblatt sollen als Anregungen dienen, wie Sie Ihre Praxis gut auf die Arbeit mit dieser Personengruppe einrichten können.

AB 3 An mich denken – Selbstfürsorge

Das Arbeitsblatt soll Sie bei der eigenen Selbstfürsorge in der Arbeit mit Patient:innen mit chronischen körperlichen Erkrankungen unterstützen.

INFO 2 Chronische körperliche Erkrankungen

Auf diesem Informationsblatt sind die wichtigsten Definitionen zum Thema »Chronische körperliche Krankheit« zusammengefasst. Sie können das Informationsblatt für sich selbst nutzen oder auch an Patient:innen bzw. Bezugspersonen weitergeben.

AB 4 Chronische körperliche Erkrankungen: Fragen und Profi-Antworten

Betroffene können mit diesem Arbeitsblatt ein Interview mit einer Person ihrer Wahl zum Thema »Chronische körperliche Krankheit« durchführen und die Antworten mit einer »Antwort vom Profi« vergleichen. Sie als Therapeut:in können die Antworten der Betroffenen in Ihre Selbstreflexion einbeziehen. Das Arbeitsblatt eignet sich aber auch sehr gut im Bereich Psychoedukation oder in Zusammenhang mit den Themen »Selbstwert« bzw. »Verantwortungsübernahme«.

Meine Selbstfürsorge

Hier finden Sie unterschiedliche Fragen, die Sie sich stellen sollten, wenn Sie mit Patient:innen mit chronischen körperlichen Erkrankungen arbeiten. Nehmen Sie sich für dieses Arbeitsblatt ausreichend Zeit und füllen Sie es sorgfältig und in Ruhe aus.

Definitionen / eigene Vorstellungen
Wie definieren Sie für sich die folgenden Begriffe?

Gesundheit:

....

Krankheit:

....

Körperliche Krankheit:

....

Chronische körperliche Erkrankung:

....

Eigene Erfahrungen
Würden Sie sich selbst als … bezeichnen?

- gesund: ☐ Nein ☐ Ja
- krank: ☐ Nein ☐ Ja
- körperlich krank: ☐ Nein ☐ Ja
- chronisch körperlich krank: ☐ Nein ☐ Ja

Haben Sie eigene chronische körperliche Erkrankungen / Beeinträchtigungen?
☐ Nein ☐ Ja:

....

Wenn ja, wie gehen Sie mit diesen Erkrankungen / Beeinträchtigungen um? Wie schränken diese Sie in Ihrem Alltag ein? Gibt es Auswirkungen auf die eigene Arbeit?

....

Meine Selbstfürsorge

Gibt es in Ihrer Familie, Verwandtschaft chronische körperliche Erkrankungen / Beeinträchtigungen?
☐ Nein ☐ Ja:

....

Wenn ja, wer und wie gehen Sie bzw. die anderen damit um?

....

Gibt es in Ihrem Freundes- / Bekanntenkreis chronische körperliche Erkrankungen / Beeinträchtigungen?
☐ Nein ☐ Ja:

....

Wenn ja, wer und wie gehen Sie bzw. die anderen damit um?

....

Ängste
Was verändert sich in Ihrem Alltag, wenn Sie Patient:innen mit chronischen körperlichen Erkrankungen behandeln?

....

Was könnte die Arbeit mit Menschen mit chronischen körperlichen Erkrankungen mit Ihnen machen?

....

Was befürchten Sie, was passieren könnte?

....

Wie würden Sie mit möglicherweise sehr schlimmen Folgen, wie z. B. eine Erkrankung, die zum Tod führen kann / wird, umgehen, was würde das mit Ihnen machen?

....

Meine Selbstfürsorge

Wie gut können Sie mit körperlichen Folge-Beeinträchtigungen (wie z. B. Rollstuhl, Urinbeutel, offene Haut usw.) umgehen?

....

Wie wäre die Vorstellung, dass ein:e Patient:in von Ihnen an ihrer Krankheit während der Psychotherapie versterben könnte?

....

Wie sieht es bei Ihren Kolleg:innen aus? Was könnten diese von Ihnen denken? Wie würden die reagieren, wenn Sie Patient:innen mit chronischen körperlichen Erkrankungen behandeln würden?

....

Erwartungen
Warum sollten Sie Patient:innen mit chronischen körperlichen Erkrankungen behandeln?

....

Welche positiven Erwartungen haben Sie?

....

Was erhoffen Sie sich davon?

....

Welche Ziele haben Sie?

....

Motivation
Was motiviert Sie zur Arbeit mit dieser Patientengruppe?

....

Könnte die Arbeit mit Patient:innen mit chronischen körperlichen Erkrankungen auch einen Mehrwert haben?

....

Meine Selbstfürsorge

Kompetenzen

Welche Ihrer eigenen Kompetenzen können Sie in der Arbeit nutzen? Denken Sie, Sie bekommen das hin?

....

Sind Sie ausreichend kompetent, bzw. fühlen Sie sich ausreichend kompetent?

....

Können Sie sich vorstellen, mit anderen Berufsgruppen ([Fach-]Ärzt:innen, Krankenpfleger:innen, Physiotherapeut:innen) eng zusammen zu arbeiten?

....

Wann haben Sie Ihren letzten Erste-Hilfe-Kurs absolviert bzw. einen Kurs speziell für Psychotherapeut:innen in der Praxis?

....

Welche Fortbildungen sollten / möchten Sie belegen?

....

Möchten Sie eine spezielle Zusatzqualifikation (bspw. Asthma-Trainer:in) erwerben, um noch besser qualifiziert zu sein? Oder um einen weiteren Bereich, wie z. B. spezielle Schulungen (z. B. Asthma-, Diabetes-, Epilepsie-Schulung), auch in Kooperation mit anderen Einrichtungen / Kliniken / Ärzten anbieten zu können?

....

Sonstige Fragen, die Sie vielleicht beschäftigen

....

....

....

....

Checkliste zur Überprüfung der eigenen Praxis

Wenn Sie sich entscheiden / entschieden haben, mehr mit Kindern und Jugendlichen mit einer chronischen körperlichen Erkrankung zu arbeiten, lohnt es sich, Ihre Praxis etwas genauer »unter die Lupe« zu nehmen. Betrachten Sie Ihre Praxis und die Gesamtsituation einmal aus dem Blickwinkel eines Kindes / Jugendlichen bzw. der Familie mit einer chronischen körperlichen Erkrankung. Stellen Sie sich einfach vor, Sie haben selbst eine somatische Erkrankung, würden psychotherapeutische Hilfe benötigen und Ihre Praxis allein oder mit Ihrem betroffenen Kind aufsuchen.

Sie würden sich vielleicht auf Anraten der behandelnden Ärzt:innen auf den Weg machen, Ihre Praxis finden und ständen dann vor der Tür ... ist diese ebenerdig zugängig? Und damit sind wir mitten in den Überlegungen, wie es möglicherweise Ihren somatisch erkrankten Patient:innen gehen könnte, wenn diese vielleicht gerade unter einem akuten Rheuma-Schub leiden und es ihnen deshalb vielleicht schwerfällt, die Stufen zu Ihrer Praxis zu meistern.

Auf den folgenden Seiten haben wir für Sie eine Checkliste vorbereitet, mit der Sie Ihre Praxis mit einem kleinen Praxisrundgang aus Sicht der Patient:innen durchgehen und überprüfen können. Nehmen Sie sich etwas Zeit, um in Ruhe Ihre »Praxisbegehung« zu machen.

Praxistipp

Vielleicht kennen Sie das Phänomen der »Betriebsblindheit«. Wenn Sie Ihre eigene Praxis einmal relativ realistisch überprüfen möchten, fragen Sie einfach Freund:innen oder Bekannte mit chronischer körperlicher Erkrankung, die mit Ihnen mit einem kritischen Blick gemeinsam durch Ihre Praxis gehen und vielleicht ein paar hilfreiche und konstruktive Tipps und Hinweise für Sie haben.

Oder Sie setzen dieses Thema einmal auf die nächste Tagesordnung Ihres Qualitäts- oder Intervisionszirkels und diskutieren das Thema gemeinsam mit Ihren Kolleg:innen.

Wichtig

Natürlich sind die angeführten Themen nur Anregungen und auch nicht für alle somatisch erkrankten Patient:innen zutreffend. Dennoch ist es sinnvoll, sich einmal über die unterschiedlichen Themen Gedanken zu machen. Wenn einige Punkte nicht erfüllt sind, bedeutet das auch nicht zwangsläufig, dass Sie deshalb Personen mit einer chronischen körperlichen Krankheit nicht behandeln können. Im Gegenteil, manche Herausforderung kann kreativ aufgegriffen werden. Zum Beispiel spricht nichts gegen einen therapeutischen Spaziergang mit einer rollstuhlfahrenden Patientin, wenn der Aufzug im Praxisgebäude mal wieder ausfällt. Mögliche Trigger (RTW, Polizeisirene usw.) können in der Psychotherapie auf jeden Fall für Expositionsübungen genutzt werden.

In diesem Sinne: Bereiten Sie sich vor und lassen Sie sich dennoch überraschen.

Checkliste zur Überprüfung der eigenen Praxis

Anhand dieser Checkliste können Sie Ihre Praxis überprüfen. Nicht nur für die Arbeit mit chronisch körperlich kranken Patient:innen kann es sinnvoll sein, an kritischen Punkten über Veränderung / Verbesserung nachzudenken.

	Ja	Nein
(1) Praxislage / Zugangsmöglichkeit(en)		
▶ Haben Sie einen ebenerdigen Zugang zu Ihrer Praxis?	☐	☐
▶ Gibt es (ggf. mobile) Rampen für wenige Stufen?	☐	☐
▶ Ist ein Aufzug vorhanden und auch gut zu finden, falls die Praxis nicht ebenerdig liegt?	☐	☐
▶ Haben Sie im Treppenhaus oder in der Praxis eine Abstellmöglichkeit für einen Rollstuhl, Rollator oder kleinen Roller?	☐	☐
(2) Wartezimmer / Wartebereich		
▶ Können Rollstuhlfahrer:innen Ihren Wartebereich problemlos nutzen? (z. B. genügend Platz, verschiebbare Sitzgelegenheiten)	☐	☐
(3) Bad / Toilette		
▶ Ist das Bad / die Toilette in der Praxis barrierefrei? (barrierefrei = Türbreite mindestens 80 cm und Tür öffnet sich nach außen)	☐	☐
▶ Ist das Bad / die Toilette rollstuhlgerecht? (rollstuhlgerecht = Türbreite mind. 90 cm, unterfahrbares Waschbecken, ausreichend Platz zum Manövrieren)	☐	☐
(4) Therapie- / Behandlungsraum		
▶ Haben Sie Teppichböden, die z. B. bei allergischen Patient:innen Atemprobleme auslösen könnten?	☐	☐
▶ Kann ein größerer Rollstuhl gut im Therapieraum platziert werden?	☐	☐
▶ Haben Sie unterschiedliche Sitzmöglichkeiten, um bei Bedarf die Position zu wechseln?	☐	☐
▶ Haben Sie Coolpacks, Decke, Wärmkissen / -flasche im Zugriff? Bzw. haben Sie einen Kühlschrank / eine Mikrowelle in der Praxis, damit Patient:innen ihre eigenen Hilfsmittel kühlen / erhitzen können?	☐	☐
▶ Können Sie bei Bedarf Getränke oder Nahrungsmittel anbieten, falls Patient:innen diese nicht selbst mitgebracht haben?	☐	☐
▶ Haben Sie eine Taschentücherbox / Feuchttücher in Reichweite?	☐	☐
▶ Haben Sie Utensilien zur Stabilisierung bei akuten Stressreaktionen / Traumafolgesymptomen in Reichweite (z. B. Stress-Bälle, scharfe Bonbons, Riechstäbchen usw.)?	☐	☐
▶ Haben Sie einen Erste-Hilfe-Koffer in der Praxis?	☐	☐

Checkliste zur Überprüfung der eigenen Praxis

	Ja	Nein
(5) Mögliche Trigger		
▶ Gibt es in Ihrer Praxis oder Umgebung der Praxis mögliche Trigger? Dieses könnten z. B. sein: Krankenhaus, zu dem regelmäßig Rettungswagen mit Blaulicht fahren oder Hubschrauber landen; Polizeistation, von der Einsatzwagen mit Sirene fahren; Bahnlinie mit lauten Zügen, Flughafen mit starkem Flugverkehr usw.	☐	☐
(6) Auffindbarkeit Ihrer Praxis als »besonders geeignet für die Behandlung von chronisch kranken Kindern und Jugendlichen«		
▶ Haben Sie Ihre Expertise in der Behandlung von chronisch kranken Kindern und Jugendlichen angegeben, damit Patient:innen Sie gut finden können? Beispiele: – auf der eigenen Praxis-Website – in Suchmaschinen von Dachverbänden – über Selbsthilfeverbände (z. B. Kindernetzwerk e.V., Selbsthilfe zu verschiedenen Krankheitsbildern)	☐	☐
(7) Notfallplan		
▶ Gibt es einen Notfallplan für Ihre Praxis?	☐	☐
▶ Wissen Sie, wo sich in Ihrer Praxis der Erste-Hilfe-Koffer befindet?	☐	☐

Eigene Notizen

....

....

....

....

Erläuterungen zur Checkliste zur Überprüfung der eigenen Praxis

Nachdem Sie Ihre Praxis anhand der »Checkliste zur Überprüfung der eigenen Praxis« geprüft haben, finden Sie hier einige Erläuterungen zur Checkliste. Es handelt sich hierbei um Anregungen. Schauen Sie, was für Ihren individuellen Fall und Ihre Praxis passt, und schauen Sie, was sich lohnt zu ändern und was nicht.

(1) Praxislage / Zugangsmöglichkeit(en)

✓ Überlegen Sie, wie Sie den Zugang so gestalten können, dass dieser möglichst leicht für Ihre Patient:innen bewältigbar ist, bringen Sie ggf. ein Hinweisschild an, wenn z. B. der Aufzug nicht direkt sichtbar ist.
✓ Wenn Ihr:e Patient:in mit dem Rollstuhl o. Ä. zu Ihnen kommt, kann es hilfreich sein, etwas mehr Zeit für das »Ankommen« einzuplanen und sich darauf einzustellen.
✓ Falls Sie keine Möglichkeit für einen rollstuhlgerechten Zugang haben, können Sie im speziellen Fall auch über Alternativen nachdenken, ggf. ist eine Behandlung in anderen Räumlichkeiten bei den betreffenden Patient:innen möglich (*Achtung:* hier die Bestimmungen Ihrer KV berücksichtigen, ggf. ist ein Antrag auf eine Zweigpraxis / -räume erforderlich).

(2) Wartezimmer / Wartebereich

✓ Wenn Sie Optimierungs- / Verbesserungsbedarf festgestellt haben, ändern / ergänzen Sie z. B. die Sitzmöglichkeiten.

(3) Bad / Toilette

✓ Ändern Sie die von Ihnen für nicht gut befundenen Punkte. Stellen Sie festgestellte Mängel ab und kontrollieren Sie regelmäßig die Patiententoilette.

(4) Therapie- / Behandlungsraum

✓ Sollte der Weg zu Ihrem Behandlungs- / Therapieraum Hindernisse oder Stolperfallen bergen, versuchen Sie, diese zu beseitigen oder darauf hinzuweisen. Holen Sie nach Möglichkeit Ihre Patient:innen im Wartebereich ab und gehen Sie gemeinsam ins Behandlungszimmer bzw. begleiten Sie diese auch nach der Sitzung zur Praxistüre und tragen Sie auch hier dafür Sorge, dass diese wieder gut hinaus finden bzw. mögliche Treppen o. Ä. gut meistern.
✓ Falls es nicht ausreichend Licht gibt, ändern Sie die von Ihnen für nicht gut befundenen Punkte.
✓ Wie Sie wissen, ist der Therapieraum der wichtigste Raum und die Grundlage für eine gute und erfolgreiche therapeutische Arbeit.
✓ Der Therapieraum sollte ein sicherer, geschützter Wohlfühlbereich für Sie und Ihre Patient:innen sein. Deshalb ist es hier ganz besonders wichtig, alle festgestellten »Mängel« zu beseitigen und besonders darauf zu achten, dass Sie eine »Wohlfühlatmosphäre« herstellen.
✓ Verzichten Sie auf alle wohlgemeinten Raumdüfte, Räucherstäbchen etc., da diese Düfte mögliche Allergene sein können.
✓ Schaffen Sie gegebenenfalls alternative Sitzgelegenheiten an, sodass Sie mehr als eine unterschiedliche Sitzmöglichkeit (z. B. zusätzlichen [Steh-]Hocker o. Ä.) anbieten können.
✓ Besorgen Sie ggf. ein Coolpack, eine Decke oder Wärmkissen / -flasche (Wärmkissen gibt es auch mit USB-Ladekabeln, die sich ganz schnell und einfach anwenden lassen).

Erläuterungen zur Checkliste zur Überprüfung der eigenen Praxis

- ✓ Halten Sie Wasser oder andere Getränke / Lebensmittel bereit.
- ✓ Taschentücher haben Sie wahrscheinlich ohnehin vorrätig, aber ggf. sind auch Feuchttücher hilfreich.
- ✓ Legen Sie sich ggf. eine Kiste / Korb oder anderen Behälter mit einigen Materialien an, die als Skills fungieren können (z. B. Igelball, Massageringe, Kronkorken, Riechstäbchen [z. B. AmmoLa®], andere Düfte, scharfe / saure … Bonbons, Tabasco usw.). Diese sind sicher auch bei anderen Patient:innen hilfreich.
- ✓ Überprüfen Sie, ob Ihr Erste-Hilfe-Koffer vollständig ist, und ergänzen ggf. fehlende und / oder abgelaufene Bestandteile. Auf der Seite der *Deutschen Gesetzlichen Unfallversicherung e. V.* (DGUV) finden Sie viele hilfreiche Materialien und Broschüren, z. B. eine Anleitung zur Ersten Hilfe (https://publikationen.dguv.de/widgets/pdf/download/article/698) oder ein Plakat zur Ersten Hilfe, das Sie in Ihrer Praxis aushängen können, um im Notfall schneller handeln zu können.

(5) Mögliche Trigger

- ✓ Wenn Ihre Praxis im Umfeld eines möglichen externen Triggers liegt, seien Sie sich dessen bewusst, thematisieren dies gegebenenfalls mit Ihren Patient:innen und überlegen einen guten Umgang hiermit.

(6) Auffindbarkeit Ihrer Praxis als Expert:in für die Behandlung von chronisch kranken Kindern und Jugendlichen

- ✓ Wenn Sie mögen, ergänzen Sie Ihre Expertise in krankheitsübergreifenden allgemeinen Suchlisten und / oder auf speziellen Listen für spezielle Krankheitsbilder.

(7) Notfallplan

- ✓ Ein Notfallplan sollte in jeder Praxis aushängen – gut sichtbar für alle Therapeut:innen.
- ✓ Erstellen Sie sich selbst einen solchen Plan oder nutzen Sie beispielsweise die der Deutschen Gesetzlichen Unfallversicherung e.V. (DGUV). Diese können Sie unter www.dguv.de unter Materialien finden und bestellen.
- ✓ Falls es bei einzelnen Patient:innen besondere Aspekte für Notfälle gibt, notieren Sie diese ggf. separat.

Eigene Notizen

....

....

....

....

An mich denken – Selbstfürsorge

Die Arbeit mit Patient:innen mit chronischen körperlichen Erkrankungen kann sehr anstrengend und fordernd sein. Dieses Arbeitsblatt soll Sie als Therapeut:in ermuntern, sich immer wieder genug Raum für Ihre eigene Selbstfürsorge zu nehmen. Hier können Sie reflektieren, wie Sie mit schwierigen Behandlungssituationen umgehen wollen. Patient:innen mit einer chronischen körperlichen Erkrankung können unter einer lebensverkürzenden Krankheit leiden, es kann zu schweren Rezidiven, beispielweise bei einer Tumorerkrankung, kommen, es kann zu sehr schweren lebensbedrohlichen Zustände kommen oder schwerwiegende Operationen oder Eingriffe erforderlich werden. Aus diesen Gründen können bei dieser Klientel die Themen Tod, Trauer, Sterben eine größere Rolle als bei anderen Patient:innen spielen.

Weil diese Themen mit uns als Psychotherapeut:innen auch viel machen und starke Gefühle auslösen können, ist es für Sie als Therapeut:in besonders wichtig, gut für sich selbst zu sorgen, die eigene Selbstfürsorge zu beachten und achtsam mit sich selbst umzugehen.

Notieren Sie hier Dinge, die Ihnen dabei behilflich sein können, die Sie bereits anwenden oder anwenden wollen. Es ist oft hilfreich, sich kleine »Erinnerungs- / Stolper- / Merkhilfen« einzubauen. Dies kann von einem Bild auf dem Schreibtisch über eine kleine Tier- oder andere Figur bis zu Bewegungsmeldern reichen, um sich an die eigenen Kraftquellen, sicheren Orte, Achtsamkeitsübungen usw. zu erinnern und diese bspw. in den kurzen Pausen zwischen Patiententerminen durchzuführen. So können Sie die belastenden Erfahrungen und Erlebnisse »abschütteln« und neue Kraft für den / die nächste Patient:in tanken.

Was kann ich tun, das mir guttut?

....

....

....

....

Meine Achtsamkeits-, Ressourcen-, …-Übungen:

....

....

....

....

An mich denken – Selbstfürsorge

Meine Kraftbilder, Energiespender:

....

....

....

....

Meine Erinnerungs- / Merkhilfen:

....

....

....

....

Mit wem kann ich mich austauschen?

....

....

....

....

Was ist sonst noch wichtig:

....

....

....

....

Chronische körperliche Erkrankungen

Alle Systeme des menschlichen Körpers – auch das Zentrale Nervensystem – können von chronischen Krankheiten betroffen sein. Die Zahl der einzelnen Krankheitsbilder ist dementsprechend enorm.

Definition • Chronische körperliche Krankheit

Drei wesentliche Kriterien müssen erfüllt sein, damit von einer »chronischen körperlichen Krankheit« gesprochen wird:

(1) **Ursache**: Es handelt sich um eine Störung / Schädigung körperlicher Abläufe bzw. körperlicher Strukturen (im Gegensatz zu chronischen psychischen Störungen).

(2) **Dauer**: Die Krankheit ist von langer Dauer (d. h. mehrere Monate bis zu lebenslang vorliegend).

(3) **Einschränkungen**: In der Folge der Erkrankung hat die betroffene Person Einschränkungen bei alterstypischen Aktivitäten.

Klassifikation: ICD und ICF

ICD. Die Klassifikation körperlicher Krankheiten erfolgt anhand des Internationalen Klassifikationssystems der Weltgesundheitsordnung WHO, der *International Classification of Diseases ICD* in der jeweils aktuellen Fassung.

Die Abgrenzung zwischen körperlichen und psychischen Krankheiten ist in manchen Fällen nicht eindeutig und es gibt viele Überschneidungen. Bei der »chronischen Schmerzstörung mit somatischen und psychischen Faktoren« werden z. B. beide Ursachen explizit genannt.

ICF. Die Auswirkungen von Störungen der Körperfunktionen und -strukturen auf die Aktivitäten und Teilhabe der Betroffenen werden im Klassifikationssystem *International Classification of Functioning, Disability and Health ICF* der WHO klassifiziert. In der ICF wird die Gesundheit einer Person immer mit Bezug zum individuellen Lebenshintergrund definiert.

Epidemiologie

Chronische körperliche Krankheiten betreffen nach aktuellen Daten ca. 15 % bis 23 % der Kinder und Jugendlichen in irgendeiner Weise. Zu den häufigsten chronischen körperlichen Krankheiten im Kindes- und Jugendalter gehören Obstruktive Bronchitis, Neurodermitis, Skoliosen, Asthma bronchiale (5 % bis ca. 15 %). Epilepsien, Herzerkrankungen, Migräne, Anämien und Schilddrüsenerkrankungen treten in 1 % bis < 5 % auf. Die Häufigkeit von Diabetes Typ 1 oder rheumatischen Erkrankungen im Kindes- und Jugendalter liegt bei ungefähr 0,1 %.

Seltene Erkrankungen

Es gibt ungefähr 8.000 Krankheitsbilder, die jedes für sich sehr selten auftreten, das heißt mit einer Prävalenz von weniger als 5 von 10.000 bekannt sind. Diese werden als sogenannte »Seltene Erkrankungen« (SE) oder auch »Orphan Diseases« (OD) bezeichnet und betreffen nach Schätzungen ungefähr 4 Millionen Menschen in Deutschland.

Chronische körperliche Erkrankungen

Behinderungsbegriff nach Sozialgesetzbuch IX

Bei manchen Personen mit chronischer körperlicher Krankheit liegt eine Behinderung nach Definition des Sozialgesetzbuches SGB IX §2 vor. Voraussetzung dafür ist, dass die Betroffenen »körperliche, seelische, geistige oder Sinnesbeeinträchtigungen haben, die sie in Wechselwirkung mit einstellungs- und umweltbedingten Barrieren an der gleichberechtigten Teilhabe an der Gesellschaft mit hoher Wahrscheinlichkeit länger als 6 Monate behindern können. Eine Beeinträchtigung nach Satz 1 liegt vor, wenn der Körper- und Gesundheitszustand von dem für das Lebensalter typischen Zustand abweicht. Menschen sind von Behinderung bedroht, wenn eine Beeinträchtigung nach Satz 1 zu erwarten ist.« (Sozialgesetzbuch SGB IX, §2 Begriffsbestimmungen).

Eigene Notizen:

....

....

....

....

Chronische körperliche Erkrankungen: Fragen und Profi-Antworten

Hier findest du ein »Interview« rund um das Thema chronische körperliche Erkrankungen. Du kannst die Fragen gerne einmal einer Person aus deinem Umfeld stellen. Und dann kannst du die Antwort mit der »Profi-Antwort« vergleichen, die wir dir hier geben.

Frage: Was ist eine »chronische Krankheit«?

....

....

Antwort vom Profi: Die Fachleute sprechen von einer »chronischen Krankheit«, wenn die Krankheit sehr lange dauert und nicht nach wenigen Monaten wieder weg ist.

Frage: Was heißt »chronisch« genau?

....

....

Antwort vom Profi: Chronos kommt aus dem Griechischen und heißt »Zeit«. Also dauert eine chronische Krankheit lange Zeit. Sie ist nicht nach ein paar Tagen wieder weg. Manchmal dauert so eine chronische Krankheit mehrere Monate, manchmal viele Jahre. Manchmal hat man eine chronische Krankheit auch für sein ganzes Leben.

Frage: Wo im Körper kann eine chronische Krankheit entstehen?

....

....

Antwort vom Profi: Jedes Körperteil, jedes Körperorgan kann krank werden. Also kann eine chronische körperliche Krankheit überall im Körper entstehen: Arme oder Beine, Herz, Darm, Lunge und auch das Gehirn können betroffen sein.

Frage: Haben viele Kinder und Jugendliche chronische körperliche Krankheiten?

....

....

Antwort vom Profi: Ja, absolut! Vermutlich haben 15 bis 20 % der Kinder und Jugendlichen irgendeine chronische körperliche Krankheit. Besonders häufig sind Asthma bronchiale, Neurodermitis und Bronchitis. Aber auch Epilepsie, Herzkrankheiten, Rheuma oder Diabetes kommen recht oft vor. Einige haben auch ganz besondere Krankheiten, die nur sehr selten auf der ganzen Welt vorkommen.

Chronische körperliche Erkrankungen: Fragen und Profi-Antworten

Frage: Wie wirkt sich eine chronische körperliche Krankheit auf meinen Alltag aus?

....

....

Antwort vom Profi: Das kann ganz unterschiedlich sein. Manche betroffenen Kinder oder Jugendliche merken so gut wie gar nichts davon im Alltag, höchstens vielleicht, dass sie regelmäßig Medikamente einnehmen müssen oder manchmal zu einem speziellen Facharzt / einer speziellen Fachärztin für ihre Krankheit gehen sollen. Bei anderen macht sich die chronische körperliche Krankheit in recht vielen Bereichen bemerkbar.

Frage: Wer hilft mir, mit meiner chronischen körperlichen Krankheit gut zurechtzukommen?

....

....

Antwort vom Profi: Viele Kinder und Jugendliche entwickeln diese Kraft von ganz allein. Vielleicht auch du! Bestimmt unterstützen dich deine Familie und dein ganz persönliches Netzwerk auf deinem Weg. Außerdem hast du vermutlich Fachärzte und Fachärztinnen, die dir alles zu deiner Krankheit erklären können und sicher auch ein offenes Ohr für den »ganz normalen Wahnsinn« in deinem Alltag haben. Vielleicht lernst du über Klinikaufenthalte oder besondere Angebote zu deiner Krankheit auch andere Betroffene kennen. Das kann manchmal sehr gut helfen. Psychologen und Psychotherapeutinnen helfen Kindern und Jugendlichen in Krisensituationen. Das kann auch mal eine Krise durch oder mit deiner Krankheit sein! Du kannst dich (evtl. mithilfe deiner Eltern) zu psychotherapeutischen Sprechstunden anmelden oder auch eine psychologische Beratungsstelle aufsuchen. Manchmal schlagen dir die Fachleute eine Psychotherapie vor, dann triffst du dich für eine längere Zeit regelmäßig mit einer Therapeutin oder einem Therapeuten und ihr könnt gemeinsam nach Lösungen für deine Krise suchen.

Hier kannst du weitere Fragen und / oder Antworten, die dich beschäftigen aufschreiben:

Frage: ....

....

Antwort: ....

....

2 Anamnese und Exploration

Eine große Herausforderung in der Exploration bei Patient:innen mit körperlichen Erkrankungen ist es, die Balance zwischen Fragen zur krankheitsspezifischen Entwicklung und zur allgemeinen Verhaltensentwicklung zu finden. Um eigenen Unsicherheiten in der späteren Behandlung entgegenzuwirken, bietet es sich an, die krankheitsbezogenen Aspekte strukturiert und sachlich abzufragen und übersichtlich zusammenzufassen (**AB 6** »Datenblatt zur Übersicht für die Akte«). Da Personen mit einer körperlichen Krankheit häufig zahlreiche medizinische Behandler:innen haben, ist es auch hier hilfreich, sich einen Überblick über das (krankheitsbedingte) Netzwerk zu machen.

Individuelles Krankheitskonzept. Das individuelle Krankheitskonzept und die Sicht von Familienmitgliedern auf die Krankheit liefern wichtige Hinweise darauf, ob die körperliche Krankheit eine wichtige Rolle im Bedingungsgefüge der psychischen Symptomatik spielt. Zur Exploration des Krankheitskonzeptes sollten sowohl altersspezifische als auch systemische Aspekte Berücksichtigung finden. Mit Hinblick auf altersbezogene Aspekte gilt es zu bedenken, dass krankheitsbedingte Herausforderungen mit alterstypischen Entwicklungsaufgaben (Havighurst, 1953) in Konflikt stehen können. Das Wissen über Symptome, Ursachen, Verläufe und Folgen der Krankheiten und Behandlungsmöglichkeiten entwickelt sich ebenfalls in enger Kovariation mit der kindlichen Denkentwicklung und formt das subjektive Krankheitskonzept.

Angelehnt an das *Family System Health Model* (Rolland, 2003) kann die Passung zwischen besonderen Aspekten der Krankheit, den Phasen im Krankheitsprozess und Schlüsselfunktionen im Familiensystem exploriert werden. Anhand dieser Informationen kann dann das Bedingungsmodell für die Therapieplanung ergänzt werden. Auch die Art, wie über die Krankheit in der Familie und im sonstigen Lebensumfeld kommuniziert wird, gilt es in der Exploration zu bedenken. Besondere Merkmale der Krankheit, Phasen im Krankheitsprozess, krankheitsbedingte Einschränkungen, sozialrechtliche Belange und Lebensqualität sollten auf jeden Fall differenziert erfasst werden. Ebenso sollten traumatische Erfahrungen im medizinischen Kontext, bzw. im Kontext der Krankheit auf jeden Fall erfragt werden.

Die Materialien aus diesem Kapitel sollen Ihnen dabei helfen, Ihre Informationssammlung für Diagnostik und Therapieplanung zu strukturieren und gleichzeitig den Beziehungsaufbau erleichtern.

Arbeits- und Informationsmaterial

AB 5 Anamnesebogen Psychotherapie bei chronischer somatischer Krankheit

Mithilfe des Anamnesebogens können Sie Merkmale einer chronischen somatischen Krankheit und Hinweise auf organisatorische Besonderheiten erfragen, die für eine Psychotherapie relevant sein könnten. Wichtige Aspekte der medizinischen Behandlung und das Behandlungsnetzwerk können hier festgehalten werden. Außerdem sind Fragen zur Kommunikation über die Krankheit und zu sozialrechtlichen Aspekten enthalten. Der Anamnesebogen endet mit der Möglichkeit zur Selbstreflexion.

INFO 3 Exploration systemischer Aspekte von körperlicher Krankheit

Das Informationsblatt erläutert wichtige systemische Aspekte von chronischer körperlicher Krankheit, die in der Exploration mithilfe von **AB 6** »Exploration der Phase im Krankheitsverlauf«, **AB 7** »Exploration von Schlüsselfunktionen im Familiensystem« und **AB 8** »Exploration von Krankheitsmerkmalen« berücksichtigt werden können.

AB 6 Exploration der Phase im Krankheitsverlauf
Mithilfe dieses Arbeitsblattes können Sie sich veranschaulichen, in welcher Phase im Krankheitsverlauf sich eine Person befindet. Nutzen Sie dieses Arbeitsblatt ggf. auch im Behandlungsverlauf.

AB 7 Exploration von Schlüsselfunktionen im Familiensystem
Das Arbeitsblatt stellt Leitfragen zusammen, die Sie zur Exploration von Schlüsselfunktionen im Familiensystem nutzen können.

AB 8 Exploration von Krankheitsmerkmalen
Mithilfe der Leitfragen aus diesem Arbeitsblatt können Sie psychosoziale Merkmale der Krankheit (z. B. Beginn, Verlauf, Outcome, Behinderungen, Kontrollierbarkeit, Vorhersehbarkeit) explorieren.

AB 9 Ich und meine Krankheit
Auf diesem Arbeitsblatt können Patient:innen sich selbst und ihre Krankheit darstellen. Sie können dieses Material z. B. zum Beziehungsaufbau oder zur Exploration von Ressourcen und kritischen Situationen im Zusammenhang mit der Krankheit nutzen.

AB 10 So präsentiere ich meine Krankheit
Hier finden Sie eine Anregung für eine Kurzpräsentation zur eigenen Krankheit. Manche Kinder / Jugendliche möchten ihre Krankheit auf diese Weise in der Schule vorstellen. Im Rahmen der Exploration eignet sich dieses Material gut, um dysfunktionale Gedanken und Überzeugungen in Bezug auf die Krankheit zu identifizieren und zugleich kreativ zu bearbeiten. Sie können das Arbeitsblatt auch einsetzen, um Selbstbewusstsein im Umgang mit der Krankheit herauszuarbeiten.

AB 11 Wer gehört zu meinem persönlichen Netzwerk?
Das Arbeitsblatt soll Therapeut:innen bei der Exploration des sozialen Netzwerkes bzw. der Hilfesysteme unterstützen.

AB 12 Wie gehen die anderen mit meiner Erkrankung um?
Nutzen Sie dieses Arbeitsblatt, um die (wahrgenommenen) Reaktionen der Umwelt auf die Krankheit einer Person zu explorieren. Die Antworten können sehr hilfreich sein, um individuelle Problemlösestrategien bzw. funktionale und dysfunktionale Gedanken zu identifizieren.

AB 13 Exploration des Krankheitskonzeptes
Mit den Fragen aus diesem Arbeitsblatt können Sie das individuelle Krankheitskonzept Ihres / Ihrer Patient:in differenziert explorieren. In erster Linie dient diese Exploration dem Aufspüren von Ressourcen und hilfreichen Coping-Strategien, bzw. von dysfunktionalen Glaubenssätzen, negativen Kognitionen und Informationslücken.

INFO 4 Traumatische Erfahrungen im Kontext medizinischer Prozeduren
Erfahrungen im Kontext medizinischer Prozeduren können im Sinne eines A-Kriteriums traumatisierend wirken. Hier finden Sie die wichtigsten Informationen zum Thema Trauma im Kontext medizinischer Prozeduren.

AB 14 Exploration möglicher traumatisierender Erfahrungen im Kontext der Krankheit
Mögliche Erfahrungen im Kontext medizinischer Prozeduren, die im Sinne eines A-Kriteriums als traumatisierend wirken können, sind hier zusammengefasst. Sie können anhand dieser Informationen entscheiden, zu welchen möglichen traumatisierenden Erfahrungen Sie im Verlauf vertieft explorieren sollten.

AB 15 Exploration traumatischer Erfahrungen im Kontext medizinischer Prozeduren
Nutzen Sie diese Beispielfragen zur Exploration traumatischer Erfahrungen im Kontext medizinischer Prozeduren.

INFO 5 Trauma-Screening
Hier finden Sie Informationen zum *Child and Adolescent Trauma Screen CATS / CATS-2*, welches über die Ulmer Onlineklinik kostenlos abgerufen werden kann und in vielen Sprachen verfügbar ist.

AB 16 Exploration krankheitsbedingter Einschränkungen und Folgebelastungen
Die möglichen Folgebelastungen von chronischen körperlichen Krankheiten sind vielfältig und können sowohl alterstypische Funktionen, Aktivitäten und Rollen betreffen, aber auch durch die Abhängigkeit von kompensatorischen Maßnahmen und medizinischen Hilfsmitteln entstehen. Mithilfe dieses Arbeitsblattes können Sie detailliert explorieren, ob es Folgebelastungen und / oder Probleme gibt und wie ein mögliches Vorgehen aussehen könnte.

AB 17 Folgebelastungen durch meine Krankheit
Auf diesem Arbeitsblatt können Patient:innen die Folgebelastungen selbst einschätzen und zugleich Ideen zum Umgang damit im Sinne einer aktiven Problembewältigung überlegen.

AB 18 Kommunikation über meine Krankheit
Die Kommunikation über die Krankheit kann je nach Kontext sehr unterschiedlich erfolgen. Nutzen Sie dieses Arbeitsblatt, um mit Patient:innen die unterschiedlichen Kommunikationsmuster und deren Bewertung durch die Betroffenen zu explorieren.

AB 19 Exploration von Ressourcen – Übersicht
Dieses Arbeitsblatt unterstützt Therapeut:innen in der Exploration von Ressourcen.

AB 20 Wer hilft mir mit meiner Erkrankung?
Das Arbeitsblatt kann genutzt werden, um krankheitsbezogene Hilfesysteme anschaulich zu explorieren.

AB 21 Mein Tag
Mithilfe des Tagesplans können Sie eine Übersicht über krankheitsbezogene zeitliche Belastungen bekommen. Das Material kann auch zur Exploration von Änderungswünschen eingesetzt werden.

AB 22 Mein Wochenplan
Nicht nur der Tagesablauf, sondern auch die längerfristige Planung über die gesamte Woche ist oft durch krankheitsbezogene Termine gefüllt. Das Arbeitsblatt soll – auch durch ein Beispiel – dazu motivieren, die erforderlichen Termine wertzuschätzen und zugleich dazu anregen, eigene Veränderungswünsche aktiv anzugehen.

AB 23 Meine Wege im Laufe der Woche
Auf diesem Arbeitsblatt können Patient:innen krankheitsbedingte Wege und Orte bildlich in Form einer eigenen Landkarte darstellen. Dies soll zum einen der Wertschätzung der Sondersituation dienen, gleichzeitig auch zur Exploration von aktiven Gestaltungsmöglichkeiten im Sinne von Selbstwirksamkeitserfahrungen anregen.

AB 24 Mein Beobachtungsplan – Allgemeine Symptome
Mithilfe des Arbeitsblattes können allgemeine Krankheitssymptome systematisch erfragt werden. Der Beobachtungsplan kann über eine gewisse Zeit von Patient:innen geführt werden.

AB 25 Mein Beobachtungsplan für die Schule
Dieser Beobachtungsplan eignet sich besonders zur Beobachtung von Symptomen im Kontext Schule.

Anamnesebogen Psychotherapie bei chronischer somatischer Krankheit

Mithilfe des Anamnesebogens können Sie Merkmale einer chronischen somatischen Krankheit und Hinweise auf organisatorische Besonderheiten erfragen, die für eine Psychotherapie relevant sein könnten. Wichtige Aspekte der medizinischen Behandlung und das Behandlungsnetzwerk können hier festgehalten werden. Außerdem sind Fragen zur Kommunikation über die Krankheit und zu sozialrechtlichen Aspekten enthalten. Der Anamnesebogen endet mit der Möglichkeit zur Selbstreflexion.

Name, Vorname ....

Geburtsdatum .... Alter .... Datum der Vorstellung ....

Vorstellungsanlass, Hauptanliegen

....

....

Wenn eine oder mehrere (chronische) körperliche Krankheit(en) vorliegt / vorliegen:
Art der Krankheit(en) / medizinische(r) Name(n) / Bezeichnung in der Familie

....

....

Wann wurde(n) die Diagnose(n) gestellt? ....

Beginn der Erkrankung(en) (schleichend, plötzlich, Alter bei ersten Symptomen)

....

Bisheriger Krankheitsverlauf (Krisen, Schübe, langsamer stabiler Verlauf usw.)

....

Prognose zum Verlauf in nächster Zeit (Krisen, Klinikaufenthalte, Verbesserung der Symptome usw.)

....

Anstehende (geplante, möglicherweise schon terminierte) (teil-)stationäre Aufenthalte (Klinik-, Rehaaufenthalte, Schulungen, Operationen, andere Maßnahmen)?

....

Anamnesebogen Psychotherapie bei chronischer somatischer Krankheit

Welche Rolle spielt / en die Krankheit(en) mit Hinblick auf den Vorstellungsanlass?

▶ Sicht des Kindes / Jugendlichen?

- Aktuell: ....

- Früher: ....

- In Zukunft: ....

▶ Sicht der Bezugspersonen?

- Aktuell: ....

- Früher: ....

- In Zukunft: ....

Muss grundsätzlich etwas in der Vorstellung beachtet werden wegen der Krankheit(en) (erste orientierende Informationen, z. B. regelmäßig zur Toilette; schnell müde; mehr Pausen im Gespräch; Hilfsmittel usw.)?

....

Aktuelle medizinische Behandlung
(Medikamente, stationäre Behandlungen, Operationen, besondere Lebensführung, Hilfsmittel)

....

Behandelnde Ärzt:innen:

Name, Fachgebiet: ....

☐ Schweigepflichtentbindung liegt vor ☐ Schweigepflichtentbindung muss noch eingeholt werden

Name, Fachgebiet: ....

☐ Schweigepflichtentbindung liegt vor ☐ Schweigepflichtentbindung muss noch eingeholt werden

Name, Fachgebiet: ....

☐ Schweigepflichtentbindung liegt vor ☐ Schweigepflichtentbindung muss noch eingeholt werden

Anamnesebogen Psychotherapie bei chronischer somatischer Krankheit

Werden zusätzlich komplementärmedizinische Behandlungen durchgeführt (z. B. Osteopathie, Homöopathie etc.)
☐ Nein ☐ Ja:

....

Ambulante Therapie(n) (Physiotherapie, Ergotherapie etc.)
Behandelnde Therapeut:innen:

Name, Fachgebiet: ....

☐ Schweigepflichtentbindung liegt vor ☐ Schweigepflichtentbindung muss noch eingeholt werden

Name, Fachgebiet: ....

☐ Schweigepflichtentbindung liegt vor ☐ Schweigepflichtentbindung muss noch eingeholt werden

Name, Fachgebiet: ....

☐ Schweigepflichtentbindung liegt vor ☐ Schweigepflichtentbindung muss noch eingeholt werden

Krankheitsbedingte Behinderungen, Einschränkungen der Teilhabe bzw. Sonderregeln (z. B. Infektanfälligkeit, Schmerzkrisen, Hilfsmittel, regelmäßige Messungen von Körperparametern)

....

Krankheitsauswirkungen auf den Alltag (Kindergarten, Schule, Beruf, Freund:innen, Familie, Hobbys usw.)

....

Wer ist über die Krankheit informiert, wer soll informiert werden, wer soll (im Moment) nicht informiert werden?

Wer	Ist informiert	Soll informiert werden	Soll nichts wissen
....	....	....	....
....	....	....	....
....	....	....	....
....	....	....	....

Anamnesebogen Psychotherapie bei chronischer somatischer Krankheit

Sozialrechtliche / sozialmedizinische Aspekte

Pflegegrad

Besteht ein Pflegegrad? ☐ Ja ☐ Nein

Wenn ja, welcher Pflegegrad: ....

Zuletzt vom MDK überprüft am: ....

Schwerbehinderung / Merkzeichen

Liegt eine Schwerbehinderung vor? ☐ Ja ☐ Nein

Wenn ja, wieviel %? ....

Wenn Schwerbehinderung ≥ 30%: Ist ein Antrag auf Gleichstellung gestellt? ☐ Ja ☐ Nein

Gibt es ein Merkzeichen? ☐ Ja ☐ Nein

Wenn ja, welches? .... (G: erhebliche Beeinträchtigung der Bewegungsfähigkeit im Straßenverkehr; aG: außergewöhnliche Gehbehinderung; H: Hilflosigkeit; B: Begleitperson erforderlich; wird zusätzlich zu einem Merkzeichen G, aG und H erteilt; RFG: Rundfunkgebühr)

Bemerkungen: ....

....

Persönliches Budget

Wurde ein Antrag auf Persönliches Budget gestellt? ☐ Ja ☐ Nein

Bemerkungen: ....

....

Besteht Kontakt zur Agentur für Arbeit?

Integrationsamt ☐ Ja ☐ Nein
Integrationsfachdienst ☐ Ja ☐ Nein
Teilhabeberatung ☐ Ja ☐ Nein
Studentenwerk ☐ Ja ☐ Nein

Anderen: ....

Bemerkungen: ....

....

Anamnesebogen Psychotherapie bei chronischer somatischer Krankheit

Spezielle Leistungen

Werden / Wurden Leistungen in Anspruch genommen?

Teilhabeleistungen? ☐ Ja ☐ Nein

Reha-Leistungen? ☐ Ja ☐ Nein

Bemerkungen: ....

....

Teilzeit

Werden Ausbildung oder Studium in Teilzeit durchgeführt oder ist ein Antrag hierfür gestellt?

☐ Ja ☐ Nein

Bemerkungen: ....

....

Disease Management Programm (DMP)

Teilnahme an einem Disease Management Programm (DMP)? ☐ Ja ☐ Nein

Bemerkungen: ....

....

Nachteilsausgleich

Gibt es einen Nachteilsausgleich? Für Schule / Uni / Ausbildung?

☐ Ja. Was beinhaltet dieser? Ist das ausreichend?

☐ Nein. Soll ein Nachteilsausgleich beantragt werden?

Bemerkungen: ....

....

Integrations-Kraft / Kiga- / Schulbegleitung / SBBZ

Gibt es eine Integrations-Kraft / Kiga- / Schulbegleitung

☐ Ja (Ist Patient:in damit zufrieden? Gibt es Änderungswünsche?)

☐ Nein. Wäre eine Integrations-Kraft erforderlich, soll ein Antrag gestellt werden?

Besucht das Kind / der / die Jugendliche eine Regeleinrichtung / Regeleinrichtung mit besonderer Unterstützung / Sondereinrichtung / SBBZ? ☐ Ja ☐ Nein

Gibt es Änderungswünsche mit Hinblick auf KITA / Schule / Ausbildung? ☐ Ja ☐ Nein

Anamnesebogen Psychotherapie bei chronischer somatischer Krankheit

Bemerkungen: ....

....

Selbstreflexion
Welche Assoziationen löst die Krankheit bei mir als Therapeut:in aus?

....

Kenne ich die Erkrankung gut genug? Wenn nein, worüber möchte ich mich genauer informieren?

....

Bekanntheitsgrad der Krankheit in der Bevölkerung? Gibt es aus meiner Sicht bestimmte gesellschaftliche Klischees zu der Krankheit (Stigma)?

....

Vorbehalte? Befürchtungen?

....

Meine eigenen Erwartungen / Wünsche bezüglich der psychotherapeutischen Behandlung?

....

Weitere Punkte:

....

....

....

....

....

....

....

Exploration systemischer Aspekte von körperlicher Krankheit

Angelehnt an das *Family System Health Model* (Retzlaff, 2010; Rolland, 2003) können Sie für Ihre Patient:innen Phasen im Krankheitsverlauf, Schlüsselfunktionen des Familiensystems und besondere Merkmale der Krankheit explorieren.

Phasen im Krankheitsverlauf

Bei vielen chronischen körperlichen Erkrankungen gibt es vor der Diagnosestellung eine mehr oder weniger lange Phase mit »unerklärlichen« Symptomen. Die Diagnosestellung kann grundsätzlich als »Krise« verstanden werden, in der Betroffene und Angehörige individuelle Coping-Mechanismen aktivieren. Die Diagnoseeröffnung kann – unabhängig von der medizinisch eingeschätzten Krankheitsschwere – auf alle Beteiligten traumatisierend wirken. Im Verlauf der Zeit werden viele Familien »Experten« für die jeweilige Krankheit. Die Behandlungscompliance / Adhärenz spielt in dieser Phase eine wesentliche Rolle. Einige chronische somatische Krankheiten sind auch im Kindes- und Jugendalter lebensverkürzend, sodass eine Auseinandersetzung mit dem (nahen) Sterben und Tod eintreten kann. Aber auch die Heilung bzw. das Auflösen einer Krankheit markiert eine wichtige Phase im Verlauf, denn auch der Abschied von einem »langen Wegbegleiter Krankheit« erfordert Bewältigungsstrategien.

Schlüsselfunktionen des Familiensystems

Ob ein Familiensystem bereits lange stabil besteht oder sich – auch krankheitsunabhängig – in einer Phase der Veränderung / Weiterentwicklung befindet, kann einen wesentlichen Unterschied für die Anpassung bedeuten. Ebenso sollten der instrumentelle und affektive Familienstil, Glaubenssätze, religiöse bzw. weltanschauliche Paradigmen erfragt werden. Vorerfahrungen mit anderen (evtl. ähnlichen) Erkrankungen in verschiedenen Generationen einer Familie können weitere wichtige Hinweise geben.

Besondere Merkmale der Krankheit

Wichtige Krankheitsmerkmale, die die individuellen Anpassungsprozesse bedingen, sind der Beginn einer Krankheit (schleichend, akut oder sogar als Notfall), ihr Verlauf (z. B. in Schüben, mit Krisen, stabil usw.), das erwartete Outcome, und zwar sowohl aus medizinischer als auch aus subjektiver Sicht, und die aus der Krankheit resultierenden Beeinträchtigungen. Übergeordnet ist es wichtig zu erfragen, wie kontrollierbar bzw. vorhersehbar die Krankheit für die Betroffenen ist.

Wichtig

Versuchen Sie immer, die subjektiven Bewertungen zu erfragen, und trennen Sie ggf. zwischen der »medizinisch-fachlichen Sicht« und der individuellen Sicht auf die Krankheit!

Exploration der Phase im Krankheitsverlauf

Bitte schätzen Sie anhand der folgenden Grafik ein, in welcher Phase des Krankheitsverlaufs sich Ihr:e Patient:in gerade befindet.

Sie können hier auch Daten zu relevanten krankheitsbezogenen Ereignissen mit notieren.

Im Verlauf der Behandlung können Sie Ihre Einschätzungen mit den Angaben Ihres / Ihrer Patient:in auf **AB 9** »Ich und meine Krankheit« in Zusammenhang stellen.

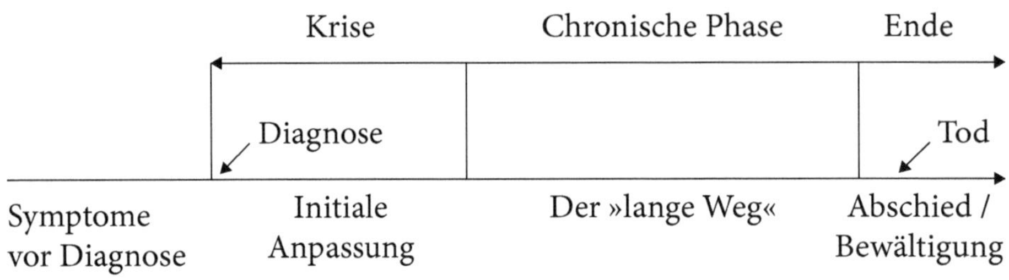

Vor Diagnose: ....

Diagnosestellung: ....

Initiale Anpassung: ....

Chronische Phase: ....

Heilung/Krankheitsende: ....

Lebensverkürzend/Abschied: ....

Exploration von Schlüsselfunktionen im Familiensystem

Hier können Sie die Schlüsselfunktionen im Familiensystem notieren. Bitte explorieren Sie die Schlüsselfunktionen im Familiensystem anhand folgender Leitfragen:

In welcher Entwicklungsphase befindet sich die Familie aktuell?
(z. B. gerade gegründet, seit einiger Zeit etabliert, in Auflösung befindlich)

....

....

....

In welcher Familienphase befindet sich das System?
(z. B. Familiengründung, mehrere Kinder, Wiedereinstieg in den Beruf, Ablösung aus dem Elternhaus, kranke / hilfsbedürftige weitere Familienmitglieder [z. B. Großeltern] usw.)?

....

....

....

Welcher affektive Stil ist in der Familie erkennbar?
(Wie wird mit den affektiven Herausforderungen durch die Krankheit in der Familie umgegangen?)

....

....

....

Welcher instrumentelle Stil ist in der Familie erkennbar?
(Wie wird mit praktischen Herausforderungen durch die Krankheit in der Familie umgegangen?)

....

....

....

Exploration von Schlüsselfunktionen im Familiensystem

Gibt es erkennbare Familien-Paradigmen / Glaubenssätze bzw. Wertvorstellungen, insbesondere im Hinblick auf die Krankheit?
(z. B. Bedeutung der Krankheit, Schuld, Scham, Stigma?)

....

....

....

Gibt es erkennbare religiöse / weltanschauliche Paradigmen? Wenn ja, welche?
(z. B. Auslösung der Erkrankung als Strafe Gottes?)

....

....

....

Bestehen transgenerationale Erfahrungen mit Krankheit / Krise / Verlust? Wenn ja, welche / bei wem?

....

....

....

Weitere Aspekte des Familiensystems

....

....

....

AB 8 • T

Exploration von Krankheitsmerkmalen

Mithilfe der hier formulierten Leitfragen können Sie die psychosozialen Merkmale der Erkrankung Ihres / Ihrer Patient:in erfragen.

Leitfrage(n)	Ihre Einschätzung / Antwort
Wie war der **Krankheitsbeginn**? Wie hat es mit der Krankheit angefangen?	☐ akut ☐ schleichend ☐ Beginn als Notfall
Wie war der bisherige **Krankheitsverlauf**? Wie ist die Krankheit bisher verlaufen?	☐ voranschreitend ☐ konstant / stabil ☐ in Schüben ☐ lange Phasen ohne Symptome
Was ist aus medizinischer Fachsicht über den **Outcome** der Krankheit bekannt? Was wissen die Ärzte / Ärztinnen, wie die Krankheit vermutlich verlaufen wird?	☐ bald tödlich ☐ lebensverkürzend ☐ keine Lebensbedrohung / -verkürzung erwartet ☐ Stabilisierung / Heilung / Auflösung erwartet
Welche **Behinderungen / Einschränkungen** sind durch die Krankheit bisher aufgetreten? Wie oder wodurch behindert die Krankheit den Alltag? Welche wichtigen Tätigkeiten / Funktionen sind eingeschränkt bzw. nicht möglich?	☐ Kognition ☐ Sinne ☐ Motorik ☐ soziale Stigmatisierung ☐ Ausprägung der Behinderung(en)
Wie **vorhersehbar** ist die Krankheit subjektiv und aus Fachsicht? Wie **vorhersehbar** ist der Krankheitsverlauf für Sie / dich persönlich? Hast du / haben Sie persönlich das Gefühl, die Krankheit ausreichend kontrollieren zu können? Können Ärzte / Ärztinnen den Verlauf der Krankheit ziemlich sicher **vorhersagen**?	Grad der subjektiven Einschätzung von Unsicherheit und Kontrollierbarkeit der Erkrankung? .... Grad der Unsicherheit und Kontrollierbarkeit der Erkrankung aus medizinischer Fachsicht? ....
Weitere wichtige Aspekte	....

(angelehnt an Rolland, 2003)

Ich und meine Krankheit

Hier kannst du alles über dich und deine Krankheit eintragen. Wenn du Lust hast, male ein Bild von deiner / deinen Krankheit(en), von dir oder klebe eins auf.

So heiße ich: ....

So sehe ich aus:

Das macht mir Spaß: ....

Das kann ich gut: ....

Das will ich noch lernen: ....

So sieht / sehen meine Krankheit(en) aus: ....

So nenne ich meine Krankheit(en): ....

So nennt meine Ärztin / mein Arzt meine Krankheit(en): ....

So nennen andere meine Krankheit(en): ....

Meine Krankheit(en) habe ich seit: ....

So wird meine Krankheit behandelt: ....

Das macht meine Krankheit alles bei mir: ....

Andere erkennen, dass ich diese Krankheit(en) habe, weil ....

Ich und meine Krankheit

Durch meine Krankheit hat sich verändert:

- bei mir: ....
- im Alltag: ....
- in meiner Freizeit: ....
- in meiner Familie: ....
- mit meinen Freundinnen / Freunden: ....
- in der Schule: ....

An meiner Krankheit mag ich (gar) nicht: ....

An meiner Krankheit mag ich: ....

Das habe ich wegen meiner Krankheit(en) schon erlebt: ....

Was andere über meine Krankheit(en) unbedingt wissen sollten: ....

Meine Freundinnen / Freunde	Meine Lehrerkräfte	Andere
....	....	....
....	....	....
....	....	....

Was andere nicht über meine Krankheit(en) wissen sollten:

....

....

....

Was ich sonst noch alles über meine Krankheit(en) weiß:

(Weißt du vielleicht, wie viele andere Menschen auch deine Krankheit(en) haben, oder kennst du andere, die auch deine Krankheit(en) haben, oder kennst du vielleicht eine berühmte Person, die auch deine Krankheit(en) hat ...?)

....

....

AB 10 • K J 1/4

So präsentiere ich meine Krankheit

Manche Kinder / Jugendlichen möchten ihre Krankheit mit einer kurzen Präsentation in der Schule vorstellen. Aber auch wenn du es nicht vor deiner Klasse präsentieren magst, kann es Spaß machen, einmal die Perspektive zu wechseln und als Fachfrau / Fachmann etwas über deine Krankheit zusammenzustellen! Stell dir vor, du wirst zu einer Konferenz eingeladen und sollst anderen deine Krankheit kurz erklären.

Hier findest du eine Anregung für die Gestaltung einer Präsentation. Du kannst natürlich alles auch ganz anders machen ☺

Titelfolie: Die Krankheit
Jede Präsentation beginnt mit einer Titelfolie, auf der du den Namen der Krankheit und natürlich deinen Namen angeben kannst.

Die Krankheit

EINE PRÄSENTATION VON:

____

So präsentiere ich meine Krankheit

Folie 2: Der Name der Krankheit – Wo kommt der Name her, was bedeutet er?
Viele Krankheiten haben mehrere Namen bzw. werden in verschiedenen Sprachen unterschiedlich benannt. Es gibt meistens einen lateinischen Fachbegriff und deutsche Bezeichnungen. Außerdem kann es spannend sein, einmal herauszufinden, wie deine Krankheit in Französisch, Spanisch, Russisch, Italienisch, Japanisch usw. heißt.

Der Name der Krankheit

- Der lateinische Name meiner Krankheit bedeutet:
- In Deutschland sagt man zu der Krankheit häufig:
- In anderen Ländern heißt die Krankheit:

Folie 3: Symptome – Woran erkennt man die Krankheit?
Meistens gibt es typische Symptome, die viele Menschen mit der Krankheit haben. Aber es gibt oft auch Symptome, die nur manche Personen bekommen. Die Symptome einer Krankheit können auch unterschiedlich stören im Alltag.

Symptome

Woran erkennt man die Krankheit?

- Am häufigsten hat man folgende Symptome:
- Manchmal kommen auch diese Symptome vor:
- Diese Symptome finden die meisten mit der Krankheit richtig anstrengend:
- Diese Symptome stören viele mit der Krankheit wenig oder kaum:

So präsentiere ich meine Krankheit

Folie 4: Diagnostik – So untersuchen Fachleute den Körper
Auf dieser Folie kannst du sammeln und darstellen, welche Untersuchungen bei deiner Krankheit häufig und weniger häufig durchgeführt werden. Vielleicht findest du Bilder zu den medizinischen Untersuchungen? Manchmal muss man auch regelmäßig selbstständig Untersuchungen machen (z. B. Blutzucker messen, Fieber messen usw.).

Diagnostik

So untersuchen Fachleute den Körper

- Diese Untersuchungen kennt fast jede/jeder mit der Krankheit:
- Diese Untersuchungen werden manchmal gemacht:
- Diese Untersuchungen muss man selbst regelmäßig machen (z. B. Blutzucker messen):

Folie 5: Behandlung – Was man gegen die Krankheit tun kann
Viele Krankheiten werden mit Medikamenten behandelt. Vielleicht findest du heraus, wie lange es die Medikamente gegen deine Krankheit schon gibt? Oder ob gerade ganz neue Behandlungen entwickelt werden? Bei manchen Krankheiten gibt es besondere Behandlungen mit Spritzen, Infusionen, Operationen usw. Und es gibt oft auch Behandlungsschritte, die man selbst regelmäßig machen muss oder zu denen man mehrfach in der Woche gehen muss (z. B. Krankengymnastik).

Behandlung

Was man gegen die Krankheit tun kann

- Medikamente
- Ärztliche Anwendungen/ Eingriffe (z. B. Infusionen, Operationen, Spritzen usw.)
- Anwendungen zum Selber-Machen (z. B. Inhalieren, Verbände, Salben, Kühlen, Wärmen, Spritzen usw.)
- Therapien (z. B. Physiotherapie, Atemtherapie)

So präsentiere ich meine Krankheit

Folie 6: Einschränkungen – Wobei stört die Krankheit (nicht)

In vielen Situationen ist es ganz egal, ob man die Krankheit hat, oder nicht. Aber es gibt auch immer wieder Situationen, in denen eine Krankheit mehr oder weniger stark stört.

Einschränkungen

Wobei stört die Krankheit (nicht)

- Die Krankheit stört ziemlich dabei:
- Die Krankheit stört etwas dabei:
- Die Krankheit stört so gut wie gar nicht dabei:
- In diesen Situationen ist es ganz egal, ob man die Krankheit hat oder nicht:

Folie 7: Berühmte Menschen mit der Krankheit

Zum Schluss könntest du Bilder von berühmten Personen mit der Krankheit, Buchtitel, Filme, Songs oder auch Kunstwerke suchen, die etwas mit deiner Krankheit zu tun haben.

Berühmte Menschen mit der Krankheit

- Hier kannst du Bilder von berühmten Menschen einfügen, die auch deine Krankheit haben.
- Oder du kannst ein Bild zu einem Film, einem Buch oder einem Song einfügen, in dem es um deine Krankheit geht.

Wer gehört zu meinem persönlichen Netzwerk?

Andere Menschen sind wichtig – wenn es einem mal nicht gut geht, zum Spaß-Haben, zum Quatschen … Hier kannst du notieren, wer alles zu deinem Netzwerk gehört!

- Wer unterstützt dich bei Problemen, bei Krisen?
- Wünschst du dir von bestimmten Personen (mehr) Unterstützung oder Hilfe? Dann notiere das hier auch!
- Gibt es Personen, von denen du keine Hilfe / Unterstützung haben möchtest?

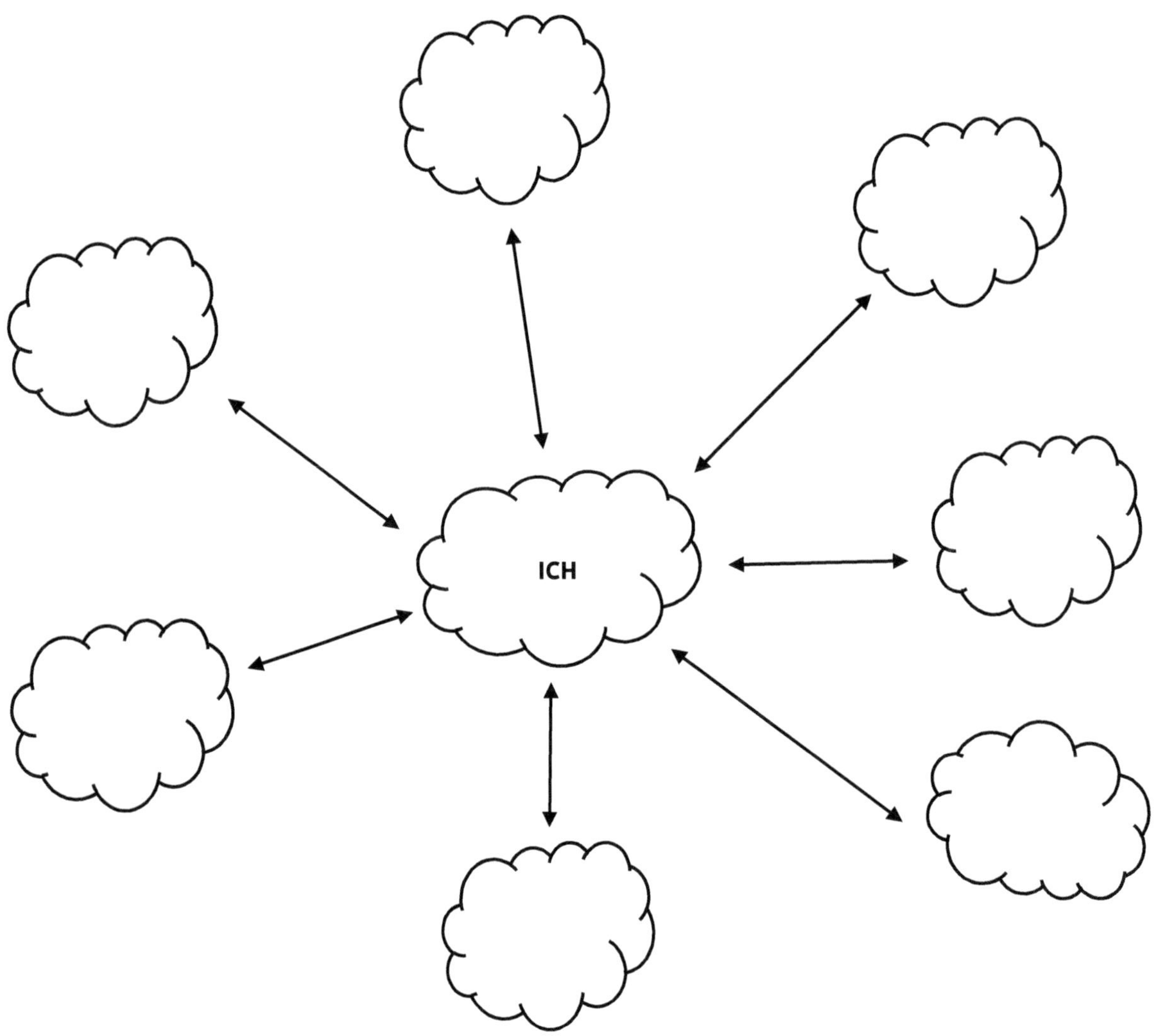

Wie gehen die anderen mit meiner Erkrankung um?

Andere Menschen reagieren häufig sehr unterschiedlich auf deine Erkrankung(en). Uns interessiert, was du schon alles erlebt hast und mit wem. Wenn du magst, trage in der Tabelle deine Erfahrungen ein. Wenn dir noch weitere Punkte einfallen, kannst du diese unten eintragen.

Was	Von wem	Wie gehe ich / bin ich damit umgegangen	Bemerkungen
Ich werde ernst genommen.			
Ich werde nicht ernst genommen.			
Ich werde in Watte gepackt.			
Ich werde geschont.			
Keiner sagt mir richtig, was los ist.			
Ich bekomme ganz klare Ansagen.			
Andere hänseln mich wegen …			
Andere unterstützen mich.			
Andere erschrecken sich vor mir / meiner Krankheit.			
Andere tun so, als ob meine Krankheit gar nicht da ist.			
Ich werde überfordert.			
Ich werde an meine Grenzen gebracht.			

AB 13 • T

Exploration des Krankheitskonzeptes

Mit den folgenden Fragen können Sie das individuelle Krankheitskonzept Ihres / Ihrer Patient:in differenziert explorieren. Bitte verwenden Sie jeweils die individuellen Bezeichnungen der Familie / des Kindes / Jugendlichen für die Symptome bzw. Krankheit(en). In erster Linie dient diese Exploration dem Aufspüren von Ressourcen und hilfreichen Coping-Strategien (+) sowie von dysfunktionalen Glaubenssätzen, negativen Kognitionen und Informationslücken (–). Sie können in der rechten Spalte die Aussagen des Kindes / Jugendlichen entsprechend markieren.

Bereich	**Beispielfragen**	**Einordnung** +	/ –
Symptome	Was denkst du, wie deine Krankheit(en) sich bemerkbar macht / machen?		
	Was denkst du, wie die Zeichen deiner Krankheit(en) entstehen? Was passiert bei deinen Symptomen? (ggf. individuelle Begriffe für die Symptome verwenden)		
Krankheitsursachen	Was denkst du, woher deine Krankheit(en) kommt / kommen?		
	Was denkst du, warum du diese Krankheit(en) bekommen hast?		
Verläufe	Was denkst du, wie es mit deiner / deinen Krankheit(en) weiter geht?		
	Wie wird es in 5 / 10 Jahren mit deiner / deinen Krankheit(en) sein?		
Folgen	Was hat sich alles geändert, seitdem du diese Krankheit(en) hast?		
	Wobei stört / stören dich deine Krankheit(en)?		
	Hat / Haben die Krankheit(en) evtl. sogar gute Auswirkungen für dich?		
	Was könnte dir noch mit der / den Krankheit(en) passieren?		
Behandlung	Was denkst du, hilft am besten gegen deine Symptome? (ggf. konkrete Bezeichnung für die Symptome benennen)		
	Was hilft nach deiner Einschätzung am besten gegen deine Krankheit(en)?		
	Was hilft am besten, um mit deiner / deinen Krankheit(en) gut klarzukommen?		

INFO 4 • T

Traumatische Erfahrungen im Kontext medizinischer Prozeduren

Erfahrungen im Kontext medizinischer Prozeduren können im Sinne eines A-Kriteriums traumatisierend wirken.

Wenn Sie den Verdacht haben, dass Ihr:e Patient:in traumatisiert sein könnte, können Sie die Punkte hier notieren.

Wichtig

Wie in der allgemeinen Diagnostik zu Trauma und Traumafolgesymptomen geht es auch bei den medizinischen Prozeduren um die subjektive Einschätzung der Belastungen durch die betroffenen Personen.

Die Schwere der Krankheit aus medizinischer Sicht ist nicht das entscheidende Kriterium, sondern die individuelle, subjektive Bewertung.

Worin unterscheiden sich medizinische Traumata von anderen traumatischen Erfahrungen?

(1) Die Bedrohung entsteht aus der Person selbst, sodass eine Trennung zwischen äußerer Bedrohung und Person nicht möglich ist.
(2) Bei vielen Patient:innen bestehen zukünftige Bedrohungen (z. B. Tumorrezidive, voranschreitende Krankheiten), sodass die Bedrohung nicht abgeschlossen werden kann (Frage der Sicherheit bleibt offen).
(3) Die erforderlichen medizinischen Prozeduren sind an sich lebensnotwendig und sind zugleich höchst belastend und potenziell traumatisierend (z. B. Intubationen, Operationen, Chemotherapie usw.).

Wie häufig sind PTBS bei Kindern und Jugendliche mit lebensbedrohlichen Krankheiten?

▶ 10 bis 35 % dieser Kinder und Jugendlichen weisen ein Vollbild einer PTBS auf.

Nicht nur Kinder und Jugendliche mit Krebserkrankungen weisen häufig PTBS-Symptome auf. Auch im Kontext von Herzoperationen, bei schweren Gehirnentzündungen und auch bei Epilepsien finden Studien ähnlich häufig PTBS-Symptome. Subklinische, jedoch alltagsrelevante Symptome treten nochmal vielfach häufiger auf. Viele Studien weisen darauf hin, dass auch nach Abschluss der medizinischen Behandlung einer schweren Krankheit die PTBS-Symptome chronifiziert bestehen bleiben. Weitere Informationen im Überblick finden Sie bei Landoldt (2021).

Tipp

Das folgende Kinderbuch lässt sich gut zur Psychoedukation rund um das Thema Trauma für Kinder ab 4 Jahren einsetzen. Es ist kostenfrei herunterladbar auf der Seite des Schweizerischen Roten Kreuzes:

Buchli, R., de Witt-Amrein, C. & Heiniger, F. (2016). Max hat etwas Schlimmes erlebt. Kostenloser Download: https://www.migesplus.ch/publikationen/max-hat-etwas-schlimmes-erlebt

AB 14 • T

Exploration möglicher traumatisierender Erfahrungen im Kontext der Krankheit

Hier sind mögliche Erfahrungen im Kontext medizinischer Prozeduren, die im Sinne eines A-Kriteriums als traumatisierend wirken können, zusammengefasst. Sie können anhand erster Informationen notieren, zu welchen möglichen traumatisierenden Erfahrungen Sie im Verlauf dann detaillierter explorieren sollten.

Situation	**Bemerkungen**
(a) Diagnose-Eröffnungsgespräche	....
(b) Untersuchungen, bei denen Patient:innen sehr stark festgehalten werden müssen (z. B. Lumbalpunktion), Fixierungen in Ausnahmezuständen zum Selbstschutz (z. B. bei postoperativem Delir)	....
(c) Extreme (subjektive) Schmerzerfahrungen, z. B. durch Drainagen, Lumbalpunktionen, Stiche, Sonden, Operationswunden, Brüche, Schmerzen innerer Organe wie Magen, Darm, Lunge usw.	....
(d) Erwachen nach Narkosen mit Intubation / Drainage usw.	....
(e) Gespräche von medizinischem Personal / Angehörigen während der »Einschlafphase« oder »Aufwachphase« im Kontext von Narkosen	....
(f) Erleben von Panikreaktionen / Angst von Eltern bzw. anderen eng vertrauten Personen	....
(g) Bewusst miterlebter epileptischer Anfall (Achtung: auch das Betrachten von Videos eigener oder fremder Anfälle erfragen)	....
(h) Atemnot / Erstickungsgefühl z. B. bei Asthmaanfällen, Herzkrankheiten	....
(i) Herzrhythmusstörungen	....
(j) Bewusst miterlebte Funktionsausfälle, z. B. nicht mehr sprechen können, nicht mehr schlucken können, nicht mehr Beine / Arme bewegen können	....
(k) Abwesenheit von Bezugspersonen in kritischen Situationen (z. B. in Aufwach-Situation, wenn keine 24-Stunden-Begleitung während eines stationären Aufenthaltes oder einer Rehabilitationsmaßnahme möglich ist)	....

Weiteres:

....

....

Exploration traumatischer Erfahrungen im Kontext medizinischer Prozeduren

Hier finden Sie einige Beispielfragen zur Exploration traumatischer Erfahrungen im Kontext medizinischer Prozeduren. Zur Erhebung der Belastung (SUD) können Sie z. B. die Belastungsskala aus den *Ratingskalen für Kinder* (Gräßer et al., 2017) oder eine andere Skalierung nutzen (vgl. auch **INFO 5** »Trauma-Screening«).

Mögliche Fragen	**SUD**
Hast du durch deine Krankheit(en) schon einmal Situationen erlebt, in denen du dich komplett hilflos oder ohnmächtig erlebt hast? Wenn ja, kannst du mir darüber etwas erzählen? (ggf. SUD erfragen)	
....	....
....	....
....	....
Warst du durch deine Krankheit(en) schon einmal in Lebensgefahr oder hast gedacht, dass du gleich sterben musst? Wenn ja, kannst du mir darüber etwas erzählen?	
....	....
....	....
....	....
Welche Gefühle und Gedanken hattest du, als du erfahren hast, dass du [*Name der Krankheit*] hast?	
....	....
....	....
....	....
Wie ist es heute? Welche Gefühle und Gedanken hast du jetzt / im Moment zu deiner / deinen Krankheit(en)?	
....	....
....	....
....	....

Exploration traumatischer Erfahrungen im Kontext medizinischer Prozeduren

Mögliche Fragen **SUD**

Was war das schlimmste Erlebnis mit deiner / deinen Krankheit(en)? Wie sehr hat dich dieses Erlebnis damals belastet?

....

....

....

Wenn du heute an deine Krankheit(en) denkst, was ist heute das Schlimmste in Zusammenhang mit der / den Krankheit(en)?

....

....

....

Wenn du jetzt / heute an die schlimmste Sache mit deiner / deinen Krankheit(en) denkst, wie stark belastet dich das jetzt / heute (SUD erfragen)?

....

....

....

Wichtig

Wenn sich Hinweise auf traumatische Erfahrungen im Kontext der Krankheit ergeben, sollte die weitere Exploration von möglichen Trauma-Folgesymptomen angelehnt an entsprechende diagnostische Verfahren erfolgen, (z. B. DISYPS-III, SBB TBS, FBB TBS, CAPS-CA dt. Fassung usw.).

Weitere Punke:

....

....

....

....

INFO 5 • T

Trauma-Screening

Das *Child and Adolescent Trauma Screen CATS / CATS-2* kann über die Ulmer Onlineklinik kostenlos abgerufen werden. Informationen zur Durchführung, Auswertung und Interpretation finden sich ebendort. Es liegen Versionen zum Selbstbericht (7–17 Jahre) und zum Bezugspersonenbericht (7–17 Jahre und 3–6 Jahre) vor. Eine Auswertung des CATS-2 nach DSM-5 und ICD-11 ist dimensional und kategorial möglich und ergibt einen guten Überblick zur Planung weiterer Diagnostik.

Leitfaden: https://ulmer-onlineklinik.de/mod/resource/view.php?id=92967

Fragebogen: https://ulmer-onlineklinik.de/course/view.php?id=1701

Das CATS liegt derzeit in folgenden Sprachen vor:

- Englisch
- Deutsch
- Norwegisch
- Schwedisch
- Arabisch
- Dari
- Farsi
- Paschtu
- Russisch
- Spanisch
- Ukrainisch

Weitere Sprachen sind in Vorbereitung.

Exploration krankheitsbedingter Einschränkungen und Folgebelastungen

Die möglichen Folgebelastungen von chronischen körperlichen Krankheiten sind vielfältig und können sowohl alterstypische Funktionen, Aktivitäten und Rollen betreffen, als auch durch die Abhängigkeit von kompensatorischen Maßnahmen und medizinischen Hilfsmitteln entstehen. Gehen Sie die einzelnen Punkte der Reihe nach durch und beurteilen jeweils, ob es damit Folgebelastungen und / oder Probleme gibt und wie ein mögliches Vorgehen aussehen könnte.

Folgebelastungen durch chronische körperliche Erkrankung	**Vorhanden?**		**Probleme hiermit?**		**Vorgehen?**
	Ja	**Nein**	**Ja**	**Nein**	
Einschränkungen von alterstypischen Funktionen, Aktivitäten und Rollen					
Körperliche Belastbarkeit, Beweglichkeit, Schmerzen	☐	☐	☐	☐	....
Einschränkungen durch Nebenwirkungen von Medikamenten	☐	☐	☐	☐	....
Einschränkung der Konzentration, kognitiven und / oder psychischen Belastbarkeit	☐	☐	☐	☐	....
Einschränkungen der Lebensführung, der Tagesgestaltung, Ausübung von Hobbys	☐	☐	☐	☐	....
Schulfehlzeiten, Einschränkungen bei Ausbildung / Studium / Beruf	☐	☐	☐	☐	....

Weitere Punkte:

....

....

....

....

Exploration krankheitsbedingter Einschränkungen und Folgebelastungen

Folgebelastungen durch chronische körperliche Erkrankung	Vorhanden?		Probleme hiermit?		Vorgehen?
	Ja	Nein	Ja	Nein	
Abhängigkeit von kompensatorischen Maßnahmen und medizinischen Hilfsmitteln					
Medikamenteneinnahme, Applikation von Spritzen, Pens, Verbände, Cremes, Inhalationen usw.	☐	☐	☐	☐	....
Einhalten von Diät, künstlicher Darmausgang, Urinbeutel, PEG-Sonden	☐	☐	☐	☐	....
Nutzen technischer Hilfsmittel (z. B. Insulinpumpe, Eventrekorder)	☐	☐	☐	☐	....
Nutzen von Hilfsmitteln im Bereich Fortbewegung (z. B. Rollstuhl, Gehhilfen, Einlagen, Orthesen)	☐	☐	☐	☐	....
Arztkontakte, Krankenhausaufenthalte, Rehabilitationsmaßnahmen, Physiotherapie, Ergotherapie, Logopädie usw.	☐	☐	☐	☐	....

Weitere Punkte:

....

....

....

....

Folgebelastungen durch meine Krankheit

Chronische körperliche Erkrankungen können ganz unterschiedliche Auswirkungen auf den Alltag haben. Schau einfach mal, was das alles sein kann, und überlege, ob das auf dich zutrifft, du ein Problem damit hast und was dir einfällt, was du tun kannst, damit es dir damit besser geht.

Auswirkungen deiner chronischen körperlichen Erkrankung auf deinen Alltag	**Habe ich das?**		**Habe ich ein Problem damit?**		**Ideen, was ich tun kann?**
	Ja	**Nein**	**Ja**	**Nein**	
Auswirkungen auf alles, was ich im Alltag normalerweise gerne mache					
Sich nicht so gut bewegen können, Schmerzen, schneller erschöpft sein, öfter aufs Klo müssen usw.	☐	☐	☐	☐	....
Sich nicht so gut konzentrieren können, vergesslicher werden oder auch mal schneller ausrasten	☐	☐	☐	☐	....
Den Alltag anders planen müssen, z. B. wegen der vielen Termine oder wegen der Medikamente	☐	☐	☐	☐	....
Öfter in der Schule fehlen, nicht alles studieren können oder nicht jeden Beruf lernen können	☐	☐	☐	☐	....

Weitere Punkte:

....

....

....

....

Folgebelastungen durch meine Krankheit

Auswirkungen deiner chronischen körperlichen Erkrankung auf deinen Alltag	Habe ich das?		Habe ich ein Problem damit?		Ideen, was ich tun kann?
	Ja	Nein	Ja	Nein	
Auswirkungen, die durch die Behandlung entstehen oder durch bestimmte Hilfsmittel, die durch die Krankheit erforderlich werden					
Medikamente einnehmen, inhalieren, Verbände, Cremes benutzen, sich Spritzen geben	☐	☐	☐	☐	....
Eine Diät einhalten, auf bestimmte Lebensmittel verzichten, technische Geräte benutzen, um die Krankheit zu behandeln (z. B. eine Insulinpumpe)	☐	☐	☐	☐	....
Hilfsmittel für die Fortbewegung benutzen (z. B. Rollstuhl, Gehhilfen, Einlagen, Orthesen usw.)	☐	☐	☐	☐	....
Viele zusätzliche Termine bei Ärzten, Krankenhausaufenthalte, Logopädie, Physiotherapie, Ergotherapie, usw.	☐	☐	☐	☐	....

Weitere Punkte:

....

....

....

....

Kommunikation über meine Krankheit

Hier kannst du sammeln, wie in eurer Familie, in der Schule oder unter deinen Freunden / Freundinnen über deine Krankheit(en) gesprochen wird. Überlege mal, ob verschiedene Personen deine Krankheit(en) auch unterschiedlich nennen. Oder ob sie unterschiedlich darüber sprechen. Das kannst du dann in die Sprechblasen eintragen und darunter kannst du den Namen der Person schreiben.

AB 19 • T

Exploration von Ressourcen – Übersicht

Ressourcen, Stärken, Kompetenzen und Interessen sollten im Rahmen jeder Exploration detailliert erfragt werden. Mithilfe kreativer Methoden (Malen, Basteln, Spielen usw.) lassen sich Ressourcen häufig gut erkennen und solche Aktivitäten dienen gleichzeitig der Beziehungsgestaltung. Hilfreiche Materialien zur Ressourcendiagnostik und Ressourcenaktivierung bieten z. B. die *Therapie-Tools Ressourcenmalbuch für Kinder und Jugendliche* (Gräßer et al., 2024) oder *Therapie-Tools Ressourcenaktivierung* (Gruber, 2020). Ein spielerischer Zugang zum Thema Ressourcen kann über Bildkarten, Therapie- oder Memo-Spiele gefunden werden.

Ressourcen stehen in unmittelbarem Zusammenhang mit der gesundheitsbezogenen Lebensqualität (QoL). Die QoL kann auch mithilfe spezifischer Fragebögen erfasst werden (z. B. KINDL, DISAB Kids usw.).

Art der Ressourcen	Beispiele	Notizen
Inhaltliche Ressourcen	z. B. Interessen, schulische Fähigkeiten, ein positives Selbstbild, Spiritualität, Weltanschauung, Religion	…………………… ……………………
Intrapersonale Ressourcen	bisheriger Umgang mit dem Leben und den damit verbundenen Lebensaufgaben und Herausforderungen und den darin enthaltenen Kompetenzen; Coping-Stile Temperament; Persönlichkeit	…………………… …………………… ……………………
Soziale Ressourcen	Wichtige Freundschaften und Beziehungen: ▶ Warum funktionieren diese gut? ▶ Wie werden diese gepflegt?	…………………… ……………………
Materielle Ressourcen	Materielle Ressourcen im Patientenumfeld: ▶ Welche davon kann die / der Patient:in nutzen?	…………………… ……………………
Erfolgreiche Bewältigung bisheriger Krisen und Probleme	Welche Strategien wurden bisher zum Problemlösen bzw. in Krisen angewendet? Bei chronisch somatischer Krankheit auch besonders Bewältigung bisheriger krankheitsbezogener Krisen explorieren.	…………………… …………………… ……………………
Ziele	Kurz-, mittel- und langfristige Ziele der / des Patient:in und deren mögliche handlungsorientierte Nutzung	…………………… ……………………
Weitere Notizen	…………………… ……………………	…………………… ……………………

Wer hilft mir mit meiner Erkrankung?

Wegen deiner / n Erkrankung(en) gehst du wahrscheinlich zu unterschiedlichen Ärztinnen und anderen Spezialisten und Fachleuten. Wenn du magst, trag doch mal ein, wer dir alles hilft. In den Kreis in der Mitte gehörst du natürlich, da kannst du deinen Namen eintragen oder ein Bild von dir malen.

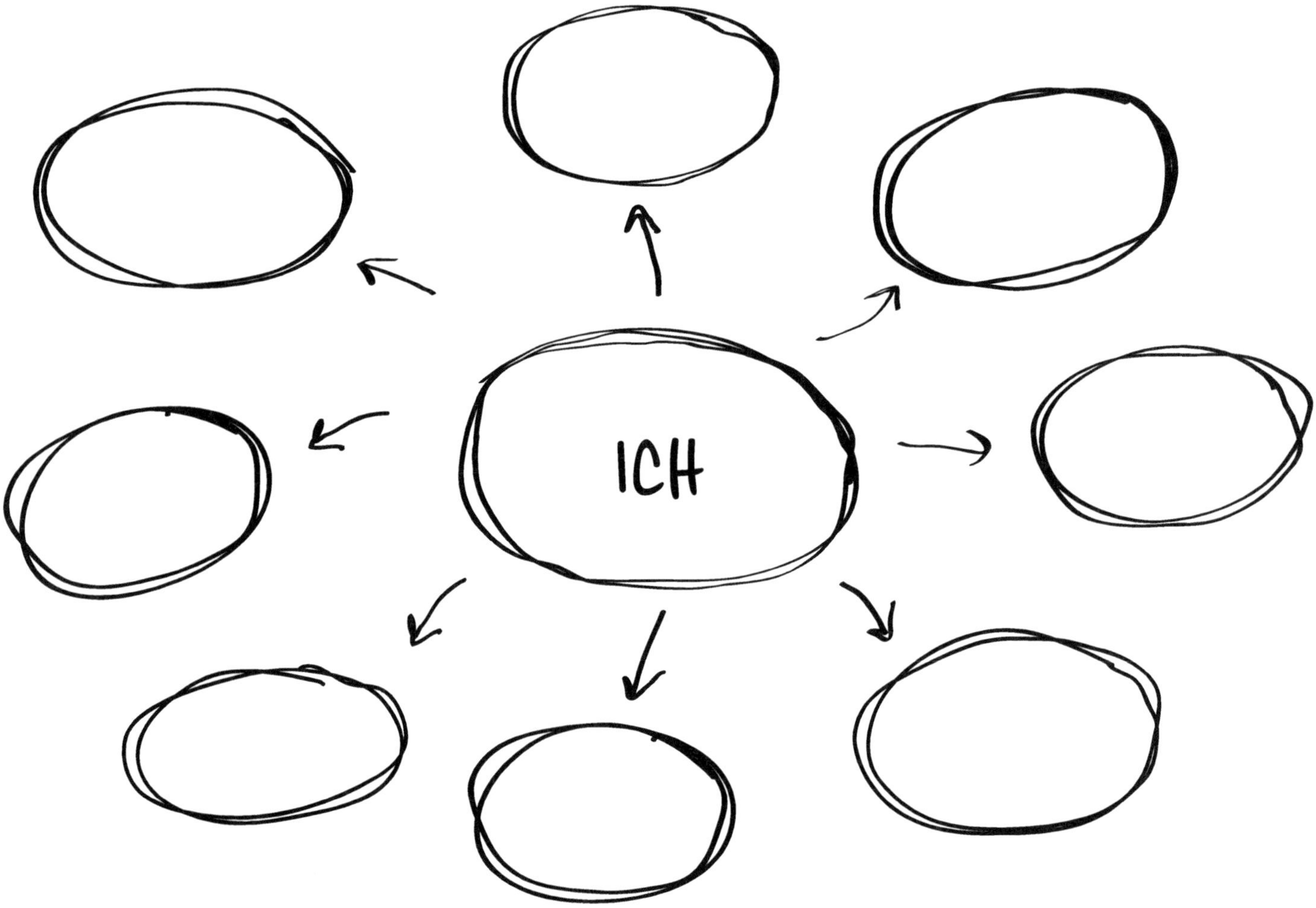

AB 21 • K J

Mein Tag

Mit einer chronischen körperlichen Erkrankung ändern sich eine ganze Menge Dinge im Alltag. Wenn du magst, trag doch einfach mal ein, wie ein typischer Tag bei dir aussieht, was du alles so machst, vom Aufstehen morgens bis zum Abend, wenn du wieder ins Bett gehst. Trag die Dinge ein, die mit deiner Erkrankung zu tun haben (z. B., wenn du Medikamente nehmen musst oder andere Dinge), aber auch die anderen Dinge, wie z. B. in die Schule gehen, Freundinnen / Freunde treffen, Sport machen usw.

Uhrzeit	**Was machst du?**
05–06	....
06–07	....
07–08	....
08–09	....
09–10	....
10–11	....
11–12	....
12–13	....
13–14	....
14–15	....
15–16	....
16–17	....
17–18	....
18–19	....
19–20	....
20–21	....
21–22	....
22–23	....
Nacht	....

Was ist sonst noch wichtig:

....

....

Mein Wochenplan

So ein Tag mit einer chronischen körperlichen Erkrankung kann anstrengend sein und häufig gibt es während eines Tages und im Verlauf einer Woche viele zusätzliche Termine, die andere Kinder und Jugendliche ohne eine körperliche Erkrankung nicht haben.

Hier siehst du ein Beispiel für einen solchen Wochenplan von einer Jugendlichen mit einer rheumatischen Erkrankung ausgefüllt.

	Montag	Dienstag	Mittwoch	Donnerstag	Freitag	Samstag	Sonntag
6–7 Uhr	Aufwachen, durch Bewegungsübungen versuchen, »in Gang zu kommen«, um dann aufstehen zu können						
7–8 Uhr							
8–9 Uhr	Physiotherapie	Schule	Arzt: Blutabnahme 14-tägig	Schule	Schule		Zeitungen austragen, wenn es geht
9–10 Uhr	Schule		Schule				
10–11 Uhr							
11–12 Uhr							
12–13 Uhr							
13–14 Uhr							
14–15 Uhr	Ausruhen / Chillen				Physiotherapie		
15–16 Uhr							
16–17 Uhr		Ausruhen / Chillen	Ausruhen / Chillen	Ausruhen / Chillen	Ausruhen / Chillen		
17–18 Uhr			Keyboard		Tanzen, wenn es geht		
18–19 Uhr		Tanzen, wenn es geht					
19–20 Uhr							
20–21 Uhr					MTX-Spritze		
21–22 Uhr							
22–23 Uhr							
23–24 Uhr							
Nacht							

Auf der nächsten Seite findest du einen leeren Wochenplan. Hier kannst du eintragen, wie deine Woche so aussieht, was du alles für zusätzliche Termine hast.

Mein Wochenplan

In diesem Wochenplan kannst du eintragen, wie deine Woche so aussieht, was du alles für zusätzliche Termine hast. Und wenn du alles eingetragen hast, kannst du überlegen, ob es Dinge gibt, die du vielleicht streichen möchtest oder Dinge, die du verändern möchtest oder etwas, das du neu dazunehmen willst (vielleicht, wie in dem Beispiel, eine »Chill- / Ausruhzeit« nach der Schule?).

	Montag	Dienstag	Mittwoch	Donnerstag	Freitag	Samstag	Sonntag
6–7 Uhr							
7–8 Uhr							
8–9 Uhr							
9–10 Uhr							
10–11 Uhr							
11–12 Uhr							
12–13 Uhr							
13–14 Uhr							
14–15 Uhr							
15–16 Uhr							
16–17 Uhr							
17–18 Uhr							
18–19 Uhr							
19–20 Uhr							
20–21 Uhr							
21–22 Uhr							
22–23 Uhr							
23–24 Uhr							
Nacht							

AB 23 • K J E B G

Meine Wege im Laufe der Woche

Bestimmt bist du im Laufe der Woche an vielen verschiedenen Orten. Du kannst versuchen eine kleine Landkarte aufzumalen. Oder du bittest deine Therapeutin / deinen Therapeuten, eine Landkarte deiner Region auszudrucken.

- Wo ist dein Wohnort, deine Wohnung, dein Zuhause?
- Wo sind die Orte, zu denen du im Verlauf der Woche kommst (Schule, Sportplatz, Arztpraxis …)?
- Gehst du manchmal von einem Ort (z. B. Schule) gleich zu einem anderen, ohne nach Hause zu kommen?
- Wie kommst du von Ort zu Ort? Mit dem Fahrrad, dem Bus, zu Fuß oder mit dem Auto?
- Wie lange brauchst du ungefähr für die Wege?
- Gibt es auf den Wegen Dinge, die cool sind, die dir Angst machen oder etwas anderes?
- Trag auch ein, wer wo wohnt, z. B. deine Freundinnen / Freunde, oder wenn du mit bestimmten Leuten bestimmte Wege zusammengehst, z. B. mit XY zum Chor gehen.

Viel Spaß beim Gestalten deiner eigenen Landkarte!

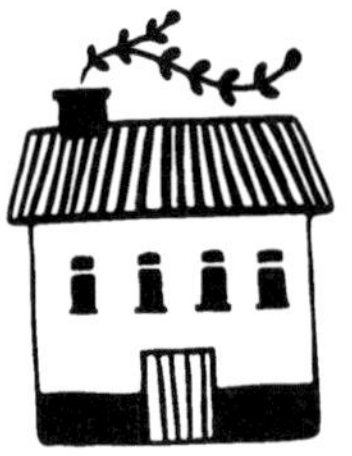

Mein Beobachtungsplan – Allgemeine Symptome

Wegen deiner Erkrankung hast du sicher mal Schmerzen oder andere unangenehme Symptome. Um darüber besser Bescheid zu wissen und vielleicht etwas daran verändern oder verbessern zu können, gibt es hier einen Beobachtungsplan. Wenn du magst, trag ein, was für dich passt, und mach dich auf Spurensuche. Überlege, welche Symptome du beobachten willst, und trage diese in der Tabelle auf der zweiten Seite in der dritten Spalte ein. Dort kannst du auch eintragen, wie stark die Symptome jeweils sind: 0 heißt dann z. B. gar keine Schmerzen und 10 ganz starke / dolle Schmerzen. In der Spalte danach kannst du eintragen, ob da gerade irgendetwas Besonderes los war, was die Symptome erklären kann (das kann was Blödes, aber auch was Schönes / Tolles sein). In der Spalte danach kannst du eintragen, was du gegen deine Symptome unternommen hast, z. B. eine Tablette nehmen und dann, ob das geholfen hat oder nicht. In der letzten Spalte kannst du dann noch deine Stimmung eintragen, entweder du malst einen Smiley oder du schreibst es auf, wie du willst.

Datum: ....

Mein Beobachtungsplan – Allgemeine Symptome

Tagebuch	Was machst du gerade?	Meine Symptome (z. B. Schmerzen): ………………… und wie stark diese sind (0–10)	War irgendwas Besonderes los? (z. B. Klassenarbeit, Geburtstagsfeier …)	Hast du etwas gegen deine Symptome unternommen? Wenn ja, was?	Hat das geholfen?	Wie geht's dir heute? (☺, ☹)
06–07						
07–08						
08–09						
09–10						
10–11						
11–12						
12–13						
13–14						
14–15						
15–16						
16–17						
17–18						
18–19						
19–20						
20–21						
21–22						
Nacht						

Mein Beobachtungsplan für die Schule

Wegen deiner Erkrankung hast du sicher mal Schmerzen oder andere Symptome, die sich auch auf die Schule auswirken können. Um darüber besser Bescheid zu wissen und vielleicht etwas daran verändern oder verbessern zu können, haben wir auf der zweiten Seite einen Beobachtungsplan für dich für die Schule vorbereitet. Wenn du magst, trag deine Schulfächer ein. Überlege, welche Symptome du beobachten willst, und trag diese ein. Du kannst auch jeweils eintragen, wie stark die Symptome sind: 0 heißt dann z. B. gar keine Schmerzen und 10 ganz starke / dolle Schmerzen. In den Zeilen darunter kannst du auch noch andere Dinge eintragen, wie z. B.:

- Wie gut konntest du dich konzentrieren?
- Wie gut hast du geschlafen? Wie müde warst du heute? Wie gut konntest du einschlafen?
- War heute was Besonderes los? Wie geht's dir heute?

Schau, was für dich passt, und mach dich auf Spurensuche.

Beobachtungsplan für: .... Woche vom .... bis ....

Mein Beobachtungsplan für die Schule

Stunde	Montag		Dienstag		Mittwoch		Donnerstag		Freitag	
	Schulfach	Symptom & Stärke (0–10)	Schulfach	Symptom & Stärke (0–10)	Schulfach	Symptom & Stärke (0–10)	Schulfach	Symptom & Stärke (0–10)	Schulfach	Symptom & Stärke (0–10)
1										
2										
3										
4										
5										
6										
7										
8										
9										

3 Diagnostik

In der Diagnostik bei Kindern und Jugendlichen mit einer chronischen körperlichen Krankheit sind einige Besonderheiten zu beachten.

Diagnosen psychischer Störungen (Achse I ICD-10 MAS)
Prinzipiell sind mit und ohne chronische somatische Krankheit F-Diagnosen (ICD-10) für die Planung der Psychotherapie differenzialdiagnostisch zu erfassen. Zur Erleichterung der Therapieplanung finden Sie auf **INFO 6** »Liste mit häufigen F-Diagnosen bei chronischer somatischer Krankheit« eine Auflistung von F-Diagnosen jeweils mit Beispielen, die bei Patient:innen mit chronischen körperlichen Krankheiten häufig vorkommen. Wir haben jeweils Beispiele eingefügt, um Ihnen die Zuordnung zu erleichtern.

Anwendung psychometrischer Verfahren, Intelligenzdiagnostik (Achse III ICD-10 MAS)
Grundsätzlich sind Intelligenztests auch bei Kindern / Jugendlichen mit einer körperlichen Erkrankung nützliche Instrumente, um z. B. bei schulischen Problemen Teilleistungsprobleme zu identifizieren und grundlegende kognitive Probleme auszuschließen. Bei der Durchführung psychometrischer Verfahren mit dieser Gruppe muss jedoch die Testfairness bzw. die Interaktion zwischen körperlichen Prozessen und kognitiven Leistungen ganz besonders beachtet werden. Auch wenn es so selbstverständlich erscheint, übersehen wir im Alltag doch schnell, was es bedeutet, mit einer schmerzenden Hand (z. B. bei juveniler rheumatischer Arthritis) den Mosaiktest, einen Durchstreichtest oder Ähnliches unter Zeitdruck durchzuführen. Ebenso wichtig ist es zu erfragen, ob in zeitlicher Nähe zur Untersuchung leistungsbeeinträchtigende Krisen aufgetreten sind. So kann z. B. ein epileptischer Anfall (v. a., wenn er mit Notfallmedikamenten unterbrochen wurde) noch Stunden bis Tage die Konzentrationsfähigkeit beeinflussen. Leistungen in Aufgaben zum Arbeitsgedächtnis können in dieser Phase deutlich schwächer ausfallen als es zu anderen Zeitpunkten evtl. möglich wäre.

Zur Unterstützung haben wir Ihnen in diesem Kapitel Arbeitsblätter (**AB 26** bis **AB 29**) zusammengestellt, die Sie im diagnostischen Prozess bei der Auswahl, Durchführung und Interpretation von psychometrischen Verfahren unterstützen sollen.

Qualitative Diagnostik
Auch in der Biografie-Diagnostik, Lebenslinienarbeit oder auch Diagnostik und Skalierung von Schmerzen bzw. Belastungen sollten Aspekte einer körperlichen Krankheit in die Arbeit einfließen. Die **ABs 30** bis **31** sind für den Einsatz in der qualitativen Diagnostik gedacht.

Besonderheiten bei Testuntersuchungen. Anpassungen und Abweichungen von der standardisierten Testdurchführung müssen immer dann gemacht werden, wenn das Kind bzw. der / die Jugendliche die Testaufgaben ansonsten krankheitsbedingt nicht bearbeiten / lösen kann. Anpassungen bzw. Abweichungen sollten möglichst wenig Einfluss auf die Schwierigkeit einer Aufgabe haben und gleichzeitig im Sinne der Testfairness die fehlenden Zugangsfertigkeiten eines Kindes / Jugendlichen ausgleichen (z. B. Verwenden einer rutschfesten Unterlage oder einer Stiftverstärkung bei handmotorischen Koordinationsproblemen, kurze Pausen, Unterbrechungen bei eingeschränkter psychophysischer Belastbarkeit, mehrfaches Wiederholen von grammatikalisch komplexen Fragen bei Menschen mit Aphasie, Weglassen von Zeitgrenzen bei starken motorischen oder psychischen Verlangsamungen).

Einfluss der Behandlung. Abgesehen von Auswirkungen der chronischen Krankheit auf Sinneswahrnehmung, Kognition und Emotionsregulation müssen immer auch mögliche leistungsbeeinträchtigende Auswirkungen der Medikation / Behandlung bedacht werden. Zahlreiche Medikamente, aber auch

z. B. eine Strahlentherapie wirken sich negativ auf die Konzentration, die psychophysische Belastbarkeit, die Wachheit, das kognitive und / oder motorische Tempo und auf die Affektregulation aus, sodass während einer Testung auch diesbezüglich Nachteile entstehen können, die durch Anpassungen oder Abweichungen kompensiert werden sollten.

Prinzipiell darf eine Testung, bei der umfangreiche Anpassungen und Abweichungen vorgenommen wurden, nicht mehr als valides Abbild der Leistungen interpretiert werden, die Testnormen dürfen höchstens orientierend angewendet werden. Die eingeschränkte Validität der Ergebnisse muss im Befundbericht unbedingt deutlich kenntlich gemacht werden. Eine unkommentierte Weitergabe der Testergebnisse in Form von Standardwerten ist in solchen Fällen nicht zulässig.

Arbeits- und Informationsmaterial

INFO 6 Liste mit häufigen F-Diagnosen bei chronischer somatischer Krankheit
Die Liste mit häufigen F-Diagnosen im Kontext chronischer somatischer Krankheit soll Ihnen die Diagnosestellung auf Achse I des MAS / ICD-10 erleichtern und beinhaltet zahlreiche Beispiele, die Sie zur Ergänzung von Diagnosen im Freitext nutzen können.

INFO 7 Übersicht: Diagnostische Instrumente
Hier finden Sie eine thematisch sortierte Übersicht zu diagnostischen Verfahren, die bei einer chronischen körperlichen Krankheit zu den Bereichen Ressourcen, Schmerzen, Krankheitsmodelle / Überzeugungen / Coping, Belastung von Familien und Lebensqualität / Teilhabefaktoren eingesetzt werden können.

AB 26 Wichtiges für die Durchführung von psychometrischen Verfahren
Krankheitsbedingte Besonderheiten wirken sich oft einschränkend auf die Interpretierbarkeit psychometrischer Testverfahren aus. Anhand von Leitfragen können Sie einschätzen, ob Ihre psychometrische Untersuchung ausreichend valide ist. Nutzen Sie bei Auffälligkeiten die Lösungsvorschläge.

AB 27 Dokumentation von Anpassungen und Abweichungen bei Testuntersuchungen
Wenn Sie ein psychometrisches Verfahren mit einer Person mit einer chronischen körperlichen Krankheit durchführen, können Sie mithilfe dieses Arbeitsmaterials die Krankheitsfaktoren dokumentieren, die sich ggf. auf die Validität und Interpretierbarkeit der Ergebnisse auswirken. Außerdem können Sie hier alle vorgenommenen Anpassungen und Abweichungen von der standardisierten Prozedur notieren und so Ihr Vorgehen reflektieren und im Testbericht systematisch darstellen.

AB 28 Interpretation von Testverfahren unter Berücksichtigung von Anpassungen
Notieren Sie auf diesem Arbeitsblatt, welche Anpassungen Sie während der Untersuchung gemacht haben und schätzen Sie die Auswirkungen auf die Validität der Untersuchung ein.

AB 29 Wie hat sich die Krankheit auf das Verhalten in der Testung ausgewirkt?
Mithilfe dieses Arbeitsblattes können Sie eine differenzierte Verhaltensbeobachtung während einer Testuntersuchung machen und zugleich den Einfluss von Krankheitsfaktoren auf das Verhalten einschätzen. Nutzen Sie das Arbeitsblatt auch zur Befunderstellung.

INFO 8 Erfassung von Schmerzen
Schmerzen spielen bei Kindern und Jugendlichen mit einer chronischen somatischen Erkrankung häufig eine wichtige Rolle. Hier finden Sie Informationen und Hinweise rund um das Thema Schmerzen.

INFO 9 Arbeit mit der Lebenslinie
Beim Erstellen einer Lebenslinie mit den betroffenen Kindern und Jugendlichen sollten explizit krankheitsbezogene Erfahrungen erfragt werden. Dieses Informationsblatt gibt Hinweise für mögliche Vorgehensweisen und Tipps zur kreativen Gestaltung der Arbeit mit der Lebenslinie.

AB 30 Blumen und Steine in meinem Leben

Nutzen Sie dieses Arbeitsblatt, wenn Sie mit Patient:innen eine Lebenslinie mit »Blumen« und »Steinen« für schöne Erinnerungen und belastende Ereignisse gestalten möchten.

AB 31 Partitur meines Lebens

Nutzen Sie dieses Arbeitsblatt, wenn Sie die Lebenslinie in Form einer Partitur kreativ-musikalisch gestalten möchten.

AB 32 Ein Symbol für ...

Bei der Frage nach dem Erleben oder Gefühlen rund um die körperliche Erkrankung fällt es den Betroffenen oft schwer zu sagen oder zu beschreiben, wie es ihnen mit der Erkrankung geht. Hier ist eine Übung dargestellt, die in solchen Situationen hilft, weil die Patient:innen ihre Krankheit symbolisch darstellen können und so »etwas in der Hand haben«, der Fokus auf dem ausgewählten Gegenstand liegt und sie nicht direkt über sich selbst sprechen müssen.

Liste mit häufigen F-Diagnosen bei chronischer somatischer Krankheit

Diese Liste soll Ihnen die Diagnose der psychischen Störung / Symptomatik auf Achse I des MAS / ICD-10 erleichtern. Die Beispiele geben Hinweise, wie Sie die Diagnose im Freitext ergänzen könnten.

Diagnose		Klinische Patientenbeispiele
Achse I: Klinisch-psychiatrisches Syndrom		
F06.x	Andere psychische Störungen aufgrund einer Schädigung oder Funktionsstörung des Gehirns oder einer körperlichen Krankheit	Hier werden auch kognitive Störungen codiert (z. B. Gedächtnis- oder Konzentrationsstörungen), die im Kontext einer Erkrankung des ZNS auftreten (z. B. bei Hirntumoren, Epilepsien, nach Schädel-Hirn-Trauma, Multipler Sklerose). Auch kognitive Störungen nach Bestrahlungs- oder Chemotherapie können dazu gehören. F06.7: Leichte kognitive Störung insb. in den Bereichen Gedächtnis und Aufmerksamkeit bei Jugendlichem mit Hirntumor und Zustand nach Strahlentherapie
F07.x	Persönlichkeits- und Verhaltensstörungen aufgrund Krankheit, Schädigung oder Funktionsstörung des Gehirns	F07.0: andauernde Persönlichkeitsveränderung nach einer Hirntumorerkrankung F07.1: postenzephalitisches Syndrom bei Kind nach Autoimmunenzephalitis mit Symptomen der Aphasie und Apraxie
F40.1	Soziale Phobien	F40.1: Vermeidung sozialer Situationen bei Kind mit Diabetes Typ 1, um nicht in der Öffentlichkeit Insulin spritzen zu müssen F40.1: Vermeidung sozialer Situationen wie Schwimmbad, Sportunterricht bei Jugendlicher mit schwerer Neurodermitis, aus Angst und Scham bei deutlich sichtbaren Hautausschlägen
F40.2	Spezifische (isolierte) Phobien	F40.2: isolierte spezifische Phobie vor gelber Farbe und Spritze bei einer Jugendlichen mit juveniler Multipler Sklerose, die sich ein bestimmtes Medikament spritzen muss F40.2: Klaustrophobie ausschließlich bei bestimmten Untersuchungen (Magnetresonanztomographie MRT) bei Kind mit Nierenerkrankung, die regelmäßig entsprechende Kontrolluntersuchungen erfordert F40.2: Emetophobie bei Tabletteneinnahme bei Kind mit Epilepsie, die eine regelmäßige Tabletteneinnahme erfordert
F41.0	Panikstörungen	F41.0: Panikstörung bei Kind mit Asthma insb. bei Atemnot

Liste mit häufigen F-Diagnosen bei chronischer somatischer Krankheit

Achse I: Klinisch-psychiatrisches Syndrom		
F43.x	Reaktionen auf schwere Belastungen und Anpassungsstörungen	F43.0: Akute Belastungsreaktion bei Kind mit Epilepsie-Neudiagnose unmittelbar nach der Diagnoseeröffnung F43.1: Posttraumatische Belastungsstörung bei Jugendlicher nach Operation des angeborenen Herzfehlers
F44.x	Dissoziative Störungen	F44.4: dissoziative Gangstörung bei Jugendlicher mit Epilepsie F44.5: dissoziative Krampfanfälle bei Jugendlichem mit Hirntumor
F45.x	Somatoforme Störungen	F45.0: Somatisierungsstörung mit Schwindel, Übelkeit bei Patient mit Tumorerkrankung lange nach Abschluss der onkologischen Behandlungsphase F45.0: Somatisierungsstörung mit Bauchschmerzen, Blähungen, Übelkeit usw. bei Patientin mit chronisch entzündlicher Darmerkrankung, die nicht im vollen Maße durch die Erkrankung erklärbar sind F45.0: Somatisierungsstörung mit Bauch- und Halsschmerzen bei Patient mit Morbus Hodgkin lange nach Abschluss der onkologischen Behandlung
F45.41	Chronische Schmerzstörung mit somatischen und psychischen Faktoren	F45.41: Aufrechterhaltung ausgeprägter Schmerzen auch nach Abklingen eines Schubes bei Juveniler rheumatischer Polyarthritis bei depressiven Kognitionen
F50	Essstörungen	F50.2: Bulimia nervosa mit Insulin-Purging bei Jugendlicher mit Diabetes mellitus F50.1: Atypische Anorexia nervosa bei Jugendlicher mit Tumorerkrankung
F54	Psychologische Faktoren und Verhaltensfaktoren bei andernorts klassifizierten Krankheiten	Immer auf Achse IV die zugehörige somatische Erkrankung klassifizieren: F54: Erwartungsängste bei Epilepsie (G40) F54: Abwehr bestimmter Behandlungsformen bei Asthma bronchiale (J45)

Liste mit häufigen F-Diagnosen bei chronischer somatischer Krankheit

Achse II: Umschriebene Entwicklungsstörungen		
F8	Entwicklungsstörungen	Differenzialdiagnostische Einschätzung, ob Entwicklungsstörung vorliegt oder ob es sich um Symptome im Kontext der somatischen chronischen Erkrankung handelt (z. B. Sprachentwicklungsstörung vs. erworbene Aphasie bei Landau-Kleffner-Syndrom; feinmotorische Entwicklungsstörung oder Symptom im Rahmen einer Bewegungsstörung oder als Nebenwirkung bestimmter Medikamente)
Achse III: Intelligenzniveau		
	Intelligenzniveau aufgrund krankheitsbedingter Faktoren nicht standardisiert bestimmbar	Wenn aufgrund fehlender Zugangsfertigkeiten oder anderer krankheitsbedingter Faktoren kein Intelligenztest angewendet werden kann bzw. das Ergebnis als unvalide gelten muss, sollte das auf Achse III unbedingt angegeben und das Intelligenzniveau klinisch geschätzt werden (z. B. unter Bezug auf bisheriges Lernen, Verhaltensbeobachtung usw.).
F74	Dissoziierte Intelligenz, wenn signifikante Diskrepanzen zwischen verschiedenen Teilbereichen der Intelligenz bestehen (Diskrepanz zwischen zwei Testbereichen größer eine Standardabweichung)	Insbesondere bei chronischen Erkrankungen mit ZNS-Beteiligung kommen häufiger hoch diskrepante Intelligenzprofile vor, bei denen eine Interpretation des Gesamt-IQ nicht zulässig bzw. nicht sinnvoll ist. Aber auch Schmerzen und chronische Fatigue können Teilbereiche der Intelligenz einschränken. In diesem Fall kann die schlecht definierte Restkategorie einer »dissoziierten Intelligenz« vergeben werden. Alternativ kann der IQ durch eine klinische Schätzung eingeordnet werden.
Achse IV: Körperliche Symptomatik		
	Körperliche Symptome / Erkrankungen	Medizinische Bezeichnung der Krankheit aus ärztlicher Dokumentation oder nach Exploration verwenden. Vorsicht bei Übernahme der ICD-10-Codes aus der Dokumentation – Gefahr der Fehlertradierung, ggf. Verwendung der Kapitelüberschriften der ICD-10 zur Einordnung (z. B. E84 Mukoviszidose)
G93.3	Sonstige Krankheiten des Gehirns, andernorts nicht klassifizierbar	postvirales Erschöpfungssyndrom, Chronic Fatigue Syndrom, ME / CFS
M79.70	Fibromyalgie	Chronische Schmerzen
U08.9	COVID in der Eigenanamnese	Seit 2021 vorgesehen für Fälle, bei denen frühere, bestätigte Coronavirus-19-Infektion zur Inanspruchnahme des Gesundheitswesens führt. Person leidet akut nicht mehr an COVID-19 (auch Long-Covid).

Liste mit häufigen F-Diagnosen bei chronischer somatischer Krankheit

Achse V: Assoziierte aktuelle abnorme psychosoziale Umstände		
2.0 / (Z63.7)	Psychische Störung / abweichendes Verhalten eines Elternteils	PTBS bei Bezugspersonen durch die Erkrankung des Kindes
4.0 / (Z62.1)	Elterliche Überfürsorge	starke elterliche Überfürsorge in Folge der Erkrankung des Kindes, z. B. auch aus ärztlicher Sicht übertriebene Schutzmaßnahmen aus Angst vor Krankheitskrisen
4.1 / (Z62.0)	Unzureichende elterliche Aufsicht und Steuerung	unzureichende Behandlungs-Compliance bzw. Umsetzung der medizinisch erforderlichen Maßnahmen bei den Bezugspersonen
6.5 / (Z61.7)	Unmittelbare, beängstigende Erlebnisse	im Zusammenhang mit negativen Erfahrungen mit der Erkrankung (z. B. Erleben eines hypoglykämischen Schocks oder Aufwachen während OP) oder während medizinischer Prozeduren (z. B. Festgehalten werden bei Blutentnahme)
8.1 / (Z55.4)	Streitbeziehungen mit Schüler:innen	z. B. starke Hänseleien / Mobbingerfahrungen, die im Zusammenhang mit der chronischen Erkrankung erfolgen (z. B., weil Kind körperliche Einschränkungen oder Stigmata hat oder von Hilfsmitteln, z. B. Rollstuhl, abhängig ist)
8.2 / (Z55.4)	Sündenbockzuweisung durch Lehrer:innen	Falls z. B. seitens der Lehrperson aufgrund der chronischen körperlichen Erkrankung eine Sündenbockzuweisung erfolgt.
Cave: Auf Achse V existiert keine spezifische Codierung für schwere Belastung durch körperliche Krankheit bzw. für sehr lange Krankenhausaufenthalte! Es sind aber in vielen Fällen unmittelbare beängstigende Erlebnisse anzunehmen.		
Achse VI: Globale Beurteilung des psychosozialen Funktionsniveaus		
Hier wird erfasst und codiert, ob Kind / Jugendliche / r als Folge einer psychischen Störung, einer Entwicklungsstörung oder einer intellektuellen Behinderung z. B. im sozialen, schulischen oder beruflichen Bereich eingeschränkt ist. Angaben sollen kompetenz- und nicht defizitbezogen gemacht werden. Die Codierung erfolgt von 0 (gute soziale Funktionen in allen sozialen Bereichen) bis 8 (tiefe und durchgängige soziale Beeinträchtigung); 9 soll vergeben werden, wenn keine Einschätzung möglich ist.		

Übersicht: Diagnostische Instrumente

Hier finden Sie eine thematisch sortierte Übersicht aktueller diagnostischer Instrumente, die im Rahmen der Diagnostik bei Patient:innen mit einer chronischen körperlichen Erkrankung eine Rolle spielen können.

Verfahren	Autor:innen und Erscheinungsjahr	Altersbereich (Jahre; Monate)
Ressourcenorientierte Verfahren		
KANN Kompetenzanalyseverfahren	Petermann, Schmidt & Suing, 2012	6–18
LSL Lehrereinschätzliste für Sozial- und Lernverhalten	Petermann & Petermann, 2013	6–19
Schmerzen		
DSF-KJ Deutscher Schmerzfragebogen für Kinder, Jugendliche und deren Eltern	Schroeder et al., 2010	4–10; 11–18
P-PDI Pediatric Pain Disability Index (Jugendliche und Eltern)	Hübner et al., 2009	Jugendliche und Eltern
PPCI-R Deutsche Fassung des Paediatric Pain Coping Inventory Revision PPCI-R (Kinder/Jugendliche)	Hechler et al., 2008	Kinder und Jugendliche
Krankheitsmodelle/Überzeugungen/Einstellungen/Coping		
SSKJ 3-8R Fragebogen zur Erhebung von Stress und Stressbewältigung im Kindes- und Jugendalter – Revision	Lohaus et al., 2018	7–16
SVF-KJ Stressverarbeitungsfragebogen für Kinder und Jugendliche	Hampel & Petermann, 2016	8–16
CHIP Coping Health Inventory for Parents – deutsche Version	McCubbin et al., 2001	Eltern
Belastungen von Familien		
EBI Eltern-Belastungs-Inventar	Tröster, 2010	Eltern
FaBel Der Familien-Belastungs-Fragebogen	Ravens-Sieberer et al., 2001	Eltern

Übersicht: Diagnostische Instrumente

Verfahren	Autor:innen und Erscheinungsjahr	Altersbereich (Jahre; Monate)
Lebensqualität / Teilhabefaktoren		
Kindl® Fragebogen zur Erfassung der gesundheitsbezogenen Lebensqualität bei Kindern und Jugendlichen – Revidierte Form	Ravens-Sieberer & Bullinger, 1998 (frei verfügbar unter kindl.org)	verschiedene Altersbereiche
ULQUIE Das Ulmer Lebensqualitäts-Inventar für Eltern chronisch kranker Kinder	Goldbeck & Storck, 2002	Eltern
G-CASP German Child and Adolescent Scale of Participation	De Bock et al., 2019	Eltern

Eigene Notizen

....

....

....

....

....

....

....

....

....

....

....

....

AB 26 • T

Wichtiges für die Durchführung von psychometrischen Verfahren

Anhand dieser Leitfragen können Sie einschätzen, ob Ihre psychometrische Untersuchung ausreichend valide ist. Falls Sie eine *auffällige Antwort* auf eine Frage ankreuzen, können Sie prüfen, ob ein Lösungsvorschlag passend ist.

Frage	Ja / Nein	Lösungen
Mussten Anpassungen gemacht werden, die die Interpretation der Testergebnisse maßgeblich beeinflussen?	☐ Ja ☐ Nein	▶ keine standardisierte Auswertung und Interpretation ▶ qualitative Analyse und Beschreibung der Leistungen in den Testaufgaben ▶ ggf. Auswahl von anderen Verfahren, bei denen weniger Anpassungen vorgenommen werden müssen
Gibt es Hinweise, dass zum Zeitpunkt der Untersuchung krankheitsspezifische Krisen vorhanden waren?	☐ Ja ☐ Nein	▶ Testwiederholung zu einem späteren Zeitpunkt durchführen und die Ergebnisse vergleichen (**Cave**: Es geht dabei nicht um Standardwerte, sondern um einen qualitativen Vergleich, deshalb muss die Wiederholungsuntersuchung von der gleichen Person durchgeführt werden.) ▶ evtl. ähnliches Testverfahren zu späterem Zeitpunkt anwenden und Leistungen vergleichen ▶ genaue Exploration der Leistungen in Alltagssituationen
Gibt es Hinweise auf den ungünstigen Einfluss von Behandlungsfaktoren (z. B. Nebenwirkungen von Medikamenten)?	☐ Ja ☐ Nein	▶ bewerten, ob diese Einschränkungen dauerhaft oder zumindest über längeren Zeitraum vorhanden sind und z. B. durch Nachteilsausgleiche kompensiert werden sollten ▶ Ggf. Rücksprache mit ärztlichen Mitbehandler:innen zur aktuellen Behandlung halten
Gibt es Voruntersuchungen aus anderen Phasen der Krankheit, die zum Vergleich herangezogen werden können?	☐ Ja ☐ Nein	▶ die Vorbefunde mit dem aktuellen Ergebnis detailliert vergleichen, insb. auch vorhandene qualitative Beschreibungen des Verhaltens in der Voruntersuchung ▶ bei erheblichen Differenzen: mögliche Einflüsse des Krankheitsverlaufs, methodische Probleme, Personenfaktoren (verschiedene Untersucher:innen) mit bedenken
Decken sich die Ergebnisse der aktuellen Untersuchung mit der aktuellen klinischen Einschätzung durch andere (z. B. Eltern, Lehrpersonen)?	☐ Ja ☐ Nein	▶ Beschreibung der aktuellen Testergebnisse unter Vorbehalt und mit Verweis auf externe abweichende klinische Einschätzungen ▶ ggf. Austausch mit den Personen suchen ▶ Planen einer Verlaufsdiagnostik

Dokumentation von Anpassungen und Abweichungen bei Testuntersuchungen

Dokumentation von Anpassungen und Abweichungen während der standardisierten Untersuchung

Name Patient:in / Proband:in: ....

Alter: ....

Name der Krankheit: ....

Ggf. aktuelle Medikamente / Hilfsmittel: ....

Untersucher:in: ....

Datum der Untersuchung: ....

Durchgeführte Tests:

....

Frage an die Bezugspersonen: Bestehen nach Ihrer Einschätzung krankheitsbedingte Besonderheiten bei Ihrem Kind, die die Testfairness einschränken? ☐ Nein ☐ Ja. Welche sind das?

....

Frage an Kind / Jugendliche: Soll oder muss ich etwas wegen deiner Krankheit beachten, wenn wir jetzt gleich die Testaufgaben machen? ☐ Nein ☐ Ja. Wenn ja, kannst du mir das genauer erklären?

....

Erfragen krankheitsbedingter Ereignisse vor Untersuchung (z. B. Schmerzschub, epileptischer Anfall, Asthmaanfall, Stoffwechselkrise, usw.)

☐ Am gleichen Tag
☐ 3 bis 7 Tage vor der Untersuchung
☐ 1 bis 3 Tage vor der Untersuchung
☐ Mehr als 7 Tage vor der Untersuchung

Letzte Einnahme von Medikamenten, welche?

....

Organisatorische Aspekte

☐ Benötigt das Kind / Jugendliche Getränke / Nahrung während der Untersuchung?
☐ Werden Hilfsmittel zur Durchführung benötigt (z. B.: Stifthülse, besondere Schreibgeräte, rutschfeste Unterlage, Sehhilfen, Verstärkergeräte usw.)?

Dokumentation von Anpassungen und Abweichungen bei Testuntersuchungen

Sensorische und motorische Besonderheiten

☐ Bestehen bekannte Sinnesbehinderungen (Sehen, Hören)? Werden Hilfsmittel verwendet? Funktionieren alle Hilfsmittel? (z. B. Brille, Hörgeräte, Verstärkeranlagen usw.)

☐ Gibt es motorische Einschränkungen? (Hand-betont, z. B. Tremor / Zittern, Schmerzen bei Stifthaltung)

☐ Ist die Sprache durch die Krankheit betroffen? (z. B. Dysarthrien, Aphasien)

☐ Können unkontrollierbare Bewegungen auftreten? (z. B. Tics, Dystonien, Spastische Zerebralparese)

☐ Können epileptische Anfälle auftreten? Wenn ja, welche? (z. B. Absencen, Grand Mal)

☐ Bestehen Schmerzen? Wenn ja: bitte skalieren lassen zwischen 0 und 10 (Schmerz heute, Schmerz normalerweise): ....

Kognitive und psychische Besonderheiten

☐ Bestehen krankheitsbedingte Einschränkungen in der Aufmerksamkeit (z. B. reduzierte Konzentrationsspanne, erhöhte Impulsivität, auch medikamenteninduzierte Probleme mit bedenken)?

☐ Bestehen schon bekannte krankheitsbedingte Einschränkungen in kognitiven Teilfunktionen (z. B. Gedächtnis, visuelle Wahrnehmungsverarbeitung, Aphasie usw.)

☐ Ist die psychophysische Belastbarkeit gegeben, um die Testung in einer Sitzung durchzuführen? Werden mehrere Pausen benötigt? Muss die Testung kurzfristig unterbrochen werden (z. B: für Toilettengänge)?

☐ Ist die Emotionsregulation ausreichend für eine Testuntersuchung (z. B. Frustrationstoleranz, Hyperarousal bei PTBS oder Anpassungsstörung, krankheitsbedingte starke Stimmungsschwankungen usw.)?

Eigene Notizen

....

....

....

....

....

....

....

....

....

Interpretation von Testverfahren unter Berücksichtigung von Anpassungen

Notieren Sie hier die Anpassungen, die Sie während der Untersuchung gemacht haben, und schätzen Sie ein, wie stark die Auswirkungen auf die Validität der Untersuchung war. Nutzen Sie, wenn möglich, auch Einschätzungen von Bezugspersonen.

Anpassungen und Abweichungen bei der standardisierten Untersuchung

Art der Anpassung / warum?	Auswirkung auf Validität der Untersuchung:
....	☐ kaum ☐ mäßig ☐ Validität nicht mehr gegeben
....	☐ kaum ☐ mäßig ☐ Validität nicht mehr gegeben
....	☐ kaum ☐ mäßig ☐ Validität nicht mehr gegeben
....	☐ kaum ☐ mäßig ☐ Validität nicht mehr gegeben
....	☐ kaum ☐ mäßig ☐ Validität nicht mehr gegeben
....	☐ kaum ☐ mäßig ☐ Validität nicht mehr gegeben
....	☐ kaum ☐ mäßig ☐ Validität nicht mehr gegeben

Falls Bezugspersonen anwesend waren, stellen Sie folgende Fragen:
»Entsprachen die beobachteten Leistungen / Antworten Ihres Kindes in der Testung in etwa dem, was Sie als Bezugsperson erwartet oder vermutet hätten?«

....

....

»Hat sich das Kind bzw. die / der Jugendliche in einigen Aspekten eher untypisch verhalten?«
☐ Ja ☐ Nein
Wenn ja: »Könnten Sie das bitte erläutern?«

....

....

Interpretation von Testverfahren unter Berücksichtigung von Anpassungen

Klinische Gesamtbeurteilung der Validität der Ergebnisse

- ☐ Die Validität der Testergebnisse ist trotz der o. g. Abweichungen / Anpassungen ausreichend gegeben.
- ☐ Die Validität ist durch die Anpassungen / Abweichungen eingeschränkt, das Ergebnis darf nur eingeschränkt und unter Vorbehalt interpretiert werden.
- ☐ Die Validität ist durch die Anpassungen / Abweichungen stark eingeschränkt und das Testergebnis darf nicht interpretiert werden. Die Anwendung von Testnormen ist nicht zulässig. Die relevante Fähigkeit muss klinisch eingeschätzt werden.

Eigene Notizen

....

....

....

....

....

....

....

....

....

....

....

....

....

....

....

Wie hat sich die Krankheit auf das Verhalten in der Testung ausgewirkt?

Instruktionsverständnis

versteht sofort	☐ 1	☐ 2	☐ 3	☐ 4	☐ 5	versteht gar nicht

Krankheitsfaktoren hatten Einfluss auf das Instruktionsverständnis:

kein Einfluss	☐ 1	☐ 2	☐ 3	☐ 4	☐ 5	ausgeprägter Einfluss

Wenn ja, welcher Art: ……………………………………………………………………………………

Kooperation

volle Kooperation	☐ 1	☐ 2	☐ 3	☐ 4	☐ 5	keine Kooperation

Krankheitsfaktoren hatten Einfluss auf die Kooperation:

kein Einfluss	☐ 1	☐ 2	☐ 3	☐ 4	☐ 5	ausgeprägter Einfluss

Wenn ja, welcher Art: ……………………………………………………………………………………

Interesse an den Aufgaben

hohes Interesse	☐ 1	☐ 2	☐ 3	☐ 4	☐ 5	kein Interesse

Krankheitsfaktoren hatten Einfluss auf das Interesse:

kein Einfluss	☐ 1	☐ 2	☐ 3	☐ 4	☐ 5	ausgeprägter Einfluss

Wenn ja, welcher Art: ……………………………………………………………………………………

Ängstlichkeit / Unsicheres Verhalten

keine Hinweise auf Ängstlichkeit oder unsicheres Verhalten	☐ 1	☐ 2	☐ 3	☐ 4	☐ 5	ausgeprägt ängstlich, sehr unsicheres Verhalten

Krankheitsfaktoren hatten Einfluss auf die Ängstlichkeit / unsicheres Verhalten:

kein Einfluss	☐ 1	☐ 2	☐ 3	☐ 4	☐ 5	ausgeprägter Einfluss

Wenn ja, welcher Art: ……………………………………………………………………………………

Frustrationstoleranz

angemessene Reaktion auf Misserfolge	☐ 1	☐ 2	☐ 3	☐ 4	☐ 5	ausgeprägte Reaktion auch bei kleinen Misserfolgen

Krankheitsfaktoren hatten Einfluss auf die Frustrationstoleranz:

kein Einfluss	☐ 1	☐ 2	☐ 3	☐ 4	☐ 5	ausgeprägter Einfluss

Wenn ja, welcher Art: ……………………………………………………………………………………

Motorische Unruhe

keine motorische Unruhe	☐ 1	☐ 2	☐ 3	☐ 4	☐ 5	extreme motorische Unruhe

Krankheitsfaktoren hatten Einfluss auf die motorische Unruhe:

kein Einfluss	☐ 1	☐ 2	☐ 3	☐ 4	☐ 5	ausgeprägter Einfluss

Wenn ja, welcher Art: ……………………………………………………………………………………

Wie hat sich die Krankheit auf das Verhalten in der Testung ausgewirkt?

Ablenkbarkeit

alterstypische Ablenkbarkeit / nicht ablenkbar, sehr fokussiert	☐ 1 ☐ 2 ☐ 3 ☐ 4 ☐ 5	außerordentlich ablenkbar

Krankheitsfaktoren hatten Einfluss auf die Ablenkbarkeit:

kein Einfluss	☐ 1 ☐ 2 ☐ 3 ☐ 4 ☐ 5	ausgeprägter Einfluss

Wenn ja, welcher Art: ....

Konzentrationsspanne / Ausdauer

sehr ausdauernd, alterstypische Konzentrationsspanne (oder besser)	☐ 1 ☐ 2 ☐ 3 ☐ 4 ☐ 5	außerordentlich reduzierte Ausdauer, bzw. Konzentrationsspanne

Krankheitsfaktoren hatten Einfluss auf die Konzentrationsspanne / Ausdauer:

kein Einfluss	☐ 1 ☐ 2 ☐ 3 ☐ 4 ☐ 5	ausgeprägter Einfluss

Wenn ja, welcher Art: ....

Impulsivität

alterstypische Impulsivität / angemessene Impulskontrolle	☐ 1 ☐ 2 ☐ 3 ☐ 4 ☐ 5	extreme Impulsivität, stark eingeschränkte Impulskontrolle

Krankheitsfaktoren hatten Einfluss auf die Impulsivität:

kein Einfluss	☐ 1 ☐ 2 ☐ 3 ☐ 4 ☐ 5	ausgeprägter Einfluss

Wenn ja, welcher Art: ....

Arbeitstempo / Verlangsamung

angemessenes Tempo	☐ 1 ☐ 2 ☐ 3 ☐ 4 ☐ 5	deutlich eingeschränktes Arbeitstempo

Krankheitsfaktoren hatten Einfluss auf das Arbeitstempo:

kein Einfluss	☐ 1 ☐ 2 ☐ 3 ☐ 4 ☐ 5	ausgeprägter Einfluss

Wenn ja, welcher Art: ....

Besonderes Verhalten (z. B. Provokationen, Albernheit, Angeben, Clownerei, Ablenkungsverhalten, Verstecken usw.)

keine besonderen Verhaltensweisen	☐ 1 ☐ 2 ☐ 3 ☐ 4 ☐ 5	häufige besondere Verhaltensweisen

Wenn ja, welche: ....

Krankheitsfaktoren hatten Einfluss auf besondere Verhaltensweisen:

kein Einfluss	☐ 1 ☐ 2 ☐ 3 ☐ 4 ☐ 5	ausgeprägter Einfluss

Wenn ja, welcher Art: ....

INFO 8 • T

Erfassung von Schmerzen

Schmerzen spielen bei Kindern und Jugendlichen mit einer chronischen somatischen Erkrankung häufig eine wichtige Rolle. Bitte beachten Sie folgende Hinweise und Ideen rund um das Thema Schmerzen:

- Zur differenzierten Schmerzerfassung können Sie die Fragebögen des Deutschen Kinderschmerzzentrums in Datteln einsetzen, die auf deren Internetseite frei herunterladbar sind, s. auch: https://www.deutsches-kinderschmerzzentrum.de/aerzte-und-therapeuten/frageboegen-und-tagebuecher/ [09.05.2024]
- Die Schmerzerklärungsfilme des Deutschen Kinderschmerzzentrums eignen sich sehr gut zum Einstieg in die Thematik. Oft ist es leichter, einen Zugang zu dem Thema zu finden, wenn die Kinder / Jugendlichen das Schmerzgeschehen erst einmal besser verstanden haben.
- Genauso können Sie **AB 36** »Teufelskreis der Schmerzen« als Einstieg in die Thematik einsetzen, um die individuellen Aspekte des / der Patient:in anschließend genauer zu explorieren.
- Nutzen Sie zur Exploration der Schmerzen z. B. die Schmerzskalierungen von Gräßer et al. (2017).
- Nutzen Sie Körperumrisse, um gemeinsam mit den Patient:innen deren Symptome, Gefühle usw. zu explorieren und die jeweilige Region einzuzeichnen. Beispiele für Kinder und Jugendliche gibt es z. B. im *Therapie-Tools therapeutisches Malen mit Kindern und Jugendlichen* (Gräßer et al., 2024).
- Wenn es den Patient:innen schwerfällt, ihre Schmerzen genauer zu beschreiben, kann auch die Übung von **AB 32** »Ein Symbol für …« hilfreich sein. Hiermit können Sie häufig auch im weiteren therapeutischen Verlauf gut weiterarbeiten.

Weitere eigene Ideen / Ergänzungen:

....

....

....

....

....

....

....

....

....

....

....

Arbeit mit der Lebenslinie

Beim Erstellen einer Lebenslinie mit den betroffenen Kindern und Jugendlichen sollten explizit krankheitsbezogene Erfahrungen erfragt werden.

Vorgehen

Verschiedenen Vorgehensweisen haben sich in der Arbeit mit der Lebenslinie bewährt:

- Sie können die Lebenslinie gleich zu Beginn durch krankheitsbezogene Ereignisse gliedern (s. nächsten Punkt). Anschließend können Sie die Lebenslinie mit anderen Ereignissen ergänzen.
- Sie können die Lebenslinie zunächst auf andere Lebensereignisse beschränken (das machen tatsächlich viele Kinder und Jugendliche ganz spontan) und später gezielt nach krankheitsbezogenen Ereignissen fragen.
  - »Wann hast du zum ersten Mal gemerkt, dass etwas nicht stimmt?« (Symptombeginn)
  - »Wann hast du erfahren, dass du … [*Name der Krankheit*] hast?« (Diagnose-Eröffnung)
  - »Was hast du mit deiner Krankheit schon alles Besonderes erlebt?« (Alltagseinschränkungen, sekundärer Krankheitsgewinn, Stigma, Akzeptanz usw.)
  - »Wann hast du zum ersten Mal jemandem erklärt, dass du … [*Name der Krankheit*] hast?« (Bewältigung)
- Neben der gelegten Lebenslinie mit dem Seil kann es auch hilfreich sein, den Verlauf von bestimmten Symptomen, beispielsweise Schmerzen, Ängste oder andere Symptome, mit einem oder mehreren farbigen Bindfäden anschließend noch mit hinzulegen.
- Sie können die Lebenslinie auch »hörbar« machen und eine Lebens-Komposition erstellen (s. **AB 31** »Partitur meines Lebens«). Dies bietet sich vor allem in der Arbeit mit Sehbehinderten und Blinden an. Aber auch Kinder und Jugendliche ohne Seheinschränkungen mögen diese Idee manchmal sehr. Um diese Kompositionen hörbar zu machen, arbeiten Sie mit einfachen Musikinstrumenten, z. B.:
  - Regenmacher, Glockenspiel
  - Rasseln, Zimbeln, Klanghölzer
  - Tamburins, Handtrommeln
  - Schlitztrommeln
  - Klangschalen

Es bietet sich an, die gelegte Lebenslinie zu fotografieren und das Foto ggf. auszudrucken. Es kann den Patient:innen zur Erinnerung mitgegeben werden oder auch »nur« zur Dokumentation und weiteren Therapieplanung archiviert werden.

Materialsammlung

Es hat sich bewährt, die Materialien für die Arbeit mit der Lebenslinie in einer größeren Kiste aufzubewahren.

Für die Arbeit mit Kindern und Jugendlichen mit einer körperlichen Krankheit bietet es sich an, auch entsprechende Figuren, Bilder, Symbole mit in die Sammlung aufzunehmen. Manchmal bringen Patient:innen auch eigene Gegenstände mit, die an der Lebenslinie platziert werden können (z. B. die gebrauchten Katheter nach einer Chemotherapie, Perlen-Zählketten aus langen Klinikaufenthalten usw.).

Arbeit mit der Lebenslinie

Hier einige hilfreiche Materialien:

- Unterschiedlich farbige und verschieden lange bzw. dicke Schnüre, Seile, die als Lebenslinie ausgelegt werden können
- Klebe-Notizzettel für Stichpunkte, die an der Lebenslinie platziert werden können
- Kieselsteine in verschiedenen Größen und Formen
- Stoffblumen in verschiedenen Größen und Farben
- verschiedene kleine Fantasy- oder Märchenfiguren (Prinzessin, Ritter, Drache, Zauberer, Fee usw.)
- Kleinspielzeug zu verschiedenen Symbolen (z. B. Tiere, Bäume, Fahrzeuge, Boote usw.)
- Schnuller, Puppen-Babyflasche
- Damenhygiene-Artikel / Tampons, Kondome
- kleine Igelbälle, Massage-Ringe
- Faschingsartikel, z. B. Handschellen, Papphüte, Luftschlangen
- kleine elektrische Kerzen
- einige Postkarten mit als Symbole geeigneten Motiven, evtl. frei verfügbare Fotos ausdrucken (am besten einzeln laminieren)
- kleine Kuscheltiere, Sorgenfresserchen usw.
- verschieden kleine Spielfiguren, die Personen unterschiedlichen Alters, Geschlecht darstellen
- verschiedene Figuren zum Thema Krankenhaus, Krankheit (z. B. Figuren zu Medizinberufen, Untersuchungsgeräte wie MRT, Figuren mit Verbänden usw.)
- evtl. realitätsnahe Spielgegenstände zum Thema Krankheit, Handicap (z. B. Untersuchungsgeräte, Mini-Rollstühle, Krankenhausbett, Gehhilfen usw.)
- Verbandmaterial, Pflaster, Aufziehspritzen, leere Medikamentenschachteln, usw.

Tipp

Mit dem Spiel *Punkte, Kreise, Lebensreise* von Rossa und Rossa (2024) können Sie Lebensalter, wichtige Personen und Stationen / Lebensabschnitte spielerisch hinzufügen.

AB 30 • K J G

Blumen und Steine in meinem Leben

Du hast bestimmt schon viel erlebt bis heute! Das wollen wir uns hier einmal genauer anschauen und zu deiner Lebenslinie zusammenstellen.

Bestimmt hast du einige tolle Erinnerungen, vielleicht ein Geburtstag, ein Fest, ein besonderer Mensch, den du kennengelernt hast oder eine andere tolle Erfahrung, die du gemacht hast.

Vermutlich waren einige Erlebnisse in deinem bisherigen Leben nicht so toll, vielleicht sogar ganz schlimm.

Auf deiner Lebenslinie soll beides Platz finden – die tollen Erinnerungen genauso wie die weniger tollen und sogar die schlimmen.

Und ganz wichtig: Auch Erlebnisse mit deiner Krankheit sollen auf deiner Lebenslinie auftauchen. Ob die Erinnerungen toll waren oder eher nicht, kannst nur du sagen, denn es sind ja deine Erinnerungen!

Ganz wichtig: Es gibt kein »Richtig« oder »Falsch«! Hier geht es einfach nur darum zu sammeln.

Lege eine Schnur oder ein Seil aus. Das soll deine Lebenslinie sein. Und dann kannst du anfangen.

Vielleicht könnt ihr deine Lebenslinie am Schluss fotografieren und das Bild ausdrucken? Dann kannst du es zur Erinnerung behalten und hier aufkleben.

Partitur meines Lebens

Stell dir vor, du möchtest ein Musikstück zu deinem Leben komponieren.
Zunächst legst du fest, welche Instrumente mitspielen sollen. Überlege dir für Familienmitglieder, Freundinnen und Freunde und für Personen, die für dich wichtig sind, ein »eigenes Instrument«. Natürlich dürfen auch mehrere das gleiche Instrument spielen, so wie in einem richtigen Orchester. Du kannst auch »klassische« und »moderne« Instrumente mischen, also z. B. eine Harfe, eine E-Gitarre und noch ein Schlagzeug und ein Fagott dazu. In deinem Orchester bestimmst du!

- Welches Instrument soll deine Krankheit bekommen?
- Oder brauchst du gleich mehrere Instrumente für deine Krankheit?

Nun geht es los.
Überlege dir, wie dein Musikstück beginnen soll: ganz sanft und leise oder mit einem großen Knall? Oder fällt dir ein bestimmtes Lied ein, das an den Anfang soll? Welche Instrumente spielen mit?
Nun kommt das Instrument für deine Krankheit zum Einsatz!

- Fängt es ganz leise im Hintergrund an mitzuspielen und wird etwas lauter? Macht es sich mit einem lauten »Paukenschlag« bemerkbar?
- Wie passt dein »Krankheits-Musikinstrument« zu den anderen? Findet es einen Platz im ganzen Orchester?

Erstelle dir eine eigene Partitur!
Du kannst deine Komposition auf ganz unterschiedliche Art und Weise aufmalen. Du musst keine Noten schreiben, denk dir einfach Zeichen aus oder male die Musik so auf, wie du es magst. Du bestimmst die Farben und wie du die Musik auf dem Blatt darstellst. Nimm dir z. B. ein großes, sehr breites Blatt Papier (oder gleich eine Papierrolle) und zeichne Linien übereinander. Für jedes Instrument, dass du dir ausgedacht hast, zeichnest du eine Linie über die ganze Breite des Blattes. Oder du verwendest die Partiturvorlage auf der nächsten Seite.
Dein Musikstück fängt bei deiner Geburt / bei deiner Einschulung / kurz bevor du von deiner Krankheit erfahren hast, an. Und es endet heute / mit dem Moment, als xy passiert ist. Du kannst dir wichtige Momente in deinem Leben in die Partitur als Querstrich einzeichnen, so wie Taktstriche in einer »echten« Partitur.

- Falls es in der Praxis Musikinstrumente gibt, könnt ihr damit experimentieren.
- Wer sich mit Kompositionsprogrammen auskennt, kann es auch damit probieren.

Partitur meines Lebens

Hier kannst du in echten Notenlinien eine »Partitur deines Lebens« notieren! Du musst keine Noten schreiben können. Es gibt viele Komponisten, die ihre Musik aufmalen, mit Zeichen oder Farben, und dabei keine einzige Note schreiben!

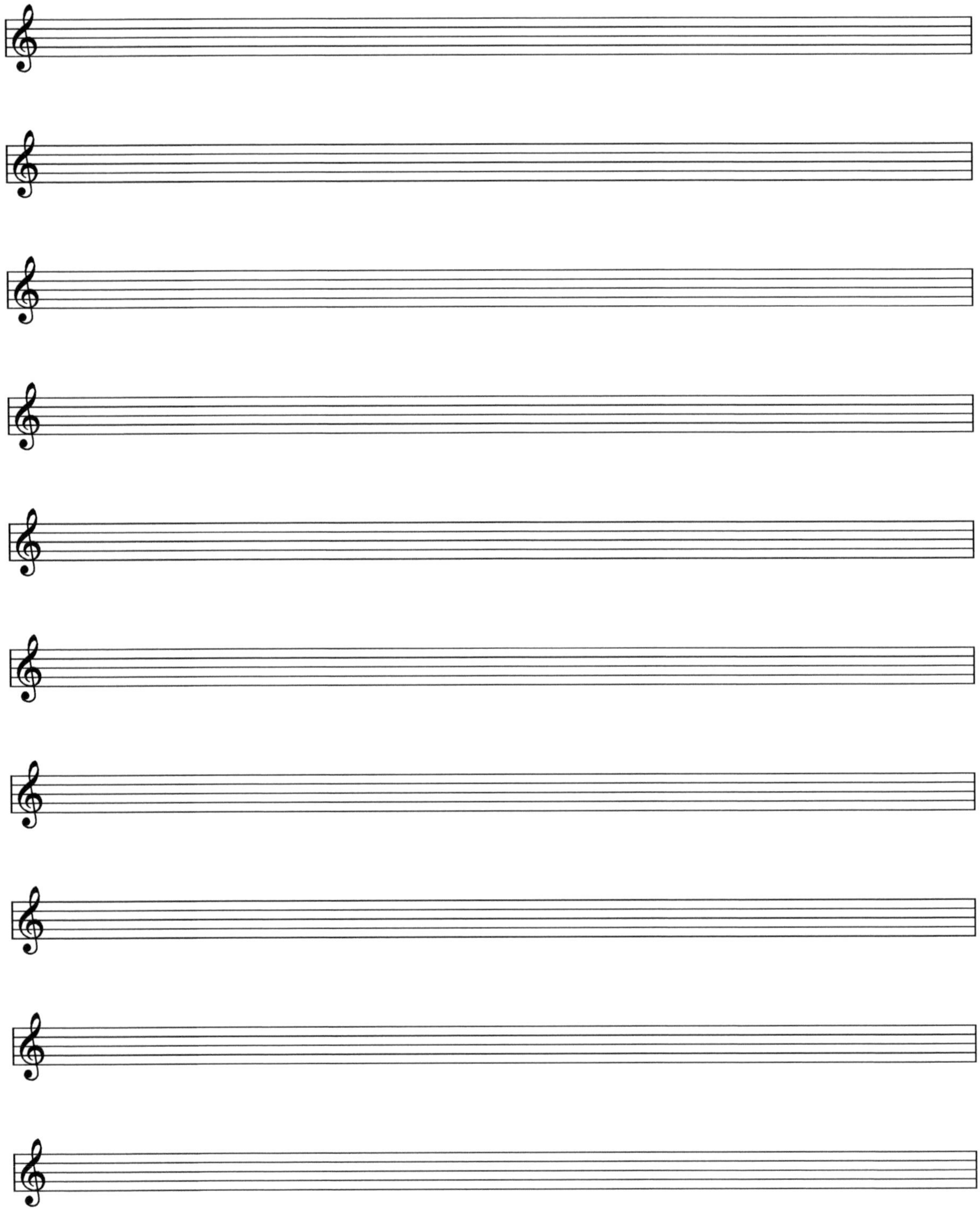

AB 32 • T

Ein Symbol für ...

Bei der Frage nach dem Erleben oder Gefühlen rund um die körperliche Erkrankung(en) fehlen vielen Kindern und Jugendlichen häufig die Worte, es fällt ihnen schwer, zu sagen oder zu beschreiben, wie es ihnen mit ihrer / ihren Erkrankung(en) geht. In solchen Fällen kann diese Übung sehr hilfreich sein. Sie kann auf unterschiedliche Weise und in unterschiedlichen Settings eingesetzt werden. Diese Übung hilft, weil die Patient:innen »etwas in der Hand haben«, der Fokus auf dem ausgewählten Gegenstand liegt, sie nicht direkt über sich selbst sprechen müssen.

Hier finden Sie unterschiedliche Vorgehensweisen zu der Übung:

- Sie können Ihren / Ihre Patient:in aus einem Fundus von Gegenständen einen auswählen lassen, der für das eigene Symptom / das eigene Gefühl usw. steht. Wählen Sie jeweils nach der Situation eine passende »Überschrift«. Der Gegenstandfundus kann beliebig sein, meist funktionieren unterschiedliche Alltagsgegenstände (z. B. verschiedene Figuren, leere Klopapierrolle, Haarspange, Radiergummi, Feder, Kastanie, Stein, Luftballon usw.) ganz gut.
- Im Gruppensetting können Sie analog vorgehen. Platzieren Sie vor Gruppenbeginn die Gegenstände in der Mitte des Stuhlkreises, um es noch spannender zu machen, können Sie auch ein Tuch über die Gegenstände legen und so die Gruppenteilnehmer:innen neugierig machen. Bitten Sie jedes Gruppenmitglied, einen für sie / ihn passenden Gegenstand auszuwählen, der gerade am besten zur eigenen Erkrankung passt. Anschließend können die Teilnehmenden ihren Gegensand vorstellen und etwas dazu sagen, warum sie genau diesen Gegenstand ausgewählt haben. Alternativ können sich die Teilnehmer:innen zunächst im Zweierkontakt gegenseitig ihre gewählten Gegenstände vorstellen lassen. Schauen Sie einfach, welche Variante am besten für Ihren Gruppenrahmen passt.
- Bitten Sie Ihre Patient:innen, einen für sie passenden Gegenstand für ihre Erkrankung(en) / Symptom(e) von zu Hause mitzubringen.
- Neben Alltagsgegenständen können Sie Dinge aus der Natur (z. B. Blatt, Baumrinde, Kastanie, Erde usw.) anbieten und auswählen lassen oder selbst in der Natur finden lassen.
- Sie können jeweils Erkrankung(en), das / die Symptom(e), das / die Gefühl(e) malen oder gestalten / basteln lassen oder ein oder mehrere Fotos machen lassen.
- Sie können diese Übung im Einzel- und Gruppensetting anwenden. Die Übung eignet sich ebenfalls sehr gut mit dem Familien- / Bezugssystem und / oder Geschwisterkindern.

Seien Sie kreativ und schauen Sie jeweils, welches Setting für Ihre Patient:innen gerade am besten passt.

4 Therapieplanung und Fallkonzeption

Bei der Therapieplanung für Patient:innen mit einer chronischen körperlichen Krankheit gibt es sowohl organisatorische als auch inhaltliche Aspekte zu bedenken.

Die Organisation der Psychotherapie muss häufig mit den medizinischen Erfordernissen der somatischen Krankheit in Einklang gebracht werden, z. B. müssen erforderliche Arztbesuche oder funktionelle Therapien eingehalten werden, sodass es nicht immer einfach ist, einen regelmäßigen Termin für die Psychotherapie zu finden. Krankheitsbedingte Klinikaufenthalte können zu längeren Unterbrechungen führen usw.

Für die inhaltliche Fallkonzeption sollten Sie genau überlegen, in welcher Weise die somatische Krankheit in das funktionale Bedingungsmodell der psychischen Symptome einbezogen wird.

In diesem Kapitel finden Sie Materialien, die Ihnen sowohl die organisatorische Therapieplanung als auch die Fallkonzeption erleichtern können.

Arbeits- und Informationsmaterial

INFO 10 Zeit-Kalkulation

Da bei der Behandlung von Patient:innen mit chronischen somatischen Erkrankungen häufiger planbare oder unerwartete Termine mit dem Therapieablauf kollidieren, soll Ihnen dieses Informationsblatt helfen, solche Unterbrechungen vorab zu erfragen und zu planen.

AB 33 Stundenprotokoll

Dieses Stundenprotokoll können Sie zur übersichtlichen Dokumentation und Beurteilung einer Therapiesitzung nutzen.

AB 34 Fallkonzeption unter Berücksichtigung der Krankheit

Wenn Sie die Behandlung planen bzw. die Therapieziele festlegen, sollten Sie gut abwägen, wie ausgeprägt die psychischen Symptome und die Belastungen und Anforderungen durch die körperliche Krankheit interagieren. Je geringer diese Interaktionen sind, desto stärker können Sie Ihre Therapieplanung an den allgemeinen störungsspezifischen Psychotherapieleitlinien orientieren. Anhand des Arbeitsblattes können Sie (auch unter Zuhilfenahme der aufgeführten Beispiele) Themen identifizieren, die Sie dann in die Fallkonzeption einbeziehen können.

INFO 11 Bericht an den / die Gutachter:in

Dieses Informationsmaterial soll Sie bei der Erstellung des Berichts an den / die Gutachter:in für eine:n Patient:in mit einer chronischen körperlichen Erkrankung unterstützen. Es bietet eine Übersicht der wichtigsten Punkte, eng orientiert am *Leitfaden zum Erstellen des Berichts an die Gutachterin oder den Gutachter (PTV 3)*. Das Material beinhaltet Informationen der Kassenärztlichen Bundesvereinigung (KBV) und Anregungen, worauf bei bestehender chronischer Erkrankung zu achten ist. Beispiele zu unterschiedlichen somatischen Erkrankungen sollen die Berichterstellung erleichtern.

INFO 12 Bedingungs-Puzzle

Hier werden Anregungen zur Erarbeitung des Bedingungsmodells in Form eines Puzzles gegeben.

AB 35 Ein Puzzle mit vielen Teilen

Nutzen Sie dieses Arbeitsblatt, um mit Patient:innen das Bedingungsmodell in Gestalt eines Puzzles kreativ zu gestalten.

INFO 10 • T

Zeit-Kalkulation

Da bei der Behandlung von Patient:innen mit chronischen somatischen Erkrankungen häufiger planbare oder unerwartete Termine mit dem Therapieablauf kollidieren, kann es sinnvoll sein, solche Unterbrechungen vorab zu erfragen und bestmöglich zu planen.

Sind kurzfristige Absagen wegen krankheitsbedingter Faktoren zu erwarten? (z. B. wegen eines epileptischen Anfalls, wegen einer akuten Migräne-Attacke, wegen einer PEM, wegen eines akut erforderlichen Arztbesuchs, o.Ä.)

Wenn ja:
- ▶ Können ggf. eine Video-Sitzung oder ein Bezugspersonengespräch als Ersatz für die Präsenzsitzung durchgeführt werden? (ggf. Kontingent für Bezugspersonenstunden erhöhen?)
- ▶ Soll trotzdem ein Ausfallhonorar vereinbart werden?
- ▶ Können kurzfristig Sprechstunden für wartende Familien angeboten werden? (Wartelistenmanagement?)

Sind mittelfristige längere Abwesenheiten zu erwarten? (z. B. Klinik- / Rehaaufenthalte)

Wenn ja:
- ▶ Können Therapieinhalte ungefähr auf diese längeren Pausen abgestimmt werden?
- ▶ Können Sprechstunden für wartende Familien in die Terminlücken gelegt werden? (Wartelistenmanagement?)
- ▶ Wie kann die Kooperation mit den Behandler:innen der Kliniken erfolgen? (Termine während der Klinikzeit zur Planung der weiteren Behandlung sind explizit vorgesehen im EBM)

Müssen eine kognitive Verlangsamung oder eingeschränkte psychophysische Belastbarkeit bei der Planung der Therapiesitzungen beachtet werden? (z. B. bei onkologischen Erkrankungen, Schmerzen)

Müssen ein höherer Zeitaufwand, Therapieunterbrechungen usw. bei der Beantragung von Sitzungskontingenten beachtet werden?

Wichtig

Eine chronische Fatigue und damit verbundene besondere Verlangsamung kann z. B. auch einen patientenindividuell begründeten höheren Steigerungsfaktor (bei Abrechnung nach GOP) begründen. Solche Steigerungssätze sind immer stundenindividuell zu begründen.

Stundenprotokoll

Bogen zur Beurteilung der heutigen Therapiesitzung

Name Patient:in: .... Datum: ....

Sitzungsinformationen

Sitzungsart

☐ Sprechstunde ☐ Probatorik ☐ KZT 1 ☐ KZT 2 ☐ LZT ☐ Verlängerung

☐ Rezidivprophylaxe ☐ Krisenintervention

☐ Präsenz ☐ Video-Sitzung ☐ Haus- oder anderer Besuch: ....

☐ Telefonkontakt mit: ....

Teilnehmer:innen

☐ Patient:in ☐ Bezugspersonen: ☐ Mutter ☐ Vater ☐ Schwester ☐ Bruder

☐ andere: ....

Besonderheiten

Letzte Sitzung (Nachbereitung / Reste / Umsetzung Absprachen / Hausaufgaben)

....

....

....

Heutige Sitzung (Was ist geplant, wie ist die Umsetzung, welche Methoden wurden eingesetzt, wie ist die therapeutische Beziehung, was ist sonst noch wichtig?)

....

....

....

Stundenprotokoll

Befinden Patient:in

Psychisch: ....

....

....

Verdacht auf Suizidalität? ☐ Nein ☐ Ja ☐ weitere Abklärung / Maßnahmen erforderlich?

Körperlich: ....

....

....

Neue Informationen (z. B. anamnestisch relevante Veränderungen der aktuellen Lebenssituation? Neue Hypothesen? Neue Informationen bezüglich der körperlichen Erkrankung[en]?)

....

....

....

Nächste Therapiesitzung (Absprachen, [Haus-]Aufgaben, Planung, Themen, Ideen, Methoden)

....

....

....

Weitere wichtige Aspekte:

....

....

....

Fallkonzeption unter Berücksichtigung der Krankheit

Wenn Sie die Behandlung planen bzw. die Therapieziele festlegen, sollten Sie gut abwägen, wie ausgeprägt die psychischen Symptome und die Belastungen und Anforderungen durch die körperliche Krankheit interagieren. Je geringer diese Interaktionen sind, desto stärker können Sie Ihre Therapieplanung an den allgemeinen störungsspezifischen Psychotherapieleitlinien orientieren. Anhand der folgenden Tabelle können Sie relevante Themen identifizieren, die Sie dann in die Fallkonzeption einbeziehen können.

Überlegen Sie in einem ersten Schritt, ob eine der folgenden Besonderheiten der Krankheit vorliegt, und kreisen Sie dann im zweiten Schritt diejenigen Therapiethemen ein, die sich aus der diagnostischen Phase bisher herauskristallisiert haben.

Liegt vor ✓	Besonderheit der Krankheit	Relevante Therapiethemen	Bei folgenden Krankheiten möglich
	Krankheitsverlauf mit mehr oder weniger unvorhersehbaren Schüben, Krisen	▶ Erleben von Kontrollverlust bei Schüben ▶ unvorhersehbare Zustände mit Todesangst (Angst vor der zu erwartenden Angst) ▶ Hyperarousal, Hochstressreaktionen ▶ Ohnmacht ▶ Wut ▶ massive Ablehnung der Krankheit	▶ Epilepsie ▶ Asthma bronchiale ▶ Diabetes Typ I ▶ Juvenile idiopathische Arthritis (JIA) ▶ Chronisch entzündliche Darmerkrankungen (CED) ▶ Juvenile Multiple Sklerose
	Unsicherheit bezüglich der individuellen Prognose	▶ ausgeprägte Angst, Verunsicherung ▶ psychovegetative Stressreaktionen ▶ Intrusionen, Alpträume ▶ Grübeln, Sinnfragen	▶ onkologische Erkrankungen ▶ Nierenerkrankungen ▶ Cystische Fibrose (CF)
	Weitere Behandlungen, Eingriffe, Operationen, Transplantationen o.Ä. sind in absehbarer Zeit erforderlich	▶ Zukunftsängste (z. B. Schule, Beruf, Lebensziele) ▶ Beziehungsgestaltung, -abbrüche bei längeren Klinikaufenthalten ▶ Vorbereitung auf Eingriff ▶ Behandlung von traumatisierenden Erfahrungen im Rahmen der Eingriffe	▶ angeborene Herzfehler ▶ CED ▶ Nierenerkrankungen ▶ onkologische Erkrankungen

Fallkonzeption unter Berücksichtigung der Krankheit

Liegt vor ✓	Besonderheit der Krankheit	Relevante Therapiethemen	Bei folgenden Krankheiten möglich
	Progredienter Krankheitsverlauf	▶ Zukunftsängste ▶ Verlusterfahrungen ▶ Überforderungsgefühl durch ständige Neuanpassung	▶ CF ▶ Nierenerkrankungen ▶ onkologische Erkrankungen
	Deutlich reduzierte Lebenserwartung, starke Krankheitsprogredienz trotz hoher Behandlungscompliance	▶ Hoffnungslosigkeit ▶ Zweifel ▶ eingeschränkte Motivation bis hin zur Behandlungsverweigerung	▶ CF ▶ Nierenerkrankungen ▶ onkologische Erkrankungen
	Erworbene Behinderungen, irreversible Schädigungen	▶ Trauer, Wut ▶ Abschied ▶ Akzeptanz ▶ Auseinandersetzung mit Körperbild, Selbstwert ▶ Auseinandersetzung mit Stigma, Mobbing ▶ Teilhabe ▶ Umorientierung ▶ Entwickeln neuer Pläne, Ziele, Perspektiven	▶ erworbene Blindheit ▶ erworbene Adipositas ▶ erworbene Paresen ▶ Fatigue (z. B. ME / CFS, Post-COVID, Long-COVID)
	Krankheit mit ZNS-Beteiligung	▶ Auseinandersetzung mit kognitiven Einschränkungen (z. B. Gedächtnisstörungen) ▶ Auseinandersetzen mit Verlust ▶ Umorientierung ▶ Stigma ▶ eingeschränkte (kognitive und emotionale) Regulationsfähigkeit ▶ eingeschränkte Ressourcen	▶ Meningitis, Enzephalitis ▶ Schädel Hirn Trauma ▶ Epilepsien ▶ Schlaganfälle ▶ Hirntumore

Fallkonzeption unter Berücksichtigung der Krankheit

Liegt vor ✓	Besonderheit der Krankheit	Relevante Therapiethemen	Bei folgenden Krankheiten möglich
	Schmerzen (krankheits- oder behandlungsbedingt)	▶ starkes individuelles Leiden ▶ sekundäre Depression, erlernte Hilflosigkeit ▶ Compliance-Probleme, wenn Schmerzen insbesondere Behandlungsbedingt sind (z. B. als Nebenwirkung einer Chemotherapie) ▶ starke Interaktion somatischer und psychischer Faktoren bei der Schmerzentstehung	▶ rheumatische Erkrankungen ▶ onkologische Erkrankungen ▶ Migräne / Kopfschmerzen
	Unerwünschte Nebenwirkungen der erforderlichen Behandlungen (sowohl auf psychische als auch auf somatische Befindlichkeit)	▶ Stimmungsschwankungen ▶ Wut ▶ Depressionen ▶ Beeinträchtigung des Körperschemas, des Selbstwertgefühls ▶ Beeinträchtigung der Behandlungscompliance	▶ alle medikamentös behandelten Krankheiten
	Sichtbarkeit der Krankheit	▶ Scham ▶ Ekel ▶ Stigmatisierung ▶ Beeinträchtigung des Selbstwertes ▶ soziale Ängste ▶ Rückzugsverhalten, Isolation	▶ Neurodermitis ▶ CED (Geruch) ▶ Adipositas ▶ sichtbare Operationsnarben ▶ Wachstumsstörungen ▶ Abhängigkeit von Mobilitätshilfen
	Unsichtbarkeit der Krankheit	▶ Gefühl der Geringschätzung, des Unverständnisses anderer ▶ Angst vor Kommunikation über Krankheit ▶ Gefühle von Einsamkeit ▶ Unsicherheit	▶ Diabetes Typ I ▶ einige Epilepsieformen ▶ Tinnitus ▶ Migräne

Fallkonzeption unter Berücksichtigung der Krankheit

Liegt vor ✓	Besonderheit der Krankheit	Relevante Therapiethemen	Bei folgenden Krankheiten möglich
	Fehlende Behandlungsmöglichkeiten	▶ Ohnmacht, Hilflosigkeit ▶ Kontrollverlust ▶ Fixierung auf unwahrscheinliche Hilfen, zwanghaftes Recherchieren ▶ Depression ▶ Risikoverhalten ▶ sozialer Rückzug	▶ viele seltene Erkrankungen ▶ Neurodegenerative Erkrankungen ▶ CF
	Ausbleibender Behandlungserfolg (ggf. trotz hoher Compliance)	▶ Ohnmacht, Wut ▶ unerwarteter Kontrollverlust ▶ nachlassende Compliance ▶ Erschöpfung ▶ Hoffnungslosigkeit, Suizidalität	▶ JIA ▶ onkologische Erkrankungen ▶ Epilepsien
	Verlauf der Krankheit hängt stark von Compliance ab	▶ Umgang mit der Verantwortungslast ▶ Konflikte zu Verantwortlichkeiten ▶ Probleme in der Verantwortungsübertragung durch Bezugspersonen ▶ Konflikte mit alterstypischen Entwicklungsaufgaben ▶ Risikoverhalten (z. B. Insulin-Purging bei Diabetes Typ I) ▶ Suizidalität beachten	▶ Diabetes Typ I ▶ Epilepsie ▶ Asthma bronchiale ▶ CF
	Eigene Notizen	▶ .... ▶ .... ▶	▶ .... ▶ .... ▶ ....

Bericht an den / die Gutachter:in

Bei der Erstellung des Berichts an den / die Gutachter:in für eine:n Patient:in mit einer chronischen körperlichen Erkrankung sind einige Punkte zu beachten. Hier ist eine Übersicht der wichtigsten Punkte, die sich am Leitfaden zum Erstellen des Berichts an die Gutachterin oder den Gutachter (PTV 3) orientiert. In der linken Spalte finden sich die Infos der Kassenärztlichen Bundesvereinigung (KBV) und daneben Infos, ob und wenn ja, worauf bei bestehender / n chronischer / n Erkrankung(en) zu achten ist, und mögliche Beispiele zu unterschiedlichen Patient:innen und unterschiedlichen somatischen Erkrankungen.

Bericht zum Erst- oder Umwandlungsantrag

Vorgaben der KBV (vgl. Muster PTV 3 (7.2020))	Bei vorliegender / n chronischer / n Erkrankung(en) beachten	Beispiel(e)
(1) Relevante soziodemografische Daten		
Angaben zur Lebenssituation, Kindergarten oder Schulart, ggf. Schulabschluss und Arbeitsstelle, Geschwisterzahl und -position, zum Alter und Beruf der Eltern und ggf. der primären Betreuungspersonen	Falls es hier durch die körperliche / n Erkrankung(en) relevante Infos gibt, dann dies einfügen.	Mutter nicht oder nur in Teilzeit berufstätig wegen der körperlichen Erkrankung der Tochter / des Sohnes
(2) Symptomatik und psychischer Befund		
Von Patient:in geschilderte Symptomatik mit Angaben zu Schwere und Verlauf; ggf. Angaben von Eltern / Bezugspersonen, ggf. Informationen aus der Schule	Hier kurz die körperliche Erkrankung und deren Auswirkung(en) / Zusammenhang auf die psychische Symptomatik erwähnen	Patient hat starke Ängste entwickelt aufgrund seiner z. T. lebensbedrohlichen Asthmaanfälle, wegen denen er auch schon mit dem Rettungswagen abgeholt werden musste.
Auffälligkeiten bei der Kontaktaufnahme, der Interaktion und bezüglich des Erscheinungsbildes	Falls es durch die chronische / n körperliche / n Erkrankung(en) entsprechende Auffälligkeiten bei der Kontaktaufnahme, der Interaktion oder bezüglich des Erscheinungsbildes gibt, diese erwähnen	Patientin hat einen auffälligen Ausschlag im Gesicht und kratzt sich auffallend häufig während des Gesprächs.

Bericht an den / die Gutachter:in

Vorgaben der KBV (vgl. Muster PTV 3 (7.2020))	Bei vorliegender / n chronischer / n Erkrankung(en) beachten	Beispiel(e)
Psychischer Befund	Vorgehen analog bekannter Befundsysteme (vgl. z. B. Döpfner et al. [2023]: *Psychopathologisches Befund-System für Kinder und Jugendliche (CASCAP-2)*). Wenn es einen Einfluss der chronischen körperlichen Erkrankung(en) gibt, diesen benennen.	… aufgrund der seitens der Bezugspersonen und behandelnden Ärzt:innen berichteten extrem starken Schwankungen des Blutzuckerspiegels, die von XY selbst herbeigeführt werden und schon zu akuten Blutzuckerkrisen geführt haben, ist auch von einer akuten Selbstgefährdung auszugehen.
Krankheitsverständnis der / des Patient:in; ggf. der relevanten Bezugspersonen	Hier ist ggf. das Krankheitsverständnis zur körperlichen Erkrankung der Patient:innen bzw. der Bezugspersonen wichtig, wenn sich dies auf die psychische Symptomatik auswirkt.	▶ Patient und Eltern erleben die chronische körperliche Erkrankung des Patienten als Strafe Gottes. ▶ Eltern haben das Gefühl, Schuld an der Erkrankung des Kindes zu sein.
Ergebnisse psychodiagnostischer Testverfahren	▶ Nutzen Sie neben üblichen psychodiagnostischen Testverfahren für die psychische Erkrankung spezifische Verfahren rund um die körperliche Erkrankung (vgl. **INFO 7** »Übersicht: Diagnostische Instrumente«), weitere Infos s. Kapitel 3 »Diagnostik«.	▶ Kind mit deutlicher Hyperaktivität gibt in einem Traumascreening Alpträume von einem Krankenhausaufenthalt an. ▶ Jugendliche mit einer Epilepsie hat Ausreißer im Untertest Kodieren im WISC-IV bedingt durch während der Testung auftretende Absencen.

Bericht an den / die Gutachter:in

Vorgaben der KBV (vgl. Muster PTV 3 (7.2020))	**Bei vorliegender / n chronischer / n Erkrankung(en) beachten**	**Beispiel(e)**
(3) Somatischer Befund / Konsiliarbericht		
Somatische Befunde (ggf. einschließlich Suchtmittelkonsum)	Hier sollten Sie die somatischen Erkrankungen Ihrer Patient:innen erwähnen. Verwenden Sie die medizinische Bezeichnung der Krankheit aus der ärztlichen Dokumentation, soweit Ihnen diese vorliegt, oder aus dem Bericht der / des Patient:in bzw. der Bezugspersonen. *Achtung:* Seien Sie immer vorsichtig bei der Übernahme von ICD-10-Codes aus der Dokumentation, da die Gefahr der Fehlertradierung besteht. Wenn Sie sich unsicher sind oder Ihnen die Information fehlt, verwenden Sie im Zweifelsfall die Kapitelüberschriften der ICD-10 zur Einordnung (z. B. E84 Mukoviszidose).	▶ Bekannte Colitis Ulcerosa seit dem 3. Lebensjahr, trotz medikamentöser Behandlung immer wieder stationäre Aufenthalte und Eingriffe erforderlich (vgl. beigefügten Entlassungsbrief des letzten Krankenhausaufenthaltes) ▶ Suchtanamnese unauffällig. Keine stationären / ambulanten psychiatrischen oder psychotherapeutischen Vorbehandlungen ▶ Medikamentöse Behandlung der Colitis Ulcerosa, keine weitere Medikation bekannt
ggf. aktuelle psychopharmakologische Medikation	Neben psychopharmakologischer Medikation auch somatische Medikation notieren, soweit diese bekannt ist. Es kann zu (starken) Nebenwirkungen kommen, die sich auch auf die Psyche auswirken können (direkt oder indirekt).	Patientin bekommt aktuell hochdosiert Cortison, was sich in Form einer massiven Gewichtszunahme auswirkt, wodurch es zu Hänseleien kommt. Außerdem wird ein deutlicher Stimmungseinbruch berichtet.
Psychotherapeutische, psychosomatische sowie kinder- und jugendpsychiatrische bzw. psychiatrische Vorbehandlungen (falls vorhanden, Berichte beifügen)	Geben Sie wie sonst auch begleitende psychiatrische Mitbehandler:innen an und fügen Sie mögliche Berichte in anonymisierter Form bei. Klinikberichte beifügen, in denen aktueller somatischer Zustand beschrieben wird.	Patientin befand sich gerade in stationärer somatischer Behandlung, es fand eine große Darm-OP statt, vor der die Patientin große Ängste hatte. Eine Folge des Eingriffs ist ein vorübergehender Stomabeutel, mit dem die Patientin große Probleme hat und der sehr schambesetzt ist.

Bericht an den / die Gutachter:in

Vorgaben der KBV (vgl. Muster PTV 3 (7.2020))	**Bei vorliegender / n chronischer / n Erkrankung(en) beachten**	**Beispiel(e)**
(4) Behandlungsrelevante Angaben zur Lebensgeschichte (ggf. auch zur Lebensgeschichte der Bezugspersonen), zur Krankheitsanamnese, zur Verhaltensanalyse (VT) bzw. zur Psychodynamik (TP, AP) bzw. zum Systemischen Erklärungsmodell (ST)		
Verhaltensanalyse (VT): funktionales Bedingungsmodell, prädisponierende, auslösende und aufrechterhaltende Bedingungen und kurze Beschreibung des übergeordneten Störungsmodells (Makroanalyse)	Beziehen Sie die somatische Erkrankung als einen möglichen Faktor in Ihrer Mikro- und Makroanalyse mit ein.	Beispiel eines SORCK-Modells einer Patientin s. Kasten unten.
(5) Diagnose zum Zeitpunkt der Antragsstellung		
ICD-10-Diagnose(n) mit Angabe der Diagnosesicherheit	**INFO 6** »Liste mit häufigen F-Diagnosen bei chronischer somatischer Krankheit«	Beispiele für Diagnosen nach MAS s. Beispielkasten unten.
Differenzialdiagnostische Angaben falls erforderlich	Hier ist es hilfreich, mögliche Zusammenhänge zwischen körperlicher und psychischer Erkrankung aufzuzeigen.	Differenzialdiagnostisch konnte eine Essstörung ausgeschlossen werden, da die Gewichtszunahme eindeutig auf die aktuell erforderliche Cortison-Einnahme zurückzuführen ist.
(6) Behandlungsplan und Prognose		
Beschreibung der konkreten, mit Patient:in reflektierten Therapieziele; ggf. auch Beschreibung der Ziele, die mit den Bezugspersonen vereinbart wurden	▶ Therapieziele unter Berücksichtigung und ggf. Einbezug der chronischen Erkrankung erstellen ▶ Berücksichtigung evtl. krankheitsbedingt erforderlicher Unterbrechungen durch z. B. Rehas, stationäre Aufenthalte, Schulungsmaßnahmen ▶ Vgl. **AB 34** »Fallkonzeption unter Berücksichtigung der Krankheit«	▶ Therapieziele für Patient: Reduktion der Spritzenphobie im Zusammenhang mit der Diabeteserkrankung des Patienten ▶ Therapieziele für die Bezugspersonen: Mit den Eltern des Patienten soll an deren Ängsten und daraus resultierendem überprotektivem Erziehungsverhalten gearbeitet werden.

Bericht an den / die Gutachter:in

Vorgaben der KBV (vgl. Muster PTV 3 (7.2020))	Bei vorliegender / n chronischer / n Erkrankung(en) beachten	Beispiel(e)
Individueller krankheitsbezogener Behandlungsplan, auch unter Berücksichtigung evtl. vorausgegangener ambulanter und stationärer Behandlungen sowie Angaben zu den im individuellen Fall geplanten Behandlungstechniken und -methoden; ggf. Angaben zur geplanten Einbeziehung der Bezugspersonen	▶ Erstellen Sie den Behandlungsplan unter Berücksichtigung der chronischen Erkrankung und beziehen Sie diese, wenn erforderlich, mit ein. ▶ Berücksichtigen Sie hierbei auch mögliche Auswirkungen der Erkrankung auf die Bezugspersonen und leiten hiervon abgeleitete individuelle Behandlungstechniken für die Bezugspersonen ab. ▶ Vgl. **AB 41** »Fallkonzeption unter Berücksichtigung der Krankheit«	▶ Mit Patientin soll an der Krankheitsakzeptanz gearbeitet werden, hierbei soll eine ausführliche Psychoedukation erfolgen, in Rücksprache mit dem Behandlerteam soll Patientin motiviert werden, an einer Krankheitsschulung teilzunehmen. ▶ Im Rahmen der Bezugspersonenstunden sollen die Eltern motiviert werden, sich einer Selbsthilfegruppe anzuschließen, um über den Austausch mit anderen betroffenen Eltern die eigenen Ängste zu relativieren.
Begründung des Settings (Einzel- / Gruppe oder Kombinationsbehandlung), auch Mehrpersonensetting (ST), Sitzungszahl sowie Behandlungsfrequenz	▶ Wenn Sie die Fachkunde zur Durchführung von Gruppenbehandlungen haben und dies bei Ihren Patient:innen sinnvoll ist, kann die Durchführung einer Gruppen- und / oder Kombinationsbehandlung durchaus sinnvoll sein.	▶ Im Rahmen des Gruppensettings soll Patientin Möglichkeit erhalten, sich mit ihrer chronischen somatischen Erkrankung vor anderen zu zeigen und an ihren Ängsten vor Abweisung zu arbeiten. Ein wichtiges Ziel: bessere Akzeptanz eigener Erkrankung und Abbau der in diesem Zusammenhang auftretenden großen Scham.
Kooperation mit anderen Berufsgruppen	Soweit die chronische somatische Erkrankung der / des Patient:in eine Kooperation mit anderen Berufsgruppen erforderlich macht, erwähnen Sie dies.	▶ Zusammenarbeit / Austausch mit der behandelnden Nephrologin in der Ambulanz der Kinderklinik ▶ Rücksprache / Zusammenarbeit mit der Schule wegen Ausgrenzen / Hänseln durch die Mitschüler:innen, ggf. Einbezug Schulsozialarbeit

Bericht an den / die Gutachter:in

Vorgaben der KBV (vgl. Muster PTV 3 (7.2020))	Bei vorliegender / n chronischer / n Erkrankung(en) beachten	Beispiel(e)
		▶ Information der Lehrer:innen über die Erkrankung ▶ Hilfestellung bei der Beantragung eines Nachteilsausgleichs aufgrund der Erkrankung
Prognose unter Berücksichtigung von Motivation, Umstellungsfähigkeit, inneren und äußeren Veränderungshindernissen; ggf. auch bezüglich der Bezugspersonen	Erwähnen Sie, soweit dies der Fall ist, auch hier die chronische somatische Erkrankung und mögliche Auswirkungen auf die Prognose.	▶ Patient geht es aktuell aufgrund seiner Epilepsie sehr schlecht, was sich aktuell auch massiv auf seine Motivation auswirkt, weil er den Ärzt:innen nicht traut, weil bisher kein Medikament richtig anschlägt und er denkt, dass das »eh alles keinen Sinn« hat.
(7) Zusätzlich erforderliche Angaben bei einem Umwandlungsantrag		
Bisheriger Behandlungsverlauf, Veränderung der Symptomatik und Ergebnis in Bezug auf die Erreichung bzw. Nichterreichung der Therapieziele; ggf. auch bezüglich der begleitenden Arbeit mit den Bezugspersonen	▶ Falls die chronische Erkrankung eine Rolle im bisherigen Behandlungsverlauf spielt und / oder Auswirkungen auf die Erreichung bzw. Nichterreichung der Therapieziele hat, dann erwähnen Sie dies. ▶ Gleiches gilt für die Arbeit mit den Bezugspersonen.	▶ Patient musste aufgrund eines Rezidivs seiner Tumorerkrankung für mehrere Monate (von … bis …) ins Krankenhaus, weshalb die Behandlung unterbrochen werden musste. Nach Entlassung soll nun mit dem Patienten weitergearbeitet werden. ▶ Das Rezidiv hat bei der Mutter zu einem extremen Stimmungseinbruch und massiven Schuldgefühlen geführt, sodass in den Bezugspersonenstunden aktuell am Motivationsaufbau für eine eigene therapeutische und ggf. psychiatrische Begleitung bei der Mutter gearbeitet werden soll.

Bericht an den / die Gutachter:in

Vorgaben der KBV (vgl. Muster PTV 3 (7.2020))	Bei vorliegender / n chronischer / n Erkrankung(en) beachten	Beispiel(e)
Begründung der Notwendigkeit der Umwandlung der Kurzzeittherapie in eine Langzeittherapie	Wenn die chronische somatische Erkrankung hier im Zusammenhang steht, diese erwähnen.	▶ Aufgrund der massiven Verschlechterung des körperlichen Zustandes der Patientin und der dadurch bedingten Verschlechterung der depressiven Symptomatik ist eine weitere Behandlung erforderlich. ▶ Der Patient berichtete im Verlauf der KZT von traumatisierenden Erlebnissen im Zusammenhang mit medizinisch erforderlichen Maßnahmen aufgrund der körperlichen Erkrankung (z. B.: Er sei während eines operativen Eingriffs zu früh aus der Narkose erwacht) und von Flashbacks hierzu, sodass eine traumatherapeutische Behandlung erforderlich ist, die einen größeren Stundenumfang erfordert als ursprünglich geplant. Darüber hinaus steht eine weitere OP an, vor der der Patient große Ängste äußert.
Weitere Ergebnisse psychodiagnostischer Testverfahren	Wenn die chronische somatische Erkrankung hier im Zusammenhang steht, diese erwähnen.	Hier könnte die traumatherapeutische Diagnostik erwähnt werden, passend zu der in der vorherigen Zeile beschrieben Symptomatik.
Bericht zum Fortführungsantrag (bei mehreren Berichten zu Fortführungsanträgen sind die Berichte entsprechend fortlaufend zu nummerieren)		
Falls ein Fortführungsantrag erforderlich sein sollte, verfahren Sie analog wie im Fortführungsantrag beschrieben und erwähnen Sie ggf. Zusammenhänge zur chronischen somatischen Erkrankung so dies erforderlich sein sollte.		

Bericht an den / die Gutachter:in

Beispiel • SORCK-Modell

S	XY chattet mit Z und sagt die geplante Verabredung ab, weil es ihr körperlich nicht gut geht.
O	rheumatische Erkrankung, negatives Selbstbild
$R_{kognitiv}$	»Z findet mich bestimmt doof und kündigt mir bald die Freundschaft, weil ich immer absagen muss«, »Ich bin nicht normal«, »Alles nur wegen dieser blöden Krankheit!«
$R_{emotional}$	Trauer, Wut, Angst
$R_{physiologisch}$	Anspannung, Zunahme der Gelenkschmerzen
$R_{motorisch}$	Weinen, Schimpfen
$C+_{kurzfristig}$	getröstet werden durch Familienmitglieder
~~C–~~$_{kurzfristig}$	Erleichterung, weil XY nicht zu der für sie unangenehmen Verabredung muss
$C-_{langfristig}$	sich einsam fühlen
$C-_{langfristig}$	sich (und der Krankheit) die Schuld zuweisen (»Keiner will mit mir befreundet sein, weil ich krank bin!«)
$C-_{langfristig}$	sich unter Druck setzen (»Diese ollen Schmerzen müssen weg«)
$C-_{langfristig}$	Zunahme psychischer Probleme in der Krankheitsverarbeitung und Bewältigung
K	intermittierend, Trost durch Mutter, aber z. T. auch negative Reaktionen (Bruder: »Stell dich nicht so an, du hast auch noch andere Freunde«, Vater: »Nimm deine Medikamente anständig, mach deine Übungen und halte dich an das, was Dr. Peitz gesagt hat!«)

Diagnosen nach ICD-10 MAS

Achse I: F43.2G Anpassungsstörung; F40.1G Soziale Phobie
Achse II: keine umschriebenen Entwicklungsrückstände bekannt
Achse III: durchschnittliches Intelligenzniveau (s. Testbefunde)
Achse IV: Colitis Ulcerosa (K51), keine weiteren körperlichen Erkrankungen bekannt
Achse V: keine assoziierten aktuellen abnormen psychosozialen Umstände (0.0)
Achse VI: mäßige soziale Beeinträchtigung (3)

INFO 12 • T

Bedingungs-Puzzle

Die vielfältigen Bedingungen für ein Problem, eine bestimmte Situation, lassen sich gut anhand eines Puzzles veranschaulichen.

Nutzen Sie die Blankovorlage von **AB 35** »Ein Puzzle mit vielen Teilen« oder ein Blanko-Papp-Puzzle (erhältlich z. B. im Fachhandel für Bastelbedarf).

Überlegen Sie mit Ihrem / Ihrer Patient:in, welche Faktoren zur Problementstehung oder zur aktuellen Situation beigetragen haben. Sammeln Sie diese am besten kurz stichpunktartig auf einem Blatt.

Wenn unterschiedliche Bedingungsfaktoren zusammengekommen sind (mind. 3 bis 4), beginnen Sie, das Puzzle zu gestalten.

Lassen Sie dem / der Patient:in hierbei ausreichend Freiraum, es gibt kein »Richtig« oder »Falsch«.

Mögliche Anregungen:

- Das Problem / die aktuelle Situation in die Mitte des Puzzles malen, schreiben, kleben (es können dafür auch mehrere Teile verwendet werden).
- Lassen Sie die »Bedingungsteile« anordnen und hinterfragen Sie jeweils:
  - Hat dies sehr stark dazu beigetragen? (ggf. skalieren lassen)
  - Hat dies mit anderen Sachen zusammen dazu beigetragen? (ggf. mit anderen Bedingungs-Teilen zusammen anordnen)

Tipp

Anhand des Bedingungs-Puzzles lässt sich auch im Sinne einer Psychoedukation das bio-psycho-soziale Modell gut erarbeiten. Gruppieren Sie hierzu die einzelnen Bedingungsteile gemeinsam nach biologischen, psychischen und sozialen Aspekten. Sie können auch für jede Dimension eine Farbe auswählen und den Hintergrund entsprechend farbig gestalten. Meist ergibt sich ein buntes Puzzle, das auch sehr gut veranschaulicht, wie die verschiedenen Aspekte ineinander »verwoben« sind und zusammen zur aktuellen Situation / zum Problem beitragen.

Ein Puzzle mit vielen Teilen

Meistens gibt es sehr viele ganz unterschiedliche Gründe für eine Situation, ein Problem oder auch eine Krankheit. Mithilfe dieses Puzzles kannst du dir dein ganz persönliches »Erklärungs-Puzzle« erstellen. Du kannst dazu auf jedes Puzzleteil etwas schreiben, malen, aufkleben, das zu deinem eigenen Puzzle gehört. Wenn du magst, kannst du auch zuerst ein Bild über die gesamte Puzzle-Fläche malen und hinterher auf jedes Teil etwas schreiben oder ein Zeichen malen.

Klebe dein Werk nun auf ein Stück festeren Karton und schneide dann die einzelnen Puzzleteile aus, wie bei einem richtigen Puzzle. Mal schauen, ob du es wieder zusammensetzen kannst!

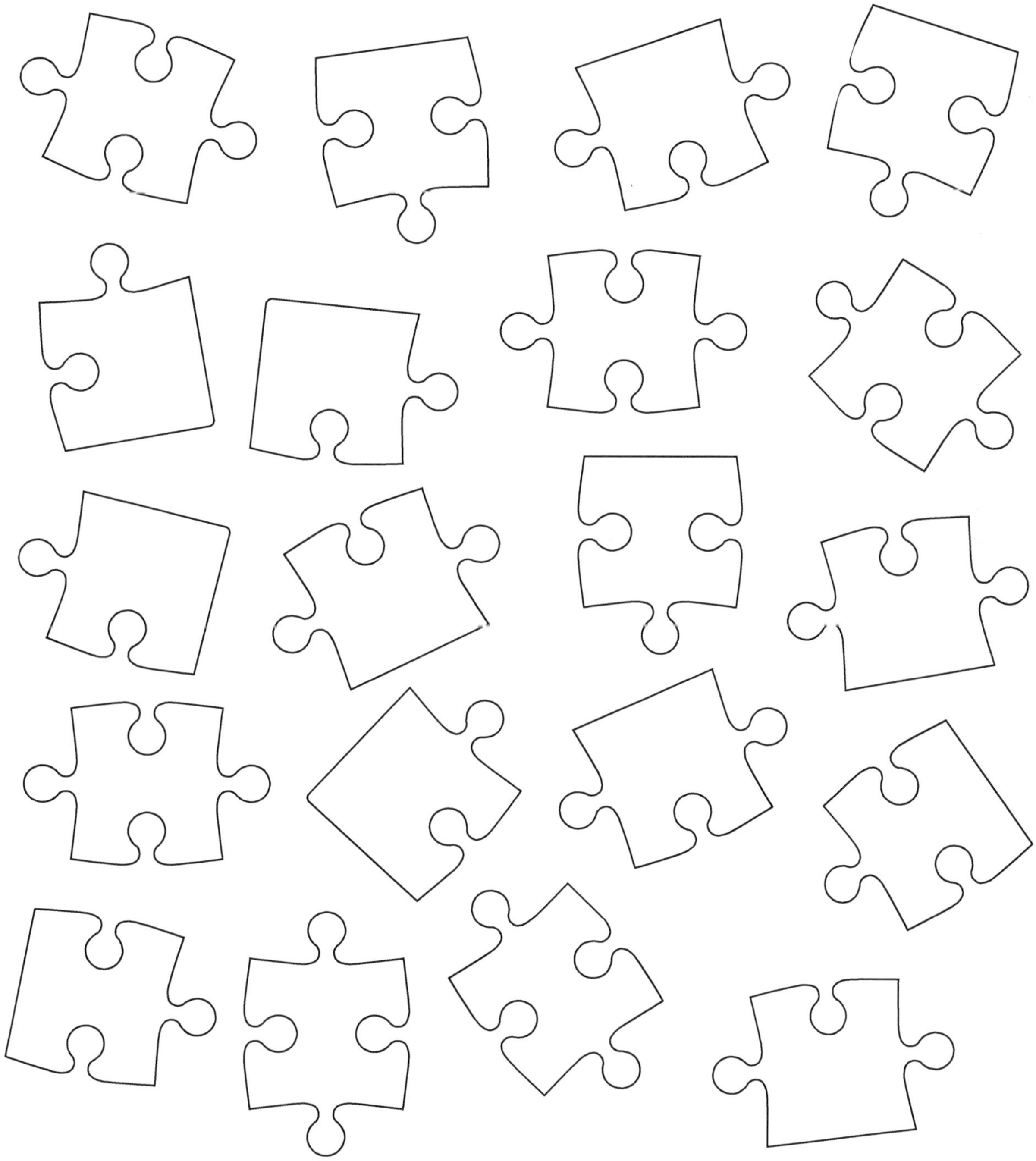

5 Basis-Interventionen

Psychoedukation

Eine der häufigsten Interventionen in der Psychotherapie bei chronisch körperlich kranken Patient:innen besteht in der umfangreichen Psychoedukation zum Zusammenspiel körperlicher und psychischer Faktoren. Ein bio-psycho-soziales Modell für die Symptome ist zwar prinzipiell auch in der somatischen Medizin inzwischen Standard, allerdings wird im Behandlungsalltag häufig immer noch die somatische Komponente überbetont und eine sehr eindimensionale Erklärung von Symptomen gegeben. Im Sinne von Basisinterventionen bekommen Sie deshalb im Folgenden einige Materialien zur Verfügung gestellt, mit denen Sie das bio-psycho-soziale Modell mit Ihren Patient:innen erarbeiten können.

Hilfreiche Materialien für eine effektive Psychoedukation

Kommunikationsoptimierer. Wie Sie wissen, verbessert sich die Kommunikation zwischen Patient:innen, den Familienmitgliedern und dem pädagogischen und / oder beruflichen Umfeld häufig bereits durch eine umfassende und für alle Seiten verständliche Psychoedukation. Beziehen Sie die Bezugspersonen und falls erforderlich auch das pädagogische Umfeld in die Psychoedukation mit ein, wenn Sie im Rahmen der Exploration erkennen, dass das Wissen lückenhaft ist oder es deutliche Unsicherheiten oder sogar Ängste im Umgang mit der Krankheit des / der Patient:in gibt. Erfragen Sie nicht nur das Wissen bezüglich der psychischen Symptomatik, sondern auch bezüglich der chronischen körperlichen Erkrankung(en).

Vielfältige und umfängliche Informationen rund um die jeweilige chronische / n Erkrankung(en) des / der Patient:in haben diese häufig bereits selbst über das behandelnde somatische Team erhalten. Falls es hier Informationslücken geben sollte, hilft in der Regel eine Rücksprache mit den ärztlichen oder anderen Behandler:innen oder über die in **INFO 17** »Elternverbände und Selbsthilfegruppen« aufgelisteten Selbsthilfegruppen. Teilweise gibt es seitens der Selbsthilfegruppen auch spezielle Kurzinformationsblätter / -broschüren für Kita, Schule, Ausbildungs- / Arbeitsstelle, die Patient:innen und / oder die Bezugspersonen beispielsweise an die Schule weiterreichen können.

Einsatz von Bilder- / Kinderbüchern. Bewährt hat sich bei Kindern und Jugendlichen der Einsatz von Bilder- und Kinderbüchern. Diese bieten sich als einfacher und leichter Einstieg in die Psychoedukation geradezu an. Erfreulicherweise gibt es inzwischen eine relativ große Auswahl auch zu chronischen somatischen Erkrankungen. Auf der Internetseite einer der Autorinnen finden Sie eine Liste mit zahlreichen Hinweisen zu Kinder- / Bilderbüchern, die nach einzelnen chronischen körperlichen Erkrankungsbildern sortiert sind:
https://melanie-graesser.de/die-wohl-beste-literaturliste-fuer-die-arbeit-mit-kindern-und-jugendlichen/ [09.05.2024]

Darüber hinaus finden Sie in der Liste auch zahlreiche Literaturhinweise rund um die Themen:

- Krankenhausbehandlung, Operation, Spritzen, Impfung usw.
- rund um den Darm / Essen / Verdauung / Stuhlgang
- körperliche Beeinträchtigungen / Körperbild / Übergewicht
- Trauma / Traumafolgen
- rund um unterschiedliche Gefühle
- rund um das Thema ›Sich anders fühlen‹

- Da Ihr:e Patient:in auch ein Geschwisterkind eines chronisch kranken Kindes / Jugendlichen sein kann oder Sie dem Geschwisterkind Ihres / Ihrer Patient:in Hilfestellung geben wollen, finden Sie in der Literaturliste ebenfalls Literaturhinweise passend für Geschwisterkinder chronisch körperlich kranker Kinder.

Einsatz von Erklär-Filmen / -Videos. In **INFO 18** »Filme / Videos rund um körperliche Erkrankungen« findet sich eine umfangreiche Liste mit Hinweisen zu Filmen und Videos rund um chronische Erkrankungen und häufig damit assoziierte Themen. Oft ist das Zeigen eines kleinen Films / Videos ein guter Einstieg für die Psychoedukation, probieren Sie es einfach mal aus.

Therapeutische Spiele. Kinder und Jugendliche spielen meist gerne, dieser Effekt kann beim Einsatz therapeutischer Spiele / Materialien zur Psychoedukation oder weiteren therapeutischen Arbeit genutzt werden. Therapeutische Spiele bieten eine Vielzahl von Einsatzmöglichkeiten, ob als Eisbrecher, als Belohnung oder als gemeinsames Spiel mit den Bezugspersonen oder auch Betroffenengruppen. Diese beiden Spiele lassen sich sehr gut in der Arbeit mit Kindern und Jugendlichen mit einer chronischen körperlichen Erkrankung einsetzen:

- *Das bin ich – Die Körper-Rallye* (Gräßer et al., 2021) bietet gute Einstiegsmöglichkeiten in die Psychoedukation zum Zusammenhang zwischen Körper, Gedanken, Gefühlen und Verhalten. Dabei können die Spielregeln an den Entwicklungsstand des Kindes angepasst werden. Die Materialien des Spiels können losgelöst vom Spiel eingesetzt werden, egal ob Spielplan oder Fragekarten.
- Beim *KinderKlinikKarten-Memospiel* (Schepper & Gerstner, o. J.) handelt es sich um ein Memospiel, mit Motiven rund um das Thema Krankheit, Krankenhaus, Behandlung usw., das sich hervorragend als Einstieg in die Thematik eignet bzw. den Zugang dazu erleichtert.

Schmerzen. Ein weiteres häufiges Thema im Kontext körperlicher Erkrankungen sind Schmerzen. Diese können unmittelbar mit der Krankheit zusammenhängen (z. B. bei Migräne, juveniler idiopathischer Arthritis, chronisch entzündliche Darmerkrankungen usw.), jedoch sind sie nicht selten auch durch die erforderlichen Behandlungen bedingt (z. B. extreme Schmerzen bei manchen Chemotherapien). Zu den Basisinterventionen gehören neben der Exploration deshalb auch Psychoedukationsmaterialien zum Teufelskreis der Schmerzen. Deshalb sollten Fragen zum Themenkomplex Schmerz auch in regelmäßigen Abständen wieder aufgegriffen werden.

Das Risiko für eine chronifizierte Schmerzproblematik ist gerade in dieser Gruppe hoch. Deshalb sollte eine Psychoedukation zum Teufelskreis von Schmerzen frühzeitig erfolgen und Basisinterventionen zu einem funktionalen Umgang mit Schmerzen zum Einsatz kommen.

Tipp

Literatur und weiterführende Materialien zum Thema Schmerz finden sich hier:

- Deutsches Kinderschmerzzentrum https://www.deutsches-kinderschmerzzentrum.de
- Dobe, M. & Zernikow, B. (2019). Therapie von Schmerzstörungen im Kindes- und Jugendalter: Ein Manual für Psychotherapeuten, Ärzte und Pflegepersonal (2. Aufl.). Heidelberg: Springer.
- Dobe, M. & Zernikow, B. (2019). Rote Karte für den Schmerz. Heidelberg: Carl-Auer.
- Video: Den Schmerz verstehen – und was zu tun ist in 10 Minuten! / Funktionelle Bauchschmerzen – was wichtig ist in weniger als 10 Minuten. https://www.youtube.com/@deutscheskinderschmerzzent1105 [10.05.2024]

Ressourcenarbeit und Aktivierung. Ressourcenarbeit und Aktivierung gehören zu den wichtigsten Basisinterventionen. Die wichtigsten Materialien, die sich bei Kindern und Jugendlichen mit chronischen Krankheiten besonders eignen, finden Sie ebenfalls in diesem Kapitel.

Arbeits- und Informationsmaterial

AB 36 Teufelskreis der Schmerzen
Auf diesem Arbeitsblatt ist der Teufelskreis der Schmerzen in einfachen Worten zusammengefasst. Nutzen Sie das Arbeitsblatt zur Psychoedukation und zum Erarbeiten von Strategien im Umgang mit Schmerzen, zusammen mit **AB 37** »Meine Tricks, um das Schmerztor zu schließen«.

AB 37 Meine Tricks, um das Schmerztor zu schließen
Auf diesem Arbeitsblatt können Patient:innen Strategien zur Aufmerksamkeitsverlagerung bzw. Ablenkung bei Schmerzen erarbeiten und kreativ gestalten.

INFO 13 Das bio-psycho-soziale Modell
Gerade bei Patient:innen mit chronischen körperlichen Krankheiten und psychischen Symptomen ist es wichtig, ein gemeinsames bio-psycho-soziales Modell zu erarbeiten. Dieses Informationsblatt illustriert mögliche Vorgehensweisen zum Erarbeiten eines bio-psycho-sozialen Modells auch unter Zuhilfenahme von Erklär-Videos.

INFO 14 Das bio-psycho-soziale Modell oder Drei Denkfallen
Nutzen Sie dieses Informationsblatt, um mit Patient:innen mögliche Denkfallen bei der Bewertung biologischer, psychischer bzw. sozialer Faktoren für die Symptomentstehung zu erarbeiten.

AB 38 Das bio-psycho-soziale Modell meiner Symptome
Mithilfe dieses Arbeitsblattes lässt sich ein individuelles bio-psycho-soziales Modell der Symptome erarbeiten.

AB 39 Das bio-psycho-soziale Modell in meinem Umfeld
Mithilfe dieses Arbeitsblattes können Sie erarbeiten, wie Personen aus dem Umfeld die Symptomentstehung erklären. Nutzen Sie das Arbeitsblatt, um Widersprüche, Vorbilder, Modelle bzw. Ambivalenzen hinsichtlich der Erklärung der Symptomentstehung zu erarbeiten.

INFO 15 Chronische Krankheit in den sozialen Medien
Soziale Medien spielen eine wichtige Rolle im Alltag von jungen Menschen. Hier finden Sie Hinweise zu Vor- und Nachteilen mit Hinblick auf soziale Medien rund um das Thema chronische körperliche Krankheit.

AB 40 Die / Der hat auch …
Das Arbeitsblatt listet eine Reihe von Stars aus verschiedenen Bereichen, die eine chronische körperliche Krankheit haben. Nutzen Sie dieses Arbeitsblatt z. B. im Rahmen einer ressourcen-orientierten Einheit oder im Kontext der Arbeit am Selbstbild / Selbstwert.

AB 41 Meine Krankheit in Kunst, Musik, Film, Politik
Dieses Arbeitsblatt soll dazu anregen herauszufinden, wie die eigene Krankheit in Bildender Kunst, Musik, Film, Sozialen Medien etc. dargestellt wird. Sie können das Arbeitsblatt z. B. im Kontext der Arbeit an einer Sonderrolle, im Umgang mit Selbstwertproblemen oder auch mit Hinblick auf Zukunftswünsche einsetzen.

INFO 16 Kreative Materialien in der Therapie chronisch kranker Patient:innen
Das Informationsmaterial stellt kreative Vorgehenswiesen zu den Themenbereichen »Sich anders fühlen«, »Förderung der Krankheitsakzeptanz«, »Gruppen, Schulklassen« bzw. »Nonverbale Methoden« zusammen.

INFO 17 Elternverbände und Selbsthilfegruppen
Das Informationsblatt bietet eine Übersicht der Elternverbände und Selbsthilfegruppen zu den häufigsten chronischen Erkrankungen sowie zu seltenen chronischen Erkrankungen.

INFO 18 Filme/Videos rund um körperliche Erkrankungen
Dieses Informationsmaterial listet Film- und Videomaterialien zu unterschiedlichen chronischen Erkrankungen oder übergreifenden Themen auf, die in der Psychotherapie von Kindern und Jugendlichen mit einer chronischen körperlichen Erkrankung vielfältig eingesetzt werden können.

INFO 19 Übersicht krankheitsspezifischer und -übergreifender Apps
In diesem Informationsblatt finden Sie eine Liste mit Apps (keine DiGAs), die sich in der Arbeit mit Kindern und Jugendlichen mit einer chronischen somatischen Erkrankung bewährt haben.

INFO 20 Schulungsprogramme für Patient:innen
Patient:innen mit einer chronischen somatischen Erkrankung nehmen häufig an Schulungen bzw. Psychoedukationsprogrammen teil, die speziell für das jeweilige Krankheitsbild konzipiert wurden. In diesem Informationsmaterial finden Sie eine Übersicht von krankheitsspezifischen und -übergreifenden Programmen. Sie können diese nutzen, um sich noch genauer über das jeweilige Krankheitsbild zu informieren oder um geeignete Teile aus solchen Programmen auch in Ihrer therapeutischen Arbeit aufzugreifen.

Teufelskreis der Schmerzen

Kennst du das?

Manchmal entdeckt man abends beim Ausziehen einen blauen Fleck am Körper und weiß beim besten Willen nicht, wann man sich so gestoßen hat. Das muss doch wehgetan haben? Aber offensichtlich warst du mit etwas anderem beschäftigt, was deine Aufmerksamkeit voll benötigt hat. Und dadurch konnte der Schmerzreiz (»Aua, du bist gerade voll gegen den Tisch gestoßen«) nicht durchdringen. Das Schmerztor – also deine Aufmerksamkeit für Schmerzreize – war fest geschlossen.

Was passiert, wenn das Schmerztor aufgeht? Dann merkst du den Schmerz! Er kommt in dein Bewusstsein! Und ganz klar, dann kommt nicht nur das blöde Gefühl »Aua«, sondern bestimmt auch gleich eine Reihe von blöden »schwarzen« Gedanken: »O wie blöd, hoffentlich geht das schnell wieder weg«, »Hoffentlich hab ich mir nix gebrochen!«, »Hilfe, das tut ganz schlimm weh, das kann ich kaum aushalten!«. Und so weiter. Stressige »schwarze« Gedanken machen dir meist sogar noch mehr unangenehme Gefühle. Du fühlst dich vielleicht schwach, hilflos, sauer, ängstlich und so weiter … Wenn du so viele »schwarze« Gedanken und Stressgefühle hast, reagiert dein Körper mit seinen »normalen« Mitteln, das heißt, er schüttet eine Menge von Stresshormonen aus. Das führt dazu, dass du ganz besonders empfindlich wirst, denn die Stresshormone wollen eigentlich helfen, jede weitere Gefahr zu vermeiden …

Aber: Wenn man superempfindlich ist und sich zugleich noch ziemlich gestresst fühlt, merkt man eben auch jeden kleinen Reiz doppelt so stark (mindestens). Also auch jeden Schmerzreiz.

Damit ist der **Teufelskreis der Schmerzen** geschlossen. Du merkst den Schmerz jetzt noch mehr, damit kommen die nächsten »schwarzen« Gedanken und Gefühle, dein Körper schüttet weiter Stresshormone aus und du wirst noch empfindlicher.

Kennst du so etwas? Was sind deine »schwarzen« Gedanken? Trage sie hier ein:

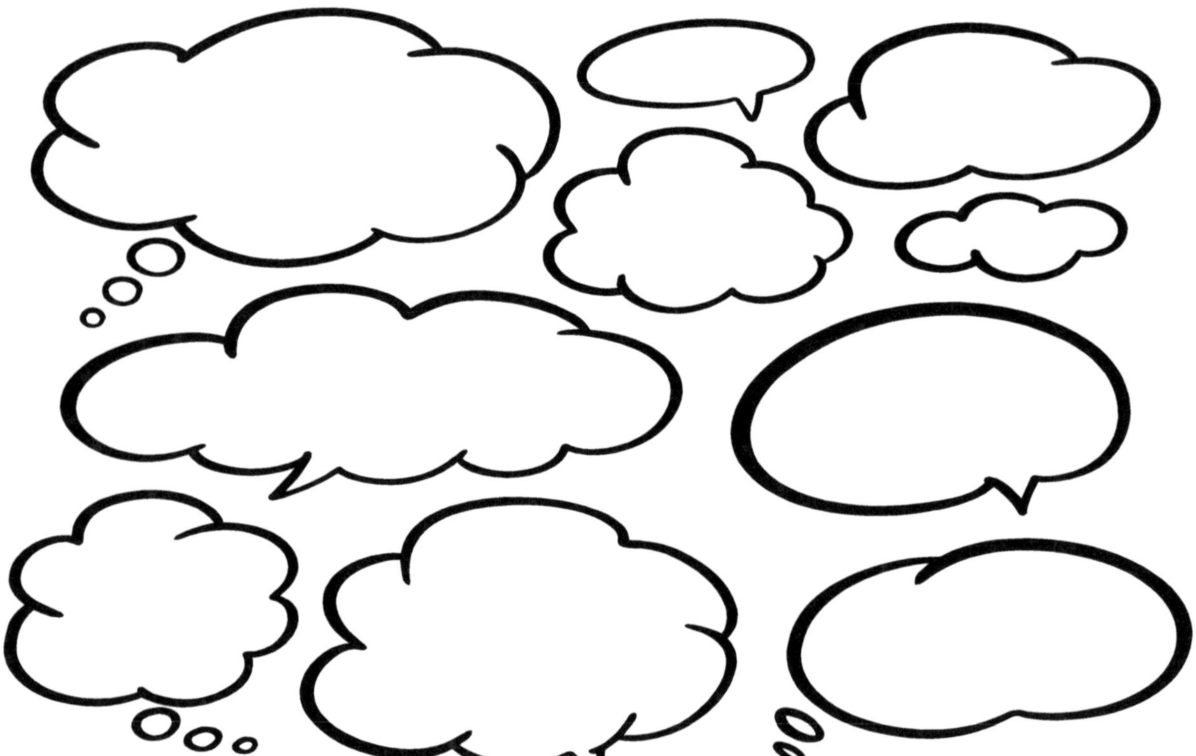

Teufelskreis der Schmerzen

Was kannst du dann tun?

Dir ist bestimmt klar geworden, dass das Schmerztor eine wichtige Rolle spielt. Wenn du deine Aufmerksamkeit weglenken kannst von deinen Schmerzen, hin auf etwas anderes, dann kommt dein Schmerzgefühl nicht mehr (so stark) in dein Bewusstsein. Manchmal bleibt es ganz »draußen«, manchmal schafft man es damit, das Schmerzgefühl wenigstens deutlich abzuschwächen.

Teufelskreis der Schmerzen

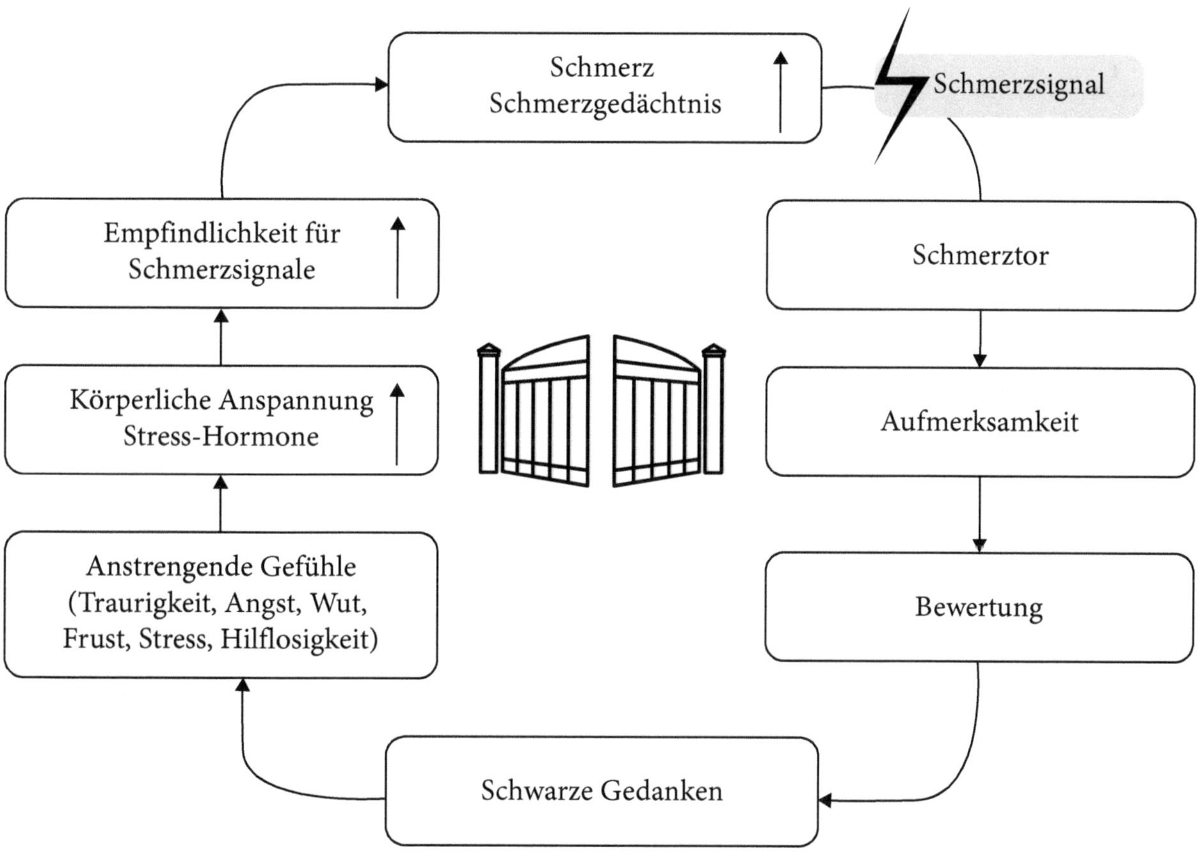

Meine Tricks, um das Schmerztor zu schließen

Jetzt weißt du, wie das mit dem Teufelskreis der Schmerzen und mit dem Schmerztor funktioniert. Aber wie kannst du dein Schmerztor geschlossen halten? Oder gleich wieder schließen, falls es einmal aufgehen sollte? Was fällt dir ein? Es ist ganz gut, wenn du mehrere verschiedene Strategien kennst. Und wichtig: Übe deine Tricks ganz bewusst auch in Zeiten, in denen du gar keine Schmerzen hast! Es kann auch hilfreich sein, wenn deine Eltern oder andere wissen, welche Tricks du gerne nutzt oder was bei dir gut funktioniert, vielleicht gibt es auch Ideen, die ihr zusammen machen könnt? Hier ein paar Vorschläge für dich:

- Ablenkungs-ABC
- 5-4-3-2-1-Übung
- Gegenreize setzen (z. B. Eiswürfel, was Scharfes riechen oder lutschen, laut Musik hören, usw.)
- Telefonieren
- Dich mit jemandem über ein spannendes Thema unterhalten
- Malen
- Lesen
- und vieles mehr

Hier kannst du sammeln, was dir alles helfen kann, dein Schmerztor zu schließen. Du kannst auch aufschreiben, mit wem du was machen kannst oder was dir wie gut geholfen hat. Fang doch direkt an und trage gleich hier neben das Tor deine Ideen ein:

- ....
- ....
- ....
- ....
- ....
- ....
- ....

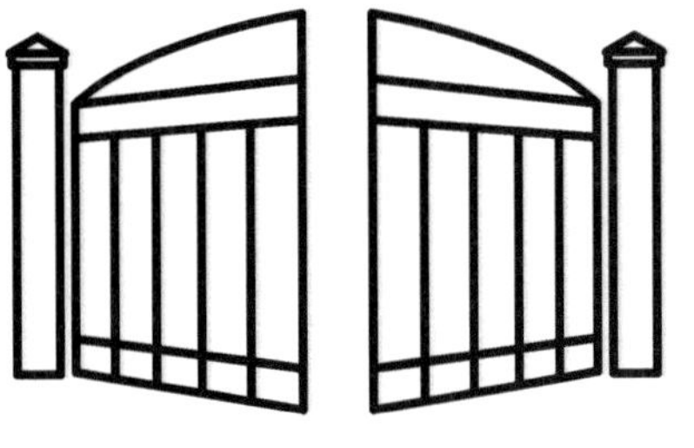

- ....
- ....
- ....
- ....
- ....

Das bio-psycho-soziale Modell

Nicht nur zur Erklärung der Entstehung chronischer Schmerzerkrankungen ist das bio-psycho-soziale Modell wichtig. Auch wenn dieses Modell inzwischen in der Medizin-Ausbildung ein Standard ist, herrscht in der allgemeinen Versorgung ebenso wie im Krankheitsverständnis vieler Patient:innen noch immer ein monokausales, somatisch ausgerichtetes Modell vor. Besonders herausfordernd wird es für alle Beteiligten, wenn in den unterschiedlichen beteiligten Disziplinen oder Behandlungssystemen verschiedene Teilbereiche überbetont werden. Nicht selten wissen die verschiedenen Behandler:innen gar nichts voneinander und kennen die unterschiedlichen Erklärungsmodelle der anderen nicht.

Fallbeispiel

Die behandelnde **Rheumatologin** weiß zwar, dass eine rheumatische Erkrankung vorliegt, findet aber keine erhöhten Entzündungswerte. Sie nimmt die immer schlechter werdende Stimmung der Jugendlichen wahr und erklärt die Schmerzen als überwiegend psychisch bedingt.

Die Kinderärztin, die die Jugendliche ebenfalls schon lange behandelt, weiß um die Mobbingsituation in der Schule und die Konflikte im Elternhaus und erklärt die Schmerzen überwiegend aus der sozialen Situation heraus.

Der Orthopäde, der die Jugendliche ebenfalls regelmäßig behandelt, stellt eine zunehmende Skoliose fest und auch eine Beinlängendifferenz und erklärt die Schmerzen als ausschließlich körperlich bedingt.

Vorgehen zur Psychoedukation beim bio-psycho-sozialen Modell

Schritt 1. Erarbeiten Sie mit dem / der Patient:in das Modell, z. B. mithilfe von Erklär-Videos oder mit **AB 38** »Das bio-psycho-soziale Modell meiner Symptome«. Das Deutsche Kinderschmerzzentrum hat ein animiertes Erklär-Video erstellt, das sich sehr gut zum gemeinsamen Gespräch eignet, da es ohne Sprecher:in nur mit Text und Bildern arbeitet. https://www.youtube.com/watch?v=u7bf-nuPVKQ [10.05.2024]

Schritt 2. Erarbeiten Sie mit dem / der Patient:in im nächsten Schritt ein eigenes bio-psycho-soziales Modell für deren / dessen Symptomatik (**AB 38** »Das bio-psycho-soziale Modell meiner Symptome«).

Schritt 3. Sammeln Sie, wie die jeweils beteiligten Systeme die Krankheit und Symptome des / der Patient:in erklären. Wer vertritt ein biologisches Erklärungsmodell, wer ein psychologisches, wer ein soziales? Gibt es jemanden, der alle drei Faktoren miteinander in Beziehung bringt? Wem glaubt der / die Patient:in?

Tipp

Nutzen Sie **AB 35** »Ein Puzzle mit vielen Teilen«, um ein bio-psycho-soziales Modell zu veranschaulichen. Siehe auch die folgenden Arbeitsblätter in diesem Kapitel.

Das bio-psycho-soziale Modell oder Drei Denkfallen

Stell dir Folgendes vor: Du hast eine ganze Reihe von blöden Symptomen aus deinem Körper. Du hast Schmerzen, bist total schlapp, hast Durchfall und bekommst schlecht Luft.

Denkfalle Nummer 1

»Das sind alles Symptome aus meinem Körper. Also muss etwas in meinem Körper ›kaputt‹ sein oder nicht stimmen. Bestimmt habe ich eine körperliche Krankheit.«

Du gehst zu einer Ärztin, die dich gründlich untersucht. Sie kann die Symptome sehen, hören und bestätigen. Aber sie kann keinen auffälligen Laborwert oder Auffälligkeiten im Röntgenbild finden, welche die Symptome erklären könnten. Du erzählst der Ärztin auch, dass du schon immer sehr ängstlich bist, dass du dir sehr viele Sorgen machst.

Denkfalle Nummer 2

»Wenn nichts Handfestes zu finden ist, können die Symptome nicht körperlich / biologisch sein. Es muss also etwas mit meiner Psyche ›kaputt‹ bzw. nicht in Ordnung sein. Bestimmt habe ich eine psychische Krankheit.«

Abends erzählst du deiner Freundin davon. Sie hört dir aber gar nicht zu. Und dann geht in eurer Klassengruppe auch noch ein Shitstorm auf dich runter, weil du angeblich eine Mitschülerin verpetzt hast (hast du gar nicht). Als ob das nicht genug wäre, eröffnen dir deine Eltern auch noch, dass es in nächster Zeit nichts wird mit der geplanten Reise, weil beide in neue Arbeits-Teams kommen und erstmal gar keinen Urlaub planen können.

Denkfalle Nummer 3

»Es liegt gar nicht an mir, meine Psyche ist definitiv nicht Grund für die Symptome. Dieser ganze soziale Mist macht mich fertig. Also bestimmt liegt es nur an meinem sozialen Umfeld, dass ich krank bin.«

Wie so oft, liegt die Wahrheit vermutlich irgendwo dazwischen. In der Regel findet man in jedem Bereich einige Faktoren, die eine Krankheit oder einige Symptome erklären können. So wie in dem Beispiel oben. Der Denkfehler liegt vor allem darin, dass man einem einzelnen Bereich (Bio – Psycho – Sozial) ausschließlich die Schuld für die Symptome gibt.

Das bio-psycho-soziale Modell versucht, alle drei Bereiche zusammen zu bringen. Besprich das bio-psycho-soziale Modell in Ruhe mit deiner Therapeutin / deinem Therapeuten und überlege einmal, wie die verschiedenen Bereiche bei dir und deiner Krankheit zusammenspielen! Auf dem **AB 38** »Das bio-psycho-soziale Modell meiner Symptome« kannst du die einzelnen Punkte dann eintragen.

Tipp

Es gibt auch ein klasse Video zum bio-psycho-sozialen Modell. Es heißt »Das bio-psycho-soziale Modell meiner Symptome« und ist vom Deutschen Kinderschmerzzentrum. Du findest es bei Youtube: https://www.youtube.com/watch?v=u7bf-nuPVKQ [10.05.2024]

Das bio-psycho-soziale Modell meiner Symptome

Versuch doch einmal hier in der Übersicht, das bio-psycho-soziale Modell auf deine Krankheit oder deine Symptome zu übertragen. Du brauchst nur die einzelnen Faktoren in die Spalten eintragen.

Meine Krankheit: ....

Meine Symptome: ....

Biologische Faktoren	Psychische Faktoren	Soziale Faktoren
....	....	....
....	....	....
....	....	....
....	....	....
....	....	....
....	....	....
....	....	....
....	....	....
....	....	....
....	....	....
....	....	....
....	....	....
....	....	....

Das bio-psycho-soziale Modell in meinem Umfeld

Hier kannst du sammeln, wie die Personen in deinem Umfeld deine Symptome bzw. deine Krankheit erklären. Trag einfach in die Felder den Namen der Person und was diese dazu sagt ein.

- ▶ Gibt es jemanden, der deine Krankheit als »rein körperlich« erklärt?
- ▶ Gibt es jemanden, der deine Krankheit als »rein psychisch« erklärt?
- ▶ Gibt es jemanden, der deine Krankheit als »rein sozial« erklärt?
- ▶ Kann jemand richtig gut erklären, wie bei dir biologische, psychische und soziale Faktoren zusammenspielen?

Überlege auch: Wem glaubst du heute am meisten? Wem glaubst du gar nicht? Wem möchtest du gerne glauben? Was glaubst du selbst?

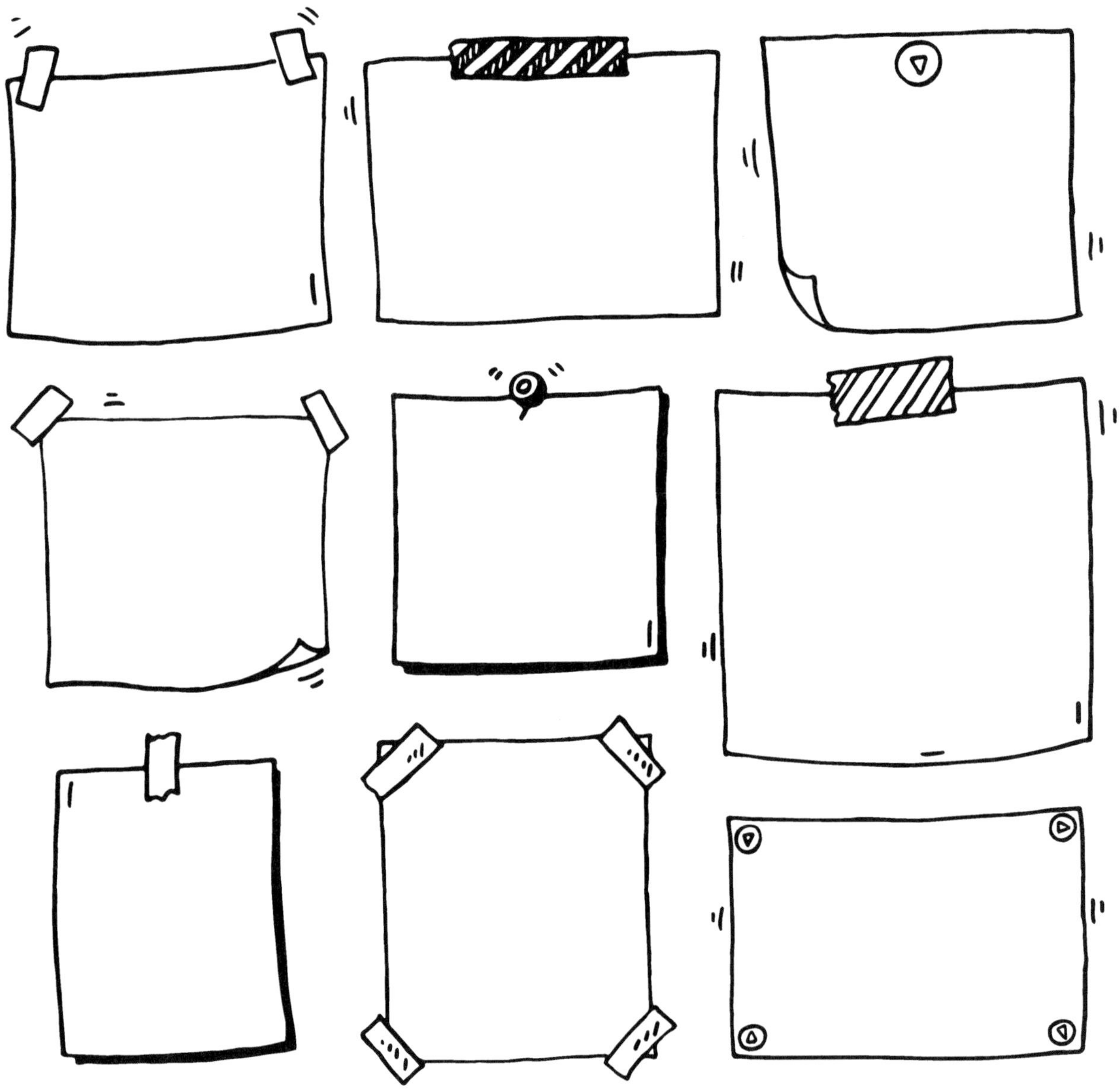

INFO 15 • T

Chronische Krankheit in den sozialen Medien

Soziale Medien spielen eine wichtige Rolle im Alltag von jungen Menschen. Die große Mehrheit ist in sozialen Netzwerken aktiv und klickt sich durch YouTube, Instagram, TikTok und Co.

Vorteile. Einerseits kann es für Menschen mit einer chronischen Krankheit sehr entlastend sein, in den Netzwerken auf andere zu treffen, die vielleicht mit der gleichen Krankheit sogar zu Berühmtheit kommen. Es kann Vorbildcharakter haben und Mut machen. In einer virtuellen Community kann man durchaus auch emotionale Unterstützung bekommen. Zudem ermöglichen soziale Medien Zugang zu Gesundheitsinformationen (auch wenn diese oft fehlerhaft sind). Wenn man selbst über seine Krankheit bzw. sein Leben mit der Krankheit postet, vielleicht sogar einen eigenen Kanal hat, kann das auch die Selbstfindung und Identitätsbildung positiv unterstützen.

Nachteile. Andererseits darf der negative Einfluss von sozialen Medien nicht unterschätzt werden. Abgesehen von Schlafstörungen, Konzentrationsproblemen usw. durch Reizüberflutung kann ein enormer Vergleichsdruck entstehen, auch wenn man sich »nur« unter ähnlich von Krankheit Betroffenen bewegt.

Erst in jüngerer Zeit wurden mehrere Berichte publiziert, in denen psychiatrische Symptome in unmittelbarem Zusammenhang mit dem Konsum von Social Media gestellt wurden. Bekannt geworden sind zahlreiche Fälle von Tic-Störungen, die nach ausgiebigem Konsum eines TikTok-Kanals eines Menschen mit Tourette-Syndrom auftraten (Gewitter im Kopf). Dass dieser Ansteckungseffekt von sozialen Medien bei einer Vielzahl von Symptomen funktioniert, wurde bereits gut untersucht und in der Fachliteratur dargestellt (z. B. Giendinghagen, 2023; Müller-Vahl et al., 2022).

Deshalb ist es wichtig, dass Sie sich mit Ihren Patient:innen über deren Mediennutzungsverhalten austauschen und dieses, wenn erforderlich, kritisch hinterfragen.

Wichtig

Die Darstellung der eigenen Krankheit sowie der Bewältigungswege kann nützlich sein, kann auch eine Art von Traumabewältigung sein, aber bitte auch thematisieren, dass die Bilder dann in der Welt sind und nicht mehr löschbar sind!

Die / Der hat auch …

Wusstest du, dass die Oscar®-Gewinnerin und Catwoman-Darstellerin Halle Berry Diabetes mellitus Typ I hat? Oder dass bei dem ehemaligen Nationalfußballer Sami Khedira aufgrund von Herzrhythmusstörungen eine Katheterablation durchgeführt werden musste? Hier findest du einige weitere Beispiele von berühmten Menschen, die unter einer chronischen körperlichen Erkrankung litten oder leiden. Schau einmal nach, vielleicht ist deine Erkrankung auch dabei. Wenn nicht, kannst du selbst recherchieren, ob du Stars findest, die die gleiche Krankheit haben wie du!

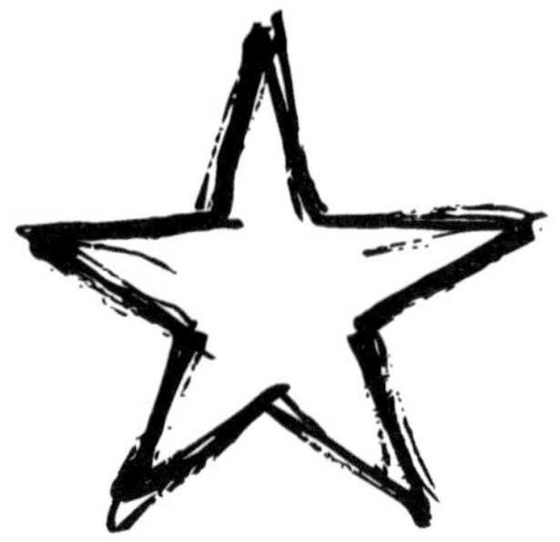

Meine Erkrankung(en) heißt / en: ....

Asthma bronchiale	Avril Lavigne, Pink, Thomas Rupprath, Thomas Gottschalk
Colitis Ulcerosa	Brian August-Green, Amy Brenneman
Diabetes mellitus Typ I	Halle Berry, Nick Jonas, Anja Renfordt, Dimo Wache, Lila Moss, Alexander Zverev, Maren Brinker, Nacho Fernandez
Endometriose	Halsey
Epilepsie	Leonardo da Vinci, Elton John, Michelangelo, Vincent Van Gogh, Gerry Friedle (»DJ Ötzi«), Charles Dickens, Florence Griffith Joyner, Ronaldo, Lil Wayne, Romeo Beckham, Zoe Wees, Jessica Alba, Ronan Keating
Fibromyalgie	Frida Kahlo, Lady Gaga, Morgan Freeman, Venus Williams, Cher
Herzerkrankung	Sami Khedira, Daley Blind, Christian Eriksen, Jessi J.
HIV	Charlie Sheen
Kleidokraniale Dysplasie	Gaten Matarazzo
Lungenfibrose	Mette-Marit
Lupus Erythematodes	Seal, Selina Gomez, Nick Cannon, Michael Jackson, Christine Miserandino, Lady Gaga
Lyme-Borreliose	Justin Bieber, Bella Hadid
Morbus Basedow	Sia
Morbus Crohn	Anastacia, Matthias Michl, Ludwig van Beethoven, Chanel Silberberg
Multiple Sklerose	Christina Applegate, Selma Blair, Anna Kraft
Nesselfieber	BTS-Mitglied V
Neurodermitis	Stefano Zarrella, Lumaraa
Neurofibromatose (NF 1)	Adam Pearson
Parkinson	Muhamad Ali, Michael J. Fox, Ottfried Fischer
Psoriasis	Cara Delevingne, Kim Kardashian, Sido
Ramsay-Hunt-Syndrom	Justin Bieber
Rheumatische Erkrankungen	Sissy, Paul Klee, Alfred Hitchcock, Edith Piaf, Asthon Kutcher

AB 41 • K J G E B

Meine Krankheit in Kunst, Musik, Film, Politik

Manchmal denken die Leute, dass man etwas Bestimmtes *nicht* werden kann, weil man ja diese chronische Krankheit hat. Meistens irren sie sich da gewaltig! Es gab oder gibt Politikerinnen mit Multipler Sklerose (Malu Dreyer, Rheinland-Pfalz, Deutschland), Stadträte mit Down-Syndrom (Angela Bachiller in Valladolid, Spanien), Sportlerinnen mit Epilepsie (Marion Clignet, Rennradsportlerin, USA), Prinzessinnen mit Neurodermitis (Catherine, Princess of Wales, UK), Sängerinnen mit chronisch entzündlicher Darmerkrankung (Anastacia, USA) und so weiter.

Außerdem kann es sehr spannend sein herauszufinden, wie deine Krankheit in der bildenden Kunst, Musik, Film, Sozialen Medien und so weiter dargestellt wird.

Findest du ein Buch, einen Film oder einen Song, in dem eine Figur deine Krankheit hat oder der von deiner Krankheit handelt?

Was kannst du über deine Krankheit herausfinden? Wenn du etwas gefunden hast, kannst du vergleichen, ob du Ähnlichkeiten zu deiner eigenen Situation findest oder ob es ganz anders ist.

Meine Krankheit heißt: ....

Ein Kunstwerk, ein Song, ein Film, ein Politiker usw. mit meiner Krankheit:	**Kenne ich / hab schon mal gelesen, angeschaut, gesehen usw.**	**Ist es so ähnlich wie bei mir? Wenn nein, was ist anders?**
....	☐ Ja ☐ Nein	....
....	☐ Ja ☐ Nein	....
....	☐ Ja ☐ Nein	....
....	☐ Ja ☐ Nein	....
....	☐ Ja ☐ Nein	....
....	☐ Ja ☐ Nein	....

Kreative Materialien in der Therapie chronisch kranker Patient:innen

Wir haben Ihnen hier zu einigen Themenbereichen, die beim Thema chronische körperliche Erkrankungen eine wichtige Rolle spielen können, einige kreative Ideen zusammengestellt.

Sich anders fühlen

- Nutzen Sie Modelle und Vorbilder. Die gemeinsame Suche nach prominenten Menschen / »Stars« mit der gleichen Krankheit wie der Ihrer Patient:innen kann dabei helfen, positive Modelle aufzuzeigen. Auf der Homepage https://between-kompas.de/stars-mit-chronischen-krankheiten/ finden Sie beispielsweise eine große Sammlung von Stars mit chronischen Krankheiten [10.05.2024].
- Nutzen Sie Aktionen und Kampagnen, die Mut machen und die Aufmerksamkeit auf die Krankheit lenken.
- Für viele chronische körperliche Erkrankungen gibt es inzwischen Welt-Jahrestage, z. B. 2. Mai für Asthma. Für Seltene Erkrankungen ist der Rare Disease Day passenderweise am 29. Februar.
- Motivreihe »Körperstolz« vom Bundesverband Medizintechnologie e.V. zeigt Menschen, die trotz chronischer Erkrankungen im Leben stehen. https://www.bvmed.de/branche/patientengeschichten?sh=k%C3%B6rperstolz [10.05.2024]

Förderung der Krankheitsakzeptanz

- Kennen Sie das begehbare Darm-Modell der Felix-Burda-Stiftung (www.felix-burda-stiftung.de/darmmodell [10.05.2024])? Es ist in ganz Deutschland unterwegs, aber auch als Film und als VR-Filmversion nutzbar.
- Nutzen Sie einen Spielkriechtunnel gefüllt mit Kissen oder leer, um Bronchien zu simulieren.
- Bei der deutschen Rheuma-Liga (https://www.rheuma-liga.de/) können Sie einen Rheuma-Simulations-Handschuh ausleihen, der eindrucksvoll spüren lässt, wie sich eine rheumatische Erkrankung genau »anfühlt« und wie man sich damit (nicht) bewegen kann. Alternativ können Sie auch Boxhandschuhe nutzen oder mehrere Paar Handschuhe übereinander anziehen lassen.
- Vielleicht ist das Feiern eines Narbengeburtstags oder anderer Meilensteine im Zusammenhang mit der körperlichen Erkrankung ein wichtiges Ritual für Ihre:n Patient:in, welches Sie anregen, gemeinsam überlegen können.
- Nutzen Sie Computer- / Serious Games. Im Bereich der chronischen körperlichen Erkrankungen drehen sich PC-Spiele meist um die Motivationssteigerung, die erforderlichen medizinischen Prozeduren durchzuführen. Hier einige Beispiele, die aber aktuell leider kaum auf dem deutschen Markt verfügbar sind:
  - Monster Manor (Sanofi Diabetes) für Kinder mit Diabetes entwickelt, mit dem Ziel, daran zu erinnern, regelmäßig den Blutzucker zu messen.
  - Glucoboy, Computerspiel zur Steigerung der Motivation zum Blutzuckermessen bei Kindern mit Diabetes Typ I.
  - Re-Mission (www.hopelab.org), Ego-Shooter-Videospiel, zur Behandlungsmotivierung junger Krebspatient:innen.
  - Snow World (Hunter Hoffman), VR-Spiel, soll die Wundheilung bei Verbrennungsopfern unterstützen, indem Schneebälle geworfen werden, um Punkte zu sammeln.
  - Jordi-Stick® (www.jordistick.de), Mischform aus Biofeedback und Computerspiel für Kinder, die regelmäßig inhalieren müssen (CF- oder Asthma-kranke Kinder). Kind muss mittels der eigenen regelmäßigen Atmung einen Heißluftballon, Boot oder Rakete steuern.

Kreative Materialien in der Therapie chronisch kranker Patient:innen

Mit Gruppen oder als Anregung für Schulklassen

- ein Parcours mit unterschiedlichen Stationen, der körperliche und Sinnesbeeinträchtigungen simuliert, wie sie im Zuge chronischer körperlicher Erkrankungen vorkommen können

Hier einige Ideen für einen Sinnesparcours zur Simulation körperlicher und Sinnesbeeinträchtigungen:

- mit verbundenen Augen etwas zeichnen oder schreiben
- mit verbundenen Augen Getränke einschenken
- mit Boxhandschuhen Schuhe zubinden, eine Flasche öffnen, schreiben usw.
- durch einen Strohhalm atmen
- auf einem Wackelbrett / wackeligem Untergrund jonglieren oder etwas an einem Flipchart zeichnen
- in einen Spiegel schauen und eine gerade Linie nachzeichnen

Nonverbale Methoden

Wenn den Patient:innen die Worte fehlen, wenn es z. B. um die eigene körperliche Erkrankung, die Symptome oder die Gefühle geht:

- Schreibaufgaben, z. B. einen Brief an die eigene Krankheit
- die eigene Erkrankung malen lassen
- ein Bilderbuch oder einen Comic zur Krankheit entwickeln
- Aspekte der eigenen Krankheit modellieren lassen
- Symbol für die eigene Erkrankung finden (z. B. von zuhause, aus dem Praxis-Fundus oder aus der Natur)
- einen Song an die Krankheit oder über die Krankheit entwickeln
- ein Musikstück zur Krankheit improvisieren
- eine Bewegungsimprovisation oder einen Tanz zur Krankheit entwickeln

Sicher fallen Ihnen noch viele weitere Ideen ein, vielleicht gibt es auch Dinge, die Sie gut können oder für die Sie eine besondere Vorliebe haben, vielleicht können Sie einige Zaubertricks. Zögern Sie nicht und probieren Sie diese Dinge auch bei chronisch kranken Patient:innen aus.

Falls Sie noch weitere Ideen suchen, finden Sie eine umfangreiche Sammlung kreativer Techniken für die Psychotherapie in dem Kartenset *Kreative Techniken für die Kinder- und Jugendlichenpsychotherapie* von Gräßer und Hovermann (2018).

Elternverbände und Selbsthilfegruppen

Hier finden Sie eine Übersicht der Elternverbände und Selbsthilfegruppen zu den häufigsten chronischen Erkrankungen sowie zu seltenen chronischen Erkrankungen. Schauen Sie einfach bei dem Sie betreffenden Krankheitsbild und zögern Sie nicht, die angegebenen Dachverbände zu kontaktieren. Dort erhalten Sie viele Informationen, können Ihre Fragen loswerden und sich mit ebenfalls betroffenen Eltern austauschen. Es gibt in der Regel Angebote für Eltern, Kinder / Jugendliche und auch für Geschwisterkinder, oftmals werden auch Freizeiten für Familien angeboten.

Übergeordnete Informationen zu allen chronischen Erkrankungen finden sich beim Dachverband der Selbsthilfe von Familien mit Kindern und jungen Erwachsenen mit chronischen Erkrankungen und Behinderungen über deren Internetseite: www.kindernetzwerk.de oder die nationale Kontakt- und Informationsstelle zur Anregung und Unterstützung von Selbsthilfegruppen: www.nakos.de.

Angeborene Herzfehler / Herzerkrankungen

- Kinderherzen Fördergemeinschaft Deutsche Kinderherzzentren e.V.: https://www.kinderherzen.de/
- Bundesverband Herzkranke Kinder e.V. (BVHK): https://bvhk.de/ oder https://herzklick.de/

Allergien

- Deutscher Allergie- und Asthmabund e.V.: www.daab.de
  Auf der Seite https://www.alleleland.de/ des Deutschen Allergie- und Asthmabund e.V. finden Sie interaktive Lernspiele und kindgerechte Informationen zu Nahrungs- und anderen Allergien, Asthma bronchiale und Neurodermitis
- Arbeitsgemeinschaft Allergiekrankes Kind: https://www.aak.de

Asthma bronchiale

- Deutsche Atemwegsliga e.V.: https://www.atemwegsliga.de
- Deutscher Allergie- und Asthmabund e.V.: http://www.daab.de
- Arbeitsgemeinschaft Asthmaschulung im Kindes- und Jugendalter e.V.: https://www.asthmaschulung.de

Chronisch entzündliche Darmerkrankungen (Colitis Ulcerosa; Morbus Crohn)

- Deutsche Morbus Crohn / Colitis ulcerosa Vereinigung DCCV e.V. https://www.dccv.de
- Der Euro-WC-Schlüssel: Dieser Schlüssel passt an vielen behindertengerechten öffentlichen städtischen Toiletten und Autobahntoiletten in Deutschland und Europa. Menschen mit einer CED (durch ein Arztattest bestätigt) können diesen über den *Club Behinderter und ihrer Freunde (CBF)*, Darmstadt, gegen eine einmalige Gebühr bestellen. www.cbf-da.de

Diabetes mellitus Typ I

- Deutsche Diabetes-Hilfe: https://www.diabetesde.org
- Arbeitsgemeinschaft für Pädiatrische Diabetologie: https://diabetes-kinder.de
- Diabetesportal diabinfo: https://www.diabinfo.de/
- Initiative Diabetes-Kids: Forum und virtuelle deutschsprachige Community für Kinder und Jugendliche mit Typ 1 Diabetes und deren Eltern: www.diabetes-kids.de

Elternverbände und Selbsthilfegruppen

Epilepsie

- Deutsche Epilepsievereinigung: https://www.epilepsie-vereinigung.de
- Deutsche Gesellschaft für Epileptologie: https://www.dgfe.org

Migräne und Spannungskopfschmerz

- Deutsche Migräne- und Kopfschmerzgesellschaft e.V. (DMKG): https://www.dmkg.de
  Kopfschmerzregister der DMKG: https://www.kopfschmerzregister.de/
- MigräneLiga e.V.: https://www.migraeneliga.de/
- Deutsches Kinderschmerzzentrum Datteln https://www.deutsches-kinderschmerzzentrum.de/; https://www.meine-kopfsache.com/
  Infos für Kinder, Jugendliche und Eltern und Erklär-Filme: »Den Schmerz verstehen – und was zu tun ist, in 10 Minuten«; »Migräne? Hab ich im Griff!«; »Das Biopsychosoziale Modell – Erklärung chronischer Schmerzerkrankungen«; »Schmerzverarbeitung im Gehirn«
- Comicfilm gegen Migräne und Kopfschmerzen: »Mütze hat den Kopfschmerz satt« https://www.youtube.com/watch?v=NnYYcp4cPOQ

Mukoviszidose / Cystische Fibrose

- Mukoviszidose e.V. – Bundesverband Cystische Fibrose: https://www.muko.info

Neurodermitis

- Deutsche Haut- und Allergiehilfe e.V.: https://www.haut-und-allergiehilfe.de/
- Bundesverband Neurodermitis e.V.: https://www.neurodermitis.net/home/
- Deutscher Neurodermitis Bund – DNB: https://www.neurodermitis-bund.de

Onkologische Erkrankungen / ZNS-Tumoren

- Informationsportal zu Krebserkrankungen im Kindes- und Jugendalter: www.kinderkrebsinfo.de
- Deutsche Kinderkrebsstiftung: www.kinderkrebsstiftung.de

Phenylketonurie (PKU)

- Deutsche Interessengemeinschaft Phenylketonurie (PKU) und verwandte angeborene Stoffwechselstörungen e. V.: http://www.dig-pku.de/

Rheumatische Erkrankungen

- Deutsche Rheuma-Liga Bundesverband e.V.: https://www.rheuma-liga.de
- Info-Portal für junge Menschen mit Rheuma: https://www.geton.rheuma-liga.de
- Interaktive Austausch- und Hilfeseite speziell für junge Menschen zwischen 16 und 20 Jahren: https://www.mein-rheuma-wird-erwachsen.de
- Bundesverband Kinderrheuma e.V.: https://www.kinderrheuma.com
- Selbsthilfeverband der Klinik für Kinder und Jugend-Rheumatologie, St. Josef-Stift Sendenhorst https://www.rheumax.de

Elternverbände und Selbsthilfegruppen

Seltene chronische Erkrankungen

- Versorgungsatlas für Menschen mit Seltenen Erkrankungen: www.se-atlas.de
- Nationales Aktionsbündnis für Menschen mit Seltenen Erkrankungen NAMSE: www.namse.de
- Deutsche Homepage des Portals für Seltene Krankheiten und Orphan Drugs, Orphanet: https://www.orpha.net
- Zentrales Informationsportal für Seltene Erkrankungen ZIPSE: www.portal-se.de
- Allianz Chronischer Seltener Erkrankungen ACHSE e.V.: https://www.achse-online.de/de/
- Erhebungseinheit für seltene pädiatrische Erkrankungen in Deutschland (ESPED), am Institut für Medizinische Biometrie, Epidemiologie und Informatik an der Universitätsmedizin Mainz: https://www.unimedizin-mainz.de/esped/home/home.html [10.05.2024]
- National Organisations for Rare Disorders (NORD): www.rarediseases.org

Kindgerechte Informationen rund um die Themen Krankheit, Krankenhaus

- www.hummelkindvisite.de

Infos zum Thema Transition (Übergang ins Erwachsenenalter)

- Kompetenznetzwerk Patientenschulung und Deutsche Gesellschaft für Transitionsmedizin: www.between-kompas.com
- Mein Rheuma wird erwachsen: https://mein-rheuma-wird-erwachsen.de
- Between Elterncoach: www.between-elterncoach.de bietet Unterstützung für Eltern zum Thema Transition.

Filme / Videos rund um körperliche Erkrankungen

Hier finden Sie eine Übersicht mit Empfehlungen zu Film- und Videomaterialien zu unterschiedlichen chronischen Erkrankungen oder übergreifenden Themen, die in der Psychotherapie von Kindern und Jugendlichen mit einer chronischen körperlichen Erkrankung eine wichtige Rolle spielen können.

Erkrankung / Einsatzbereich	Titel	Infos, ggf. Link
Verschiedene chronische Erkrankungen	▶ Club der roten Bänder. Film / Serie zum gleichnamigen Buch: Club der roten Bänder: Glaub an deine Träume, und sie werden wahr von Albert Espinosa	▶ Auf einer wahren Geschichte des Buchautors Albert Espinosa beruhende Serie, die den Alltag mehrerer Jugendlicher mit unterschiedlichen chronischen Erkrankungen in einem Krankenhaus darstellt.
Angeborene Herzfehler	▶ Narben und Herzzeichen: »Gans besonders«: Animationsfilm zum Thema Herzerkrankung, Narben, usw. ▶ viele Erklär-Videos rund um das Herz, medizinische Eingriffe etc.	▶ vom BVHK Bundesverband Herzkranke Kinder e.V.: https://bvhk.de/
Chronisch entzündliche Erkrankungen	▶ Erklär-Video Chronisch-entzündliche Erkrankungen für Jugendliche und junge Erwachsene	▶ https://www.msd-gesundheit.de/immunologie-erklaer videos/ [10.05.2024]
CED	▶ ursprünglicher Science-Slam-Beitrag von Giulia Enders (26.01.2012 in Freiburg): Darm mit Charme. Auch als Buch.	▶ https://www.darm-mit-charme.de/
Diabetes mellitus Typ I	▶ Sendung mit der Maus zum Thema Diabetes mellitus Typ I: Lauras Diabetes	▶ https://kinder.wdr.de/tv/die-sendung-mit-der-maus/av/video-sachgeschichte---lauras-diabetes-100.html [10.05.2024]
Epilepsie	▶ Trickfilm: Ich kann heute nicht in die Schule gehen – Summers Geschichte (Planet-Schule) (ca. 5 Min.) ▶ Schau in meine Welt! Josephine und das Gewitter im Kopf (ca. 25 Min) ▶ … bis zum Umfallen. Dokumentarfilm zum Thema Jung sein mit Epilepsie, Beispiele von vier Kindern / Jugendlichen (31 Min.)	▶ https://www.planet-schule.de/schwerpunkt/ich-kann-heute-nicht-zur-schule-gehen/ich-kann-heute-nicht-in-die-schule-gehen-epilepsie-film-100.html [10.05.2024] ▶ www.umfallen.info

Filme / Videos rund um körperliche Erkrankungen

Erkrankung / Einsatzbereich	Titel	Infos, ggf. Link
Mukoviszidose / CF	▶ Mukoviszidose – eine Bildergeschichte der Mukoviszidose-Selbsthilfe in Unterfranken	▶ https://www.youtube.com/watch?v=idEIepCB3zM [10.05.2024]
Migräne und Spannungskopfschmerz	▶ Migräne hab ich im Griff ▶ Den Schmerz verstehen und was zu tun ist in 10 Minuten ▶ Mütze hat den Kopfschmerz satt – Der Comicfilm gegen Migräne ▶ Volle Kanne: Kopfschmerzen bei Jugendlichen	▶ Kinderschmerzklinik in Datteln (www.deutsches-kinderschmerzzentrum.de bzw. https://www.meine-kopfsache.com/) und Schmerzklinik in Kiel (https://schmerzklinik.de/)
Onkologische Erkrankungen	▶ Videoreihe: Krebs bei Kindern mit Erklärungen ▶ Charlie Brown (Peanuts) Janice ist krank	▶ https://www.kinderkrebsstiftung.de / Videoreihe: Krebs bei Kindern ▶ www.dailymotion.com/video/x3v423z [10.05.2024]
Seltene Erkrankungen	▶ Wunder. Film zum gleichnamigen Buch Wunder von R. J. Palacio ▶ We are visible. Doku von Karina Sturm (2019) über Menschen, die mit dem Ehlers-Danlos-Syndrom leben	▶ Film über Jungen mit einer sehr seltenen kraniofacialen Fehlbildung. Jugendbuchpreis. ▶ https://www.karina-sturm.com
Wichtige Themen im Zusammenhang mit chronischen somatischen Erkrankungen		
Schmerzen	▶ Schmerzverarbeitung im Gehirn. Kurzfilm dt. Kinderschmerzzentrum	▶ https://www.deutsches-kinderschmerzzentrum.de/ueber-uns/videos/ [17.06.2024]
Bio-psycho-soziales Krankheitsmodell	▶ Das Biopsychosoziale Krankheitsmodell. Kurzfilm des Deutschen Kinderschmerzzentrum zur Schmerzweiterleitung und -verarbeitung im Gehirn.	▶ https://www.deutsches-kinderschmerzzentrum.de/ueber-uns/videos/ [17.06.2024]
Umgang mit Schmerzen beim Verbandswechsel am Beispiel Epidermolysis bullosa	▶ Leben mit Epidermolysis bullosa – Umgang mit Schmerzen beim Verbandswechsel: Kurzfilm vom Deutschen Kinderschmerzzentrum über die genetisch bedingte Hauterkrankung, die mit akuten, chronischen Schmerzen verbunden ist, insbesondere beim regelmäßig erforderlichen Verbandswechsel.	▶ https://www.deutsches-kinderschmerzzentrum.de/ueber-uns/videos/ [17.06.2024]

Filme / Videos rund um körperliche Erkrankungen

Erkrankung/ Einsatzbereich	Titel	Infos, ggf. Link
Selbstannahme, Körperliche Behinderung	▶ The Present – Das Geschenk. Kurzfilm von Jacob Frey (2014) über das Leben mit Behinderung, Selbstannahme und Anerkennung ▶ Pip. Kurzfilm (2008) von Bruno Simões ▶ Different. Kurzfilm von Tahneek Rahman über die Begegnung eines Mädchens mit Hörschädigung und einem gelähmten Jungen	▶ https://www.youtube.com/watch?v=3XA0bB79oGc [10.05.2024] ▶ https://www.youtube.com/watch?v=07d2dXHYb94 [10.05.2024] ▶ https://www.youtube.com/watch?v=yu24PZIbkoY [10.05.2024]
Eigene Notizen:	....	....

Übersicht krankheitsspezifischer und -übergreifender Apps

Hier finden Sie eine Liste mit Apps, die sich in der Arbeit mit Kindern und Jugendlichen mit einer chronischen somatischen Erkrankung bewährt haben.

Da es aktuell fast keine Digitalen Gesundheitsanwendungen (DiGA) gibt, die für Patient:innen unter dem 18. Lebensjahr zugelassen sind, wurde auf eine Auflistung verzichtet. Das Ausstellen von DiGA-Verordnungen gehört seit Anfang 2021 zum Regelleistungskatalog für Ärzt:innen und Psychotherapeut:innen in Deutschland und wird vergütet. Falls Sie im Einzelfall denken, dass eine DiGA für Ihre:n Patient:in passend sein könnte, schauen Sie einfach im Verzeichnis des Bundesinstituts für Arzneimittel und Medizinprodukte (BfArM) nach (https://diga.bfarm.de/de/verzeichnis). Eine regelmäßige Recherche zu Neuentwicklungen und der Austausch mit Kolleg:innen hierzu ist sicher hilfreich.

Störungsbild / Thema	Name / Herausgeber	Inhalt / Alter
Diabetes mellitus	MySugr Tagebuch; MySugr GmbH	Alles rund um den Alltag mit Diabetes. Je nach Pumpen-, Patch-Hersteller sind Unterschiede zu beachten. (Jugendliche und Erwachsene)
Entspannung / Meditation	7Mind; BARMER Krankenkasse (2017)	Meditationskurse und achtsamkeitsbasiertes Stressmanagement; s. auch: www.7mind.de; kostenfrei für Barmer-Versicherte, ansonsten Erstattungsmöglichkeiten bei der jeweiligen KK erfragen. (Jugendliche und Erwachsene)
	Headspace: Meditation & Schlaf; Headspace (2021).	Alles rund um Entspannung, Meditation, Achtsamkeit, Schlaf, Angst, Stress, Atmung usw. (Jugendliche und Erwachsene)
	Body2Brain; Verlag Random House GmbH (2017).	Übungen zur Entspannung. Je nach Stimmung und Umgebung werden passende Übungen angezeigt. Autorin: Dr. med. Claudia Croos-Müller; s. auch diverse Bücher hierzu. (Jugendliche und Erwachsene)
Erinnerungshilfen, z. B. Einnahme von Medikamenten	MyTherapy; smartpatient GmbH München	Erinnert an Medikamenteneinnahme, Messungen oder Training und gibt übersichtlichen Überblick über Werte etc. (Jugendliche und Erwachsene)
	Medisafe Project; Medisafe	Medikamenten-Management mit Erinnerungshinweis aufs Handy an Patient:in und, wenn gewünscht, auch an andere (z. B. Familienangehörige) (Kinder, Jugendliche und Erwachsene)
Migräne / (Spannungs-)Kopfschmerzen	Migraine; Schmerzklinik Kiel GmbH	Migränetagebuch und Infos rund um Medikamente und Migräne (Jugendliche und Erwachsene)
	KopfKlar; Teva GmbH	Migränetagebuch (Jugendliche und Erwachsene)
Onkologische Erkrankungen	Junges Krebsportal; Junges Krebsportal	Tagebücher, Hilfsangebote, wie z. B. individuelle Beratung; s. auch: www.junges-krebsportal.de (Jugendliche und Erwachsene)
	YES WE CAN!CER; yeswecan!cer gGmbH	Selbsthilfegruppe für Krebserkrankte Menschen; s. auch www.yeswecan-cer.org (Jugendliche und Erwachsene)

Übersicht krankheitsspezifischer und -übergreifender Apps

Störungsbild / Thema	Name / Herausgeber	Inhalt / Alter
Rollstuhlgerechte Landkarte	Wheelmap; Sozialhelden e. V.	Locations, die rollstuhlgerecht sind, z. B. Restaurants, Cafés, Läden, Kinos, aber auch WCs, Parkplätze, Haltestellen usw.; s. auch www.wheelmap.org (Kinder, Jugendliche und Erwachsene)
Schlafstörungen	Aumio; Aumio GmbH (2020)	Schlaf, Entspannung, Meditation kindgerecht (Kinder ab 3 Jahre)
Schmerzen	Rheuma-Auszeit; Deutsche Rheuma-Liga	Alltagsbegleiter für Menschen mit Rheuma und Schmerzen. App bietet praktische Anleitungen für Entspannungsübungen, Kälte- / Wärmesuggestionen, Bewegungsübungen, Fantasiereisen als Audio- und Videodateien (Kinder, Jugendliche und Erwachsene)
Seltene Erkrankungen	unrare.me; Kindernetzwerk e.V.	Social-Media-App für Menschen mit seltenen und chronischen Erkrankungen / Behinderungen, Angehörige und Expert:innen, s. auch https://www.unrare.me/ (Jugendliche und Erwachsene)
Skills zur Ablenkung bei Schmerzen und / oder Traumafolge-Symptomen	Skills2Go; woopla GmbH (2016)	Digitaler Notfallkoffer. Sammlung unterschiedlichster Skills, Möglichkeit selbst zu ergänzen, Protokollmöglichkeit von Stimmungszuständen u.v.m. Ursprünglich für Borderline-Patient:innen entwickelt (Jugendliche und Erwachsene)
	DBT112; Annadroid e.V.	Verschiedenste Stresstoleranz-Skills, incl. Skills der DBT-Module (Achtsamkeit, bewusster Umgang mit Gefühlen, zwischenmenschliche Fähigkeiten und Stresstoleranz). Möglichkeit, eigene Krisen- / Notfall-Liste anzulegen (Jugendliche und Erwachsene)
Stimmungs-, Gedanken- und andere Protokollierungen	Minime; minime GmbH, Berlin	VT-orientierte App, die individuelle Beobachtungsparameter (Gedanken, Gefühle, Verhalten, körperliche Symptome) anbietet, auf die Patient:in und Therapeut:in beide in gemeinsamer Verlaufsansicht zugreifen können. www.minime.health (Jugendliche und Erwachsene)
Traumafolgestörungen	KidTrauma; Markus Landolt (2014)	KidTrauma ist eine Applikation für Eltern, deren Kind vor Kurzem ein stark belastendes Ereignis erlebt hat. Funktionen: Trauma-Check (Überprüfung, ob eine Fachstelle aufgesucht werden soll), altersspezifische Informationen, individuelle Ratschläge zum Umgang mit Auffälligkeiten des Kindes, Kontakte zu Fachstellen in der Nähe. www.kidtrauma.org (Kinder ab 4 Jahre)
Eigene Ideen:	....	....

Schulungsprogramme für Patient:innen

Patient:innen mit einer chronischen somatischen Erkrankung nehmen z. T. an Schulungen oder Psychoedukationsprogrammen teil, die speziell für das jeweilige Krankheitsbild konzipiert wurden. Die meisten Programme sind standardisierte und evaluierte Gruppenprogramme, die häufig eine Weiterbildung und Zertifizierung der Durchführenden erfordern. Weitere Informationen erhalten Sie bei den jeweiligen Schulungsprogrammen. Häufig können Sie in der Therapie einige für einzelne Patient:innen gerade passende Elemente aus solchem Schulungsmaterial aufgreifen, z. B. um im Rahmen der Psychoedukation krankheitsspezifische Aspekte vermitteln zu können. Wir haben Ihnen hier eine Übersicht von krankheitsspezifischen und -übergreifenden Schulungs- und Psychoedukationsprogrammen für Patient:innen zusammengestellt.

Das Kompetenznetz Patientenschulung im Kindes- und Jugendalter e. V. (KomPaS) bündelt Schulungsaktivitäten unter einem Dach und hat das krankheitsübergreifende Schulungsprogramm ModuS entwickelt: https://www.kompetenznetz-patientenschulung.de/ [11.05.2024]. Auf der Seite des Zentrums Patientenschulung und Gesundheitsförderung e. V. (https://zepg.de/) findet sich unter »Programme« eine Auflistung unterschiedlicher Schulungsprogramme.

Asthma bronchiale

- Asthmaschulung (Arbeitsgemeinschaft Asthmaschulung im Kindes- und Jugendalter AGAS e.V.); https://www.asthmaschulung.de
- Lecheler, J., Biberger, A., Klocke, M., Petermann, F. & Pfannebecker, B. (2007). AVT Asthma-Verhaltens-Training – Arbeitsblätter für Eltern. INA-Verlag: Berchtesgaden.

Chronisch entzündliche Darmerkrankungen allgemein

- Morbus Crohn & Colitis Ulcerosa (Deutsche Morbus Crohn / Colitis Ulcerosa Vereinigung); https://www.dccv.de/betroffene-angehoerige/beratung-informationen/online-seminar/ [10.05.2024]

Cystische Fibrose / Mucoviszidose

- Curriculum Eltern- und Jugendschulung bei Mukoviszidose ModuS CF (Kompetenznetzwerk Patientenschulung im Kindes- und Jugendalter e.V.); https://www.kompetenznetz-patientenschulung.de/mukoviszidose-schulung/ [10.05.2024]

Diabetes mellitus Typ I

- »ModuS« Diabetes-Schulung (Lange et al., 2014) Kompetenznetzwerk Patientenschulung im Kindes- und Jugendalter e.V.; https://www.pabst-publishers.com/fileadmin/user_upload/_modus_9783899678987/modus_9783899679021.pdf [10.05.2024]

Epilepsie

- Modulares Schulungsprogramm Epilepsie für Familien Famoses. (Rau et al., 2006); www.famoses.de
- Epilepsie Schulungsprogramm Flip & Flap. (Jantzen et al., 2003); https://www.kompetenznetz-patientenschulung.de

Schulungsprogramme für Patient:innen

(Spannungs-)Kopfschmerzen / Migräne

- Denecke & Kröner-Herwig (2000). Kopfschmerz-Therapie mit Kindern und Jugendlichen. Ein Trainingsprogramm. Göttingen: Hogrefe.
- Gerber et al. (2010). Kopfschmerzen bei Kindern und Jugendlichen: Das MIPAS-Family-Programm. Göttingen: Hogrefe.
- Frisch & Göbel (2018). »Mütze hat den Kopfschmerz satt«; Material für den Unterricht, Elterninfos; https://www.zies-frankfurt.de/kinder-staerken.html [10.05.2024]

Neurodermitis

- Neurodermitis-Schulung ModuS (Arbeitsgruppe Qualitätsmanagement der Arbeitsgemeinschaft Neurodermitisschulung (AGNES) e.V.); http://www.neurodermitisschulung.de/

Psoriasis / Schuppenflechte

- »Psora«. Patientenschulungsprogramm für Kinder und Jugendliche mit Schuppenflechte (Wilke et al., 2002); https://www.psoriasis-netz.de/marktueberblick/buecher/schulungsprogramm-psora [10.05.2024]

Rheumatische Erkrankungen

- »Das Rheumakranke Kind« (Arbeitskreis Patientenschulung der Deutschen Gesellschaft für Rheumatologie, Deutsche Rheuma-Liga Bundesverband e.V., Merck KGaA Darmstadt, 2000); https://www.gkjr.de/fur-patienten-und-familien/eltern-patientenschulungen/ [10.05.2024]
- Rheuma-Patientenschulungen (Deutsche Gesellschaft für Rheumatologie e.V. (Küffer & Reusch, 2017); https://www.rheuma-liga.de/fileadmin/user_upload/Dokumente/Aktivitaeten/Projekte/Rahmenkonzept.pdf [10.05.2024]

Krankheitsübergreifende Schulungsprogramme

- »INSEA« (Initiative für Selbstmanagement und aktives Leben); http://www.insea-aktiv.de/de/content/insea-programm-hintergrund [10.05.2024]
- »ModuS« indikationsspezifische Module (Kompetenznetzwerk Patientenschulung); https://www.kompetenznetz-patientenschulung.de/modus-schulungen/curricula/ [10.05.2024]

Transition

- Fit für den Wechsel: Erwachsen werden mit ModuS (Kompetenznetzwerk Patientenschulung); https://www.kompetenznetz-patientenschulung.de/modus-transitionsworkshop/ [10.05.2024]
- Mein Rheuma wird erwachsen (Deutsche Rheuma-Liga, 2022); https://mein-rheuma-wird-erwachsen.de [10.05.2024]

Geschwisterkinder

- ModuS-Geschwisterworkshop »Fit und Stark«, eintägiger Workshop für gesunde Geschwisterkinder (6–12 Jahre). https://www.kompetenznetz-patientenschulung.de/modus-geschwisterworkshop/ [11.05.2024].

6 Spezifische Interventionen

An verschiedenen Punkten in der Psychotherapie mit chronisch somatisch kranken Kindern kann es Besonderheiten geben, obwohl die Behandlung grundsätzlich den allgemeinen Behandlungsgrundsätzen der Kinder- und Jugendlichenpsychotherapie folgt. Zu organisatorischen Besonderheiten finden Sie Hilfen in Kapitel 2 »Anamnese und Exploration«. In diesem Kapitel sind Materialien zu denjenigen Themenschwerpunkten zusammengestellt, die besonders häufig eine Rolle spielen.

- **Coping.** Die Anpassung an die Krankheit fordert in vielen Fällen besondere Coping-Kompetenzen und kann durch die therapeutische Arbeit unterstützt werden.
- **Akzeptanz.** Eng damit verbunden sind Themen wie Akzeptanz der eigenen Person mit allen ihren Facetten, Umgang mit starken Gefühlen und ein gelungener Umgang mit einer Sonderrolle.
- **Stress.** Viele Kinder und Jugendliche erleben im Kontext medizinischer Prozeduren oder bei Arztbesuchen stressige Situationen, die mit Ängsten bis hin zu Panikattacken verbunden sein können. Dazu gibt es einige Arbeitsblätter, unter anderem auch Hilfen zum Umgang mit Spritzenphobien und / oder Panikattacken bei Spritzen, Blutentnahmen oder anderen Eingriffen.
- **Zurück zur Normalität.** Die Rückkehr in die »Normalität« nach längeren Klinikaufenthalten stellt die Betroffenen häufig vor große Herausforderungen.
- **Zukunftsperspektiven.** Sie finden des Weiteren Materialien, um Zukunftsperspektiven und Rezidiv-Ängste zu bearbeiten und das Thema Transition in die Erwachsenenmedizin und Verantwortungsübernahme zu bearbeiten.

Auch wenn die Materialien grundsätzlich krankheitsübergreifend konzipiert sind, finden Sie hier auch einige spezifische Materialien zu umschriebenen Krankheitsbildern, unter anderem auch zu Krankheiten mit Beteiligung des Zentralen Nervensystems. Weitere Informationen zu krankheitsspezifischen psychischen Herausforderungen finden Sie z. B. in Lidzba et al. (2019), Pinquart (2013a) und Reuner und Gräßer (2023).

Arbeits- und Informationsmaterial

INFO 21 Besondere Aspekte in der Psychotherapie bei chronischer körperlicher Krankheit
In diesem Informationsblatt finden Sie eine Übersicht zu besonderen Herausforderungen und Lösungsvorschläge in der therapeutischen Arbeit mit chronisch kranken Menschen zu den Bereichen »Organisatorisches«, »Psychoedukation«, »Wichtige Therapiethemen«, sowie »Krankheitsspezifische Themen«.

INFO 22 Mit der Krankheit leben – Coping, Akzeptanz und Selbstwert
Das Informationsblatt fasst Wichtiges rund um das Thema »Coping« für Therapeut:innen zusammen.

AB 42 Welcher Coping-Typ bin ich?
Mithilfe des Arbeitsblattes können Sie individuelle Coping-Muster mit Patient:innen erarbeiten.

AB 43 Das neue Familienmitglied
Die Metapher »Die Krankheit als neues Familienmitglied« können Sie nutzen, um das Thema Krankheitsakzeptanz zu bearbeiten.

AB 44 Mein Lebensrucksack
Die Metapher »Mein Lebensrucksack« können Sie nutzen, um das Thema Krankheitsakzeptanz zu bearbeiten.

AB 45 Mein Rezept
Dieses Arbeitsblatt eignet sich gut, um eine Selbstverordnung im Sinne von Selbstfürsorge zu erarbeiten.

AB 46 Mein guter Rat an mich selbst
Mithilfe des Arbeitsblattes können Therapeut:innen einen »guten Rat an mich selbst« im Sinne von Selbstfürsorge erarbeiten.

AB 47 Mein Ressourcenbaum
Sie können dieses Arbeitsblatt nutzen, um das Thema Ressourcen kreativ zu bearbeiten.

INFO 23 Körperbild
Hier finden Sie Hinweise zum Thema Arbeit mit dem Körperbild bei chronischer körperlicher Krankheit.

AB 48 Die Löffel-Theorie
Nutzen Sie das Arbeitsblatt für die Arbeit zu den Themen »Energiehaushalt« und »Kräfte einteilen«.

INFO 24 Umgang mit der Sonderrolle
Hier finden Sie Hinweise zum Thema »Umgang mit der Sonderrolle«.

AB 49 Ich bin doch nicht krank! Ich hab' bloß ...
Dieses Arbeitsblatt können Sie nutzen, um das Thema »Krankheitsbedingte Sonderrolle« zu erarbeiten und dabei gleich auch Lösungsansätze generieren.

INFO 25 Umgang mit dummen Sprüchen, Hänseln, Mobbing
Chronisch körperlich kranke Kinder und Jugendliche erleben häufig abwertende Bemerkungen, die mit ihrer körperlichen Erkrankung zusammenhängen, oder sie werden gehänselt oder gemobbt. Das Informationsblatt listet Hinweise und mögliche Vorgehensweisen rund um das Thema dumme Sprüche, Hänseleien und Mobbing auf.

AB 50 Was mache ich bei dummen Sprüchen, Hänseln und Mobbing?
Nutzen Sie das Arbeitsblatt, um mit betroffenen Kindern oder Jugendlichen eigene Erfahrungen zum Thema Hänseleien / Mobbing zu eruieren und hilfreiche Vorgehensweisen zu erarbeiten.

AB 51 Alles was fliegt – alles was schwimmt
Die Übungen aus diesem Arbeitsblatt können Sie einsetzen, um die Themenbereiche Ressourcen, Selbstwert und Akzeptanz erfahrbar zu machen.

AB 52 Das Ziel ansteuern
Die Übung »Das Ziel ansteuern« kann einen Zugang zur Krankheitsakzeptanz bieten und unterstützt zugleich die Kreativität und Flexibilität bei der Problemlösung. Die Übung verdeutlicht sehr gut Zusammenhänge zwischen Verhalten und den jeweiligen Gefühlen und Gedanken. Die Übung kann mit sehr unterschiedlichen Altersstufen durchgeführt werden. Das spielerische Element lockt gerade auch Jugendliche aus der »Reserve«.

INFO 26 Glückskekse – Lebensmotto – Maximen
Hier finden Sie Informationen und Ideen zum Einsatz von Motto-Sprüchen bzw. Maximen.

AB 53 Glückskekse – Lebensmotto – Maximen für mich
Nutzen Sie das Arbeitsblatt, um mit Patient:innen ein persönliches Motto oder eine Maxime zu erarbeiten.

INFO 27 Akzeptanz für die Krankheit eines Kindes
Das Thema Akzeptanz für Krankheit / Behinderung und Abschied vom Traumziel eines gesunden Kindes ist in der Elternarbeit besonders wichtig. In dieser Information finden Sie Anregungen für die Elternarbeit zu diesem Thema.

INFO 28 Akzeptanz der Andersartigkeit
Der Zugang und die Besprechung von Themen wie Andersartigkeit und deren Akzeptanz können kompliziert sein. In diesem Informationsmaterial finden Sie eine Top-10-Liste mit Ideen und Anregungen zu diesem Themenbereich.

AB 54 Mein Thermometer
Das Skalieren der eigenen Gefühle, Schmerzen und krankheitsbezogene Gedanken kann die Selbstregulation sehr unterstützen. Nutzen Sie hierzu das Thermometer auf diesem Arbeitsblatt.

INFO 29 Starke Gefühle: Wut – Trauer – Abschied
Kinder und Jugendliche, die unter einer chronischen körperlichen Erkrankung leiden, erleben häufig starke Gefühle, die von Angst über Scham und Trauer bis zu Wut reichen können. Für die therapeutische Arbeit bedeutet dies, die starken Emotionen oder mögliches Vermeidungsverhalten bei allen Beteiligten aufzudecken und alternative Ausdrucksweisen zu erarbeiten. In diesem Informationsblatt sind Ideen mit Erklärungen aufgelistet, die Therapeut:innen je nach Alter, Situation, Passung und eigenen Vorlieben in der Arbeit mit starken Gefühlen einsetzen können.

AB 55 Meine Gefühle von Freude über Angst, Wut, Trauer bis Scham
Nutzen Sie das Arbeitsblatt, um mit Patient:innen starke Gefühle im Kontext ihrer chronischen körperlichen Krankheit zu erarbeiten.

AB 56 Meine Gefühle-Achterbahn
Mithilfe des Arbeitsblattes können Sie das Thema »Starke Gefühle« und »Gefühlsschwankungen« kreativ bearbeiten.

AB 57 Starke Gefühle: krankheitsbezogene Ängste
Nutzen Sie dieses Arbeitsblatt, um krankheitsbezogene Ängste anschaulich zu erarbeiten.

AB 58 Starke Gefühle: Und was ist, wenn das wiederkommt?
Rezidiv-Angst ist ein häufiges Thema im Kontext chronischer körperlicher Krankheiten. Nutzen Sie das Arbeitsblatt, um Sorgen und Ängste vor Rezidiven oder neuen Krankheitsschüben zu erarbeiten.

INFO 30 Umgang mit jungen Kindern
Hier finden Sie Ideen zur therapeutischen Arbeit mit jungen Kindern mit einer chronischen Krankheit.

AB 59 Beim nächsten Arztbesuch ansprechen
Im Kontext mit zunehmender Verantwortungsübernahme für die Krankheit bzw. auch im Kontext von Selbstwirksamkeitserleben können Sie Patient:innen ermuntern, ihre Fragen für den nächsten Arztbesuch auf diesem Arbeitsblatt zu sammeln.

AB 60 Arztbesuch
Nutzen Sie dieses Arbeitsblatt, um mit Patient:innen ihre Rolle bei Arztbesuchen zu reflektieren und so die Selbstwirksamkeit und Verantwortungsübernahme zu adressieren.

AB 61 Meine Medikamente
Um die Selbstständigkeit und Verantwortungsübernahme bei der Medikamenteneinnahme zu bearbeiten, können Sie dieses Arbeitsblatt nutzen.

AB 62 Meine Hilfsmittel – rund um die Beweglichkeit
Kinder und Jugendliche mit einer chronischen körperlichen Erkrankung sind häufig auch auf Hilfsmittel angewiesen. Mithilfe des Arbeitsblattes können Patient:innen ihre persönlichen Hilfsmittel darstellen und dabei ins Gespräch über Gedanken und Gefühle zum Einsatz der Hilfsmittel kommen.

AB 63 Alles rund ums Essen

Manche Kinder / Jugendliche mit einer chronischen körperlichen Erkrankung müssen bestimmte Dinge rund um das Essen beachten. Nutzen Sie dieses Arbeitsblatt zur Exploration der Besonderheiten im Einzelfall.

AB 64 Mein Koffer für's Krankenhaus

Die Vorbereitung auf Krankenhausaufenthalte erfordert von Patient:innen mit chronischer körperlicher Krankheit oft hohe Selbstregulationsfähigkeiten. Nutzen Sie dieses Arbeitsblatt, um die Patient:innen bei der gedanklichen Vorbereitung zu unterstützen.

AB 65 Mein Krankenhausaufenthalt

Dieses Arbeitsblatt können Sie nutzen, um Krankenhausaufenthalte mit Patient:innen vorzubereiten und Ressourcen zur Selbstregulation zu aktivieren.

INFO 31 Operationsvorbereitung

Bei Kindern / Jugendlichen mit einer körperlichen Erkrankung kommen Operationen, andere Eingriffe oder Krankenhausaufenthalte häufig vor. Es kann sein, dass medizinische Interventionen sehr negativ besetzt sind, insbesondere wenn es bereits negative Vorerfahrungen gegeben hat. Auf diesem Informationsblatt sind Methoden und Vorgehensweisen zusammengestellt, die sich gut bei der Vorbereitung von Operationen einsetzen lassen.

INFO 32 Einsatz von Skills und Ablenkungsstrategien

Informationen rund um den Einsatz von Skills und Ablenkungsstrategien und Besonderheiten bei chronischer körperlicher Krankheit sind hier zusammengestellt.

AB 66 Ablenkungsstrategien – Meine Best-of-Liste

Dieses Arbeitsblatt lässt sich gut zur Sammlung von Ablenkungsstrategien in der konkreten Arbeit mit Patient:innen nutzen.

AB 67 Mein Ablenkungs-ABC

Dieses Arbeitsblatt eignet sich, um die Methode des »Ablenkungs-ABC« konkret zu erarbeiten.

INFO 33 Applied Tension – Angewandte Anspannung bei Blut- und Spritzenphobien

Diese Information fasst Ihnen die Methode der Applied Tension zur Vermeidung von Ohnmacht bei Spritzen, Blutentnahmen usw. zusammen.

AB 68 Applied Tension

Dieses Arbeitsblatt können Sie an Patient:innen weitergeben, um die Methode »Applied Tension« zur Vermeidung von Ohnmachten bei Blutentnahmen usw. zu erarbeiten.

INFO 34 Umgang mit Spritzenphobie bei jungen Kindern

Dieses Informationsblatt gibt eine Übersicht zu Angst-Stopp-Techniken bei medizinischen Prozeduren für die Arbeit mit jüngeren Kindern.

AB 69 Meine Greatest Hits für Panik-Situationen

Mithilfe des Arbeitsblattes können Sie individuelle Strategien für Panik-Situationen erarbeiten.

AB 70 Mein Ängste-Bekämpfungs-Protokoll

Dieses Arbeitsblatt soll Patient:innen in der Selbstregulation von Angst aktiv bestärken und ihre Anstrengungen wertschätzen.

INFO 35 Arbeitsideen zu krankheitsspezifischen Themen

Diese Information fasst häufige krankheitsspezifische Themen für Therapeut:innen zusammen und orientiert sich dabei an einer systemischen, psychosozialen Typisierung von Krankheitsmerkmalen (Krankheitsbeginn, Verlauf, erwartetes Outcome, Behinderungen, Vorhersehbarkeit).

AB 71 Meine Krankheit ist echt ein besonderer Typ
Mithilfe dieses Arbeitsblattes können Patient:innen ihre individuelle Krankheitssituation einordnen. Es eignet sich besonders zur Erarbeitung eines hilfreichen Krankheitsverständnisses und kann aufzeigen, welche Krankheitsmerkmale als besonders herausfordernd eingeschätzt werden. Diese können Sie dann in der therapeutischen Arbeit konkret aufgreifen.

AB 72 Mein Steckbrief für Krankheitskrisen
Auf diesem Arbeitsblatt können Patient:innen einen Steckbrief zu individuellen kritischen Krankheitssituationen erstellen. Nutzen Sie dieses Arbeitsblatt zur Unterstützung der Kommunikation über die Krankheit und zur Verbesserung des Selbstwirksamkeitserlebens.

AB 73 Das macht es nur noch schlimmer
Mithilfe des Arbeitsblattes können Sie symptomverstärkende Situationen bzw. Auslöser für Krankheitskrisen erarbeiten. Damit können Sie insbesondere die Verantwortungsübernahme unterstützen.

AB 74 Was bedeutet meine Krankheit für mich?
Was eine chronische Krankheit für die einzelne betroffene Person bedeutet, ist äußerst unterschiedlich. Anhand des Arbeitsblattes mit einigen Vorschlägen können Patient:innen ihre persönliche Sicht auf die Krankheit erarbeiten.

AB 75 Zurück in die Zukunft
Die Rückkehr aus einer längeren stationären Behandlung kann enorme emotionale Herausforderungen bedeuten. Mithilfe dieses Arbeitsmaterials können Sie das Thema bereits vor der Behandlungszeit aufgreifen, Wünsche für die Rückkehr erarbeiten und mit der Realität abgleichen.

INFO 36 Urkunden, Pokale und Mutperlen
Hier finden Sie Anregungen für motivierende, positiv verstärkende Interventionen für größere Herausforderungen im Kontext einer chronischen Krankheit.

AB 76 Mein Weg
Das Arbeitsblatt lässt sich zur kreativen Arbeit mit Zielen und Problemlösestrategien auf dem Weg mit einer chronischen Krankheit einsetzen.

INFO 37 Besonderheiten bei Krankheiten mit Beteiligung des Zentralen Nervensystems
Einige chronische Krankheiten betreffen unmittelbar das Zentrale Nervensystem. In diesem Informationsblatt sind wichtige Aspekte zusammengefasst, die Sie in der Psychotherapie mit dieser Untergruppe bedenken sollten (Auswirkungen auf kognitive und emotionale Regulation, auf spezifische bzw. globale kognitive Leistungsfähigkeit).

AB 77 Das Therapieende im Blick
Die richtige Vorbereitung und das Ausschleichen der Therapie sind wichtige Punkte in der therapeutischen Arbeit. In diesem Arbeitsblatt finden Sie alle wichtigen Punkte, Ideen und Anregungen zum Therapieende zusammengefasst.

INFO 38 Transition in die Erwachsenenbehandlung
Informationen zu verschiedenen Aspekten der psychotherapeutischen Arbeit während der Transitionsphase sind in dieser Information aufgeführt.

AB 78 »Ich bin dann mal weg«
Ein Schuljahr im Ausland oder ein Jahr als Au-Pair sind für viele Menschen ein schönes Zwischenziel in der Entwicklung. Ein solcher Schritt ist häufig mit Bedenken, Ängsten oder auch Wünschen verbunden. Damit die Familienmitglieder sich einmal geordnet Gedanken dazu machen können, gibt es dieses Arbeitsblatt.

AB 79 Informationen für den Wechsel in die Erwachsenenmedizin

Der Wechsel von Kinder- und Jugendlichenärzt:innen zu Fachärzt:innen für Erwachsene ist ein großer und wichtiger Schritt in der Entwicklung. Damit der Übergang so gut und reibungslos wie möglich verlaufen kann, hilft dieses Arbeitsblatt.

AB 80 Meine Krankheit wird erwachsen

Therapeutisches Schreiben ist eine spannende Möglichkeit für viele Patient:innen, sich mit ihrer Krankheit auseinanderzusetzen. Dieses Arbeitsblatt bietet eine Home-Experience zur Auseinandersetzung mit der eigenen Krankheit und der möglichen Zukunft.

AB 81 Fragebogen zur Verantwortungsübernahme

Wer hat eigentlich die Verantwortung für was? Stellen Sie mit diesem Fragebogen fest, wer in der Familie oder Wohngruppe aktuell für welche Aufgabe rund um die chronische körperliche Erkrankung zuständig und verantwortlich ist.

AB 82 Bin ich fit für's Alleine-Wohnen?

Eigene Wohnung oder WG-Zimmer? Helfen Sie Ihren Patient:innen mit diesem Arbeitsblatt, die eigene Situation besser einzuschätzen und die richtigen Schritte bei der Suche einzuplanen.

AB 83 Mein Wunschberuf

Ausbildung und Berufsfindung sind wichtige Ziele für die weitere Entwicklung der Patient:innen. Dieses Arbeitsblatt könnte eine passende Arbeitshilfe für die Auseinandersetzung mit dem Thema Beruf sein. Ideal als Home-Experience geeignet.

AB 84 Freund:in / Partner:in kennenlernen: Von Dating-Apps und ersten Treffen

Chronisch kranke Menschen machen es sich häufig nicht leicht mit der Partnersuche. Auf diesem Arbeitsblatt finden Sie einige hilfreiche Informationen und Denkanstöße für Ihre Patient:innen.

Besondere Aspekte in der Psychotherapie bei chronischer körperlicher Krankheit

Die Arbeit mit chronisch kranken Menschen hat neben den normalen Anforderungen für die therapeutische Arbeit noch ein paar zusätzliche mögliche Herausforderungen, auf die Sie sich bestenfalls frühzeitig einstellen und vorbereiten sollten. Hier die wichtigsten in der Übersicht.

Besonderer Aspekt	Aufgaben und mögliche Lösungen
Organisatorisches	
Barrierefreiheit	▶ Prüfen und ggf. Anpassungen vornehmen, kreative Lösungen sind gefragt. ▶ Machen Sie einen Praxisrundgang.
Notfallmanagement	▶ Notfallplan vereinbaren
Haben Sie ausreichendes und aktuelles Erste-Hilfe-Wissen?	▶ Erkundigen Sie sich nach einem Erste-Hilfe-Kurs in Ihrer Nähe. Vielleicht können Sie sich auch mit ein paar Kolleg:innen oder Ihrem Qualitätszirkel zusammentun und einen eigenen Kurs buchen, der auch spezielle Fragen zu bestimmten Krankheiten beantwortet.
Videositzungen	▶ Gerade bei chronisch kranken Patient:innen kann es häufiger zu Ausfällen kommen, weil diese gerade krankheitsbedingte Einschränkungen haben und es nicht zu Ihnen in die Praxis schaffen. In solchen Fällen ist ein Videotermin häufig eine optimale Lösung. Prüfen Sie deshalb rechtzeitig Ihre technischen Möglichkeiten und besprechen Sie diese Option direkt zu Behandlungsbeginn mit den Patient:innen. Denken Sie auch schon beim ersten Termin an das schriftliche Einverständnis. Beachten Sie aktuelle Richtlinien zum Anteil von Videositzungen am Gesamtvolumen der Praxis.
Langzeittherapie-Antrag	▶ Zeit zum Erstellen des Antrags einplanen (ggf. mehr als üblich, da medizinische Fakten recherchiert werden müssen) ▶ Einbezug der Krankheit ins Bedingungsmodell (**INFO 10** »Zeit-Kalkulation«, **INFO 11** »Bericht an den / die Gutachter:in«, **INFO 12** »Bedingungs-Puzzle«, **AB 34** »Fallkonzeption unter Berücksichtigung der Krankheit«)
Klinikaufenthalte / Unterbrechungen	▶ Terminplanung flexibel gestalten ▶ rechtzeitig die Wiederaufnahme der Behandlung vereinbaren, ggf. Lücken freihalten

Besondere Aspekte in der Psychotherapie bei chronischer körperlicher Krankheit

Besonderer Aspekt	Aufgaben und mögliche Lösungen
Psychoedukation	
Ist Anpassung von Material erforderlich?	▶ Kreative Lösungen sind gefragt. ▶ **INFO 16** »Kreative Materialien in der Therapie chronisch kranker Patient:innen«
Muss krankheitsspezifische Psychoedukation mit integriert werden?	▶ relevante Patientenschulungsprogramme recherchieren (**INFO 20** »Schulungsprogramme für Patient:innen«)
Psychoedukation für Kita, Schule usw.	▶ Schweigepflicht beachten ▶ Zeit einplanen, ggf. Videotermin nutzen
Besuch von Patientenschulungen, Psychoedukationsprogrammen, Kursen sinnvoll?	▶ regionale und überregionale Angebote nutzen ▶ Erfahrungen aus Patientenschulungen in die Therapie einbeziehen ▶ **INFO 20** »Schulungsprogramme für Patient:innen«
Wichtige Therapiethemen	
Coping, Akzeptanz, Selbstwert	▶ **INFO 22** »Mit der Krankheit leben – Coping, Akzeptanz und Selbstwert« ▶ **AB 42** »Welcher Coping Typ bin ich?«
(Un-)Sichtbarkeit der Krankheit	▶ **AB 7** »Exploration von Schlüsselfunktionen im Familiensystem« ▶ **AB 8** »Exploration von Krankheitsmerkmalen« ▶ **AB 17** »Folgebelastungen durch meine Krankheit« ▶ **AB 18** »Kommunikation über meine Krankheit« ▶ **AB 62** »Meine Hilfsmittel – rund um die Beweglichkeit«
Stigma, Sonderrolle	▶ **INFO 25** »Umgang mit dummen Sprüchen, Hänseln und Mobbing« ▶ **AB 50** »Was mache ich bei dummen Sprüchen, Hänseln und Mobbing?«
Unsicherheit zur individuellen Prognose	▶ Arbeit mit extremen Gefühlen (**AB 56** »Meine Gefühle-Achterbahn«) ▶ psychovegetative Stressreaktionen beachten, ggf. Intrusionen und Dissoziationsneigung behandeln ▶ Depressionen beachten ▶ Ressourcen aktivieren

Besondere Aspekte in der Psychotherapie bei chronischer körperlicher Krankheit

Besonderer Aspekt	Aufgaben und mögliche Lösungen
Schübe, Krisen und/oder Krankheitsverschlechterung, Rezidiv-Angst	▶ Arbeit mit starken Gefühlen (insb. Wut, Trauer, Ohnmacht, Kontrollverlust; **AB 56** »Meine Gefühle-Achterbahn«) ▶ **INFO 29** »Starke Gefühle: Wut – Trauer – Abschied« ▶ **AB 55** »Meine Gefühle von Freude über Angst, Wut, Trauer bis Scham«
Erworbene irreversible Sinnes- oder Körperbehinderungen	▶ Arbeit mit Trauer, Wut, Abschied von früheren Zielen (**INFO 29** »Starke Gefühle: Wut – Trauer – Abschied«) ▶ Akzeptanz von Einschränkungen (**INFO 27** »Akzeptanz für die Krankheit eines Kindes«, **INFO 28** »Akzeptanz der Andersartigkeit«, **AB 52** »Das Ziel ansteuern«, **AB 53** »Glückskekse – Lebensmotto – Maximen für mich«) ▶ Auswirkungen auf Aktivitäten und Teilhabe beachten ▶ Arbeit mit dem Umfeld (z. B. Nachteilsausgleiche mitgestalten, inklusive Umgebung anregen)
Verantwortungsübernahme, Transition	▶ Entwicklungsstand beachten ▶ ggf. Familienarbeit intensivieren ▶ Austausch mit dem medizinischen Behandlungssystem suchen ▶ **INFO 38** »Transition in die Erwachsenenbehandlung«, **AB 81** »Fragebogen zur Verantwortungsübernahme«
Zukunftsthemen	▶ Individuelle Lösungen wertschätzen ▶ ggf. »Heilung«, »Symptomfreiheit« als neue Krise beachten
Leben mit einer »neuen Normalität«	▶ Kennenlernen verschiedener Aspekte der Krankheit ▶ Alltagssprache für medizinische Faktoren finden (**AB 21** »Mein Tag«, **AB 22** »Mein Wochenplan«, **INFO 18** »Filme/Videos rund um körperliche Erkrankungen«, **INFO 19** »Übersicht krankheitsspezifischer und -übergreifender Apps«, **AB 44** »Mein Lebensrucksack«, **AB 45** »Mein Rezept«)
Umgang mit Schmerzen	▶ Thematisieren von hohem Leidensdruck ▶ sekundäre Depression ▶ Compliance-Probleme bearbeiten ▶ ggf. spezifische Schmerztherapie ▶ **INFO 32** »Einsatz von Skills und Ablenkungsstrategien«, **AB 66** »Ablenkungsstrategien – Meine Best-of-Liste«, **AB 67** »Mein Ablenkungs-ABC«

Besondere Aspekte in der Psychotherapie bei chronischer körperlicher Krankheit

Besonderer Aspekt	Aufgaben und mögliche Lösungen
Krankheitsspezifische Themen	
Spezifische Ängste / Spritzenphobien bei medizinisch notwendigen regelmäßigen Injektionen / Emetophobie beim Schlucken von Tabletten	▶ In-sensu- und ggf. auch In-vivo-Expositionen planen ▶ Hilfsmittel prüfen (z. B. Applikationsgeräte) ▶ **INFO 33** »Applied Tension – Angewandte Anspannung bei Blut- und Spritzenphobien«, **AB 68** »Applied Tension«
Erforderliche Eingriffe, Operationen, Untersuchungen	▶ Zukunftsängste aufgreifen ▶ In-sensu- (ggf. In-vivo-) Übungen zur Vorbereitung ▶ Ablenkungsstrategien und Entspannungsverfahren üben (**AB 72** »Mein Steckbrief für Krankheitskrisen«, **AB 73** »Das macht es nur noch schlimmer«, **AB 74** »Was bedeutet meine Krankheit für mich?«, **AB 75** »Zurück in die Zukunft«, **INFO 36** »Urkunden, Pokale und Mutperlen«)
Krankheiten mit ZNS-Beteiligung	▶ Eingeschränkte psychophysische Belastbarkeit beachten ▶ Spezifische kognitive Einschränkungen beachten (z. B. Aphasien, Gedächtnisstörungen, Konzentrationsstörungen) ▶ ggf. einfache Sprache / Leichte Sprache bevorzugen (**INFO 37** »Besonderheiten bei Krankheiten mit Beteiligung des Zentralen Nervensystems«)
Eigene Notizen	▶ .... ▶ .... ▶ .... ▶ .... ▶ .... ▶ .... ▶ .... ▶ ....

Mit der Krankheit leben – Coping, Akzeptanz und Selbstwert

Definition

Unter **Coping** (engl. to *cope:* handeln, etwas meistern, kämpfen, Bewältigungsverhalten) versteht man jede Form der Auseinandersetzung bzw. des Umgangs mit psychisch und / oder physisch als belastend empfundenen Situationen (Subjektivität) oder erwarteten Ereignissen, welche die Ressourcen einer Person berühren oder übersteigen (Compas et al., 2012).

- Coping-Strategien sind in gewisser Weise absichtsvoll, basieren jedoch stark auf den temperamentsbedingten automatischen Stress-Reaktionen (dispositionell).
- Coping-Strategien entwickeln sich im Zusammenspiel von Merkmalen der Person, interpersonellen Beziehungen und Merkmalen des Stressors.
- Es gibt keine universell effektiven bzw. ineffektiven Coping-Strategien.

Klassische Coping-Strategien

- **Problemorientiertes Coping**
  Person versucht, durch Informationssuche, aktives Handeln oder Unterlassen die Stress-Situation zu verändern oder sich der Situation anzupassen.
- **Emotionsorientiertes Coping**
  Abbau der durch die Stress-Situation entstandenen emotionalen Erregung
- **Bewertungsorientiertes Coping**
  Umdefinition der Belastung als Herausforderung, Skalierung, Kombination mit konkreten Problemlösungen

Wenn man sich an das Leben mit einer chronischen körperlichen Krankheit anpassen muss, sind Coping-Strategien gefragt. Ob man eher problemorientiert, emotionsorientiert oder bewertungsorientiert auf die Herausforderungen reagiert, ist individuell unterschiedlich. Es werden jedoch stressreduzierende und stressvermehrende Strategien unterschieden (Hampel & Petermann, 2016).

Stressreduzierende Strategien

- Bagatellisieren
- Ablenkung
- Situationskontrolle
- positive Selbstinstruktionen
- soziale Unterstützung

Mit der Krankheit leben – Coping, Akzeptanz und Selbstwert

Stressvermehrende Strategien

- Resignation
- gedankliche Weiterbeschäftigung
- Aggression
- passive Vermeidung

Was wissen wir über Coping bei Kindern / Jugendlichen mit chronischer körperlicher Krankheit?

- Coping-Verhalten hängt ab von den Auswirkungen / Belastungen der chronischen Krankheit (Schmidt et al., 2003).
- Passive Coping-Strategien erklären bis zu 45 % der Varianz der psychischen Lebensqualität (Westerhuis et al., 2011).
- Ein weniger aktiver Coping-Stil korreliert mit höherer selbst-wahrgenommener Schwere epileptischer Anfälle (Oosterhuis, 1998).
- Der Coping-Stil mediiert den Zusammenhang zwischen Familienresilienz und Verantwortungsübernahme bei Jugendlichen mit Epilepsie in der Transitionsphase (Cui et al., 2022).
- Das Coping-Repertoire ist insgesamt eine wichtige **Mediator-Variable** für den Zusammenhang zwischen Krankheit und Outcome.

Diagnostisch können Sie die Coping-Strategien bei Kindern und Jugendlichen z. B. mithilfe des *Stressverarbeitungsfragebogens für Kinder / Jugendliche SVF-KJ* (Hampel & Petermann, 2016) einschätzen.

Zur Selbstreflexion mit Ihren Patient:innen können Sie **AB 42** »Welcher Coping-Typ bin ich?« nutzen.

Akzeptanz und Selbstwert

Sich zu akzeptieren mit all seinen Schwächen und Stärken ist gerade beim Vorliegen einer chronischen körperlichen Krankheit eines der wichtigsten Therapiethemen. Diese besondere Situation anzunehmen, hängt unmittelbar mit dem Selbstwerterleben zusammen. Sie können zur therapeutischen Arbeit an diesen Themen auf viele Materialien zurückgreifen, z. B.

- Spielfiguren mit Handicap
- pädagogische bzw. psychotherapeutische Spiele
- Kinderbücher, Bilderbücher
- Film- und Videomaterial

Welcher Coping-Typ bin ich?

Jeder Mensch hat manchmal Stress oder muss eine Herausforderung bewältigen. Dann wird unser »Coping-Verhalten« aktiviert. Das Wort »to cope« kommt aus dem Englischen und bedeutet ungefähr »handeln, etwas meistern / damit zurechtkommen«, kämpfen. Coping ist also unser Bewältigungsverhalten. Jeder Mensch hat sein persönliches »Lieblings-Coping«. Manche versuchen schnell, Probleme ganz praktisch zu lösen, lenken sich ab oder sprechen sich selbst erstmal gut zu. Andere werden erst einmal ihre starken Gefühle los, werden vielleicht richtig wütend oder weinen. Wieder andere beruhigen sich durch Gedanken wie z. B. »Es hätte viel schlimmer kommen können«.

Wichtig

Es gibt keine »guten« oder »schlechten« Coping-Strategien. Alle haben ihren Zweck und passen bestimmt zu der Person! Allerdings können manche Coping-Muster den Stress eher noch verstärken. Während andere Coping-Muster den Stress eher herunterregeln.

Auf diesem Arbeitsblatt kannst du aufschreiben, welche Coping-Strategien du von dir selbst kennst. Und ob du bei »Alltags-Stress oder Schul-Stress« die gleichen Muster wie bei »Krankheits-Stress« aktivierst.

▶ Stell dir eine Situation in der Schule oder mit deinen Freunden vor, die dich richtig stresst.

Was machst du dann typischerweise?

....

....

....

Welche Gedanken gehen dir in so einer Situation durch den Kopf?

....

....

....

Welcher Coping-Typ bin ich?

Kommt es vor, dass du dann besonders starke Gefühle spürst? Wenn ja, welche?

....

....

....

Denkst du dann manchmal darüber nach, ob es dir besser oder schlechter als anderen in so einer Situation geht?
☐ Ja ☐ Nein

▶ Nun stell dir bitte eine Situation mit deiner Krankheit vor, die dich richtig stresst.

Machst du es dann so ähnlich wie bei Schul-Stress?

....

....

....

Wenn nicht, was ist anders?

....

....

....

Was kannst du ändern, damit es dir mit der jeweiligen Situation besser geht?

....

....

....

AB 43 • K J G E T

Das neue Familienmitglied

Stell dir deine Krankheit einmal vor wie ein Familienmitglied, das neu dazu gekommen ist. Es hat nicht gefragt, sondern war plötzlich einfach da. Und ganz klar, ihr konntet es nicht vor der Tür stehen lassen oder nach Hause schicken, es wohnt jetzt bei euch! Male deine Familie und die Krankheit als neues Familienmitglied dazu. Überlege dir, wo ihr gerade seid. In einer Wohnung, einem Haus, in einem Garten, irgendwo unterwegs?

Wo soll / darf das neue Familienmitglied sein? Ist es im Wohnzimmer, in der Küche oder in deinem Zimmer, im Keller, ist es vielleicht sogar eingesperrt? Wer hat es bisher schon begrüßt und kennengelernt? Gibt es jemanden, der das neue Familienmitglied noch gar nicht kennt? Kümmern sich alle gleich um das neue Familienmitglied? Ist jemand vielleicht wütend oder traurig, dass es nun bei euch wohnt? Wer mag es oder findet es zumindest ganz okay?

PS: Falls du nicht so gerne malst, kannst du deine Familie und das Familienmitglied auch mit Spielfiguren aufstellen. Oder mit Kuscheltieren oder sonstigen Dingen, die du gerade zur Verfügung hast. Das kann sogar besonders viel Spaß machen.

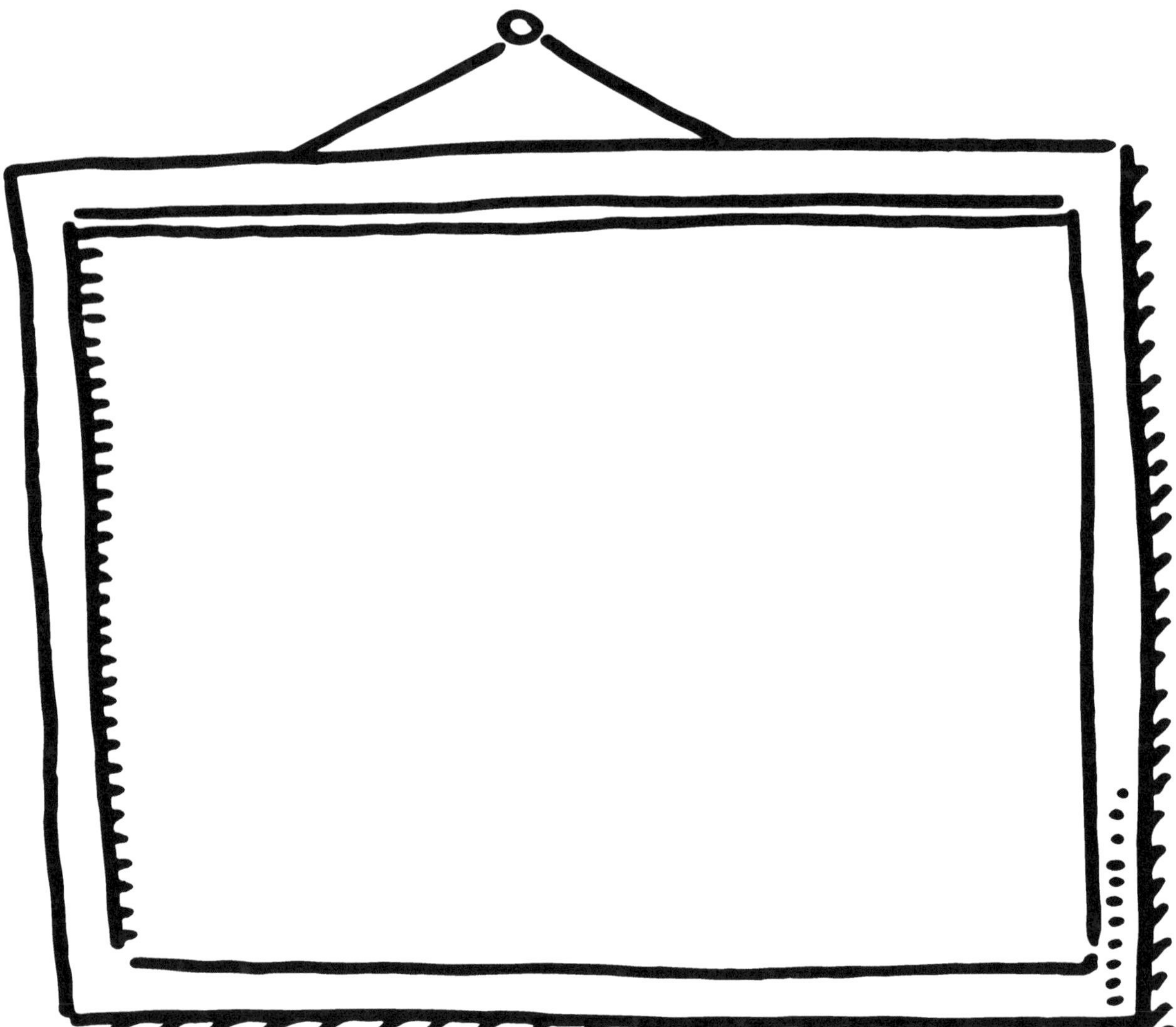

Mein Lebensrucksack

Stell dir mal vor: Jeder Mensch trägt einen Rucksack mit sich, während er durchs Leben wandert, auch du. Darin sind alle Erlebnisse, alle Erfahrungen, die du machst, alle Begegnungen und alle Erinnerungen. In deinem Rucksack sind auch all deine Wünsche, Hoffnungen und Ziele. Egal, was alles in deinem Rucksack ist, du bist immer stark genug, um ihn zu tragen. Trotzdem kann er manchmal ganz schön auf dem Rücken drücken und schwer sein. Eines Tages schlüpfte nun auch deine Krankheit in deinen Lebensrucksack und gehört nun zu deinem Wandergepäck. Wenn du magst, kannst du deinen Rucksack füllen mit allem, was so in deinem Lebensrucksack ist. Deine Krankheit hat auch Platz darin.

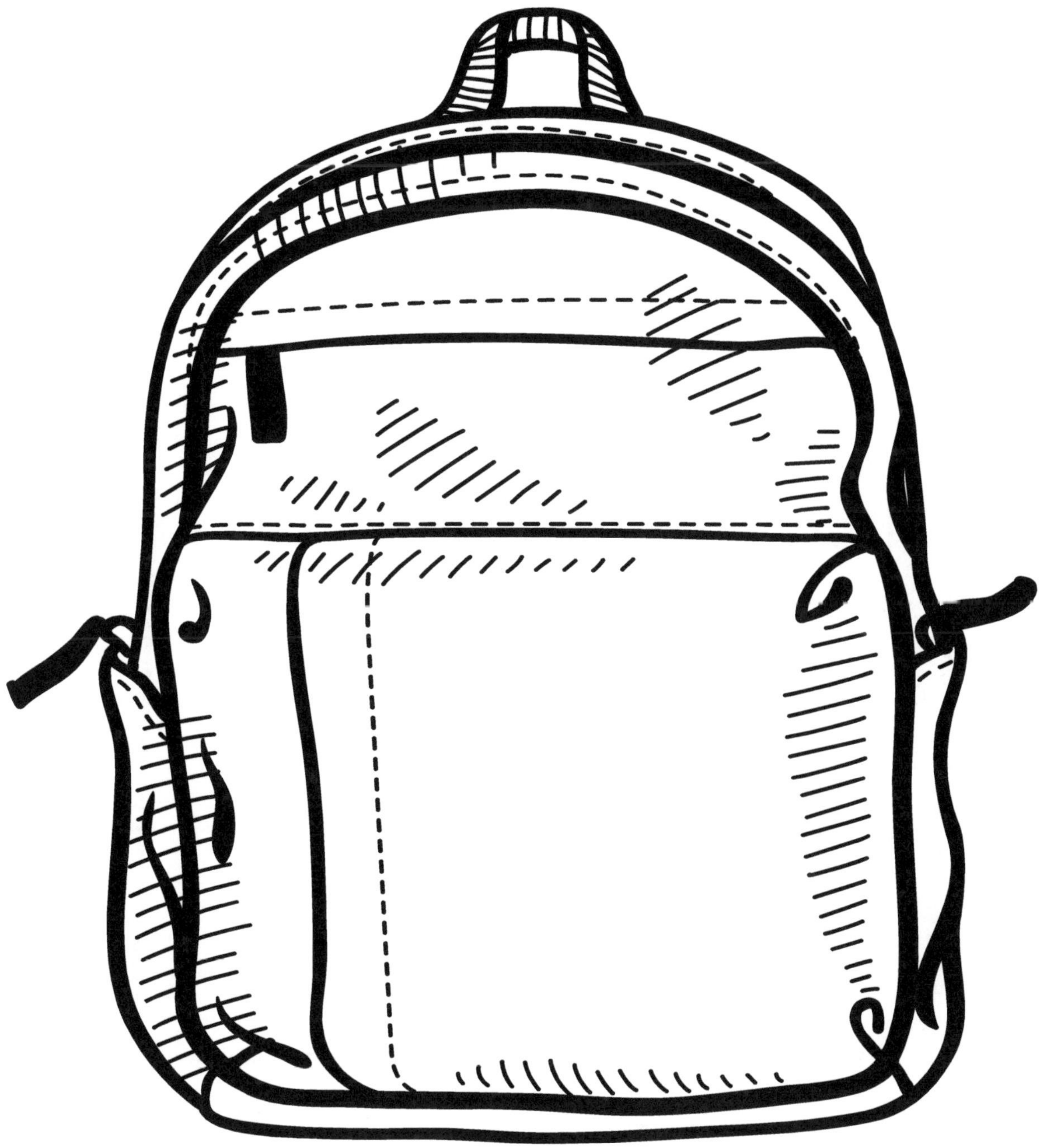

Mein Rezept

Wenn du dir selbst etwas verordnen könntest, was dir helfen kann, damit es dir richtig gut oder besser geht: Was wäre das? Trage es hier ein oder male es auf.

☐ Verordnung für: ....

☐ Verschrieben wird: ....

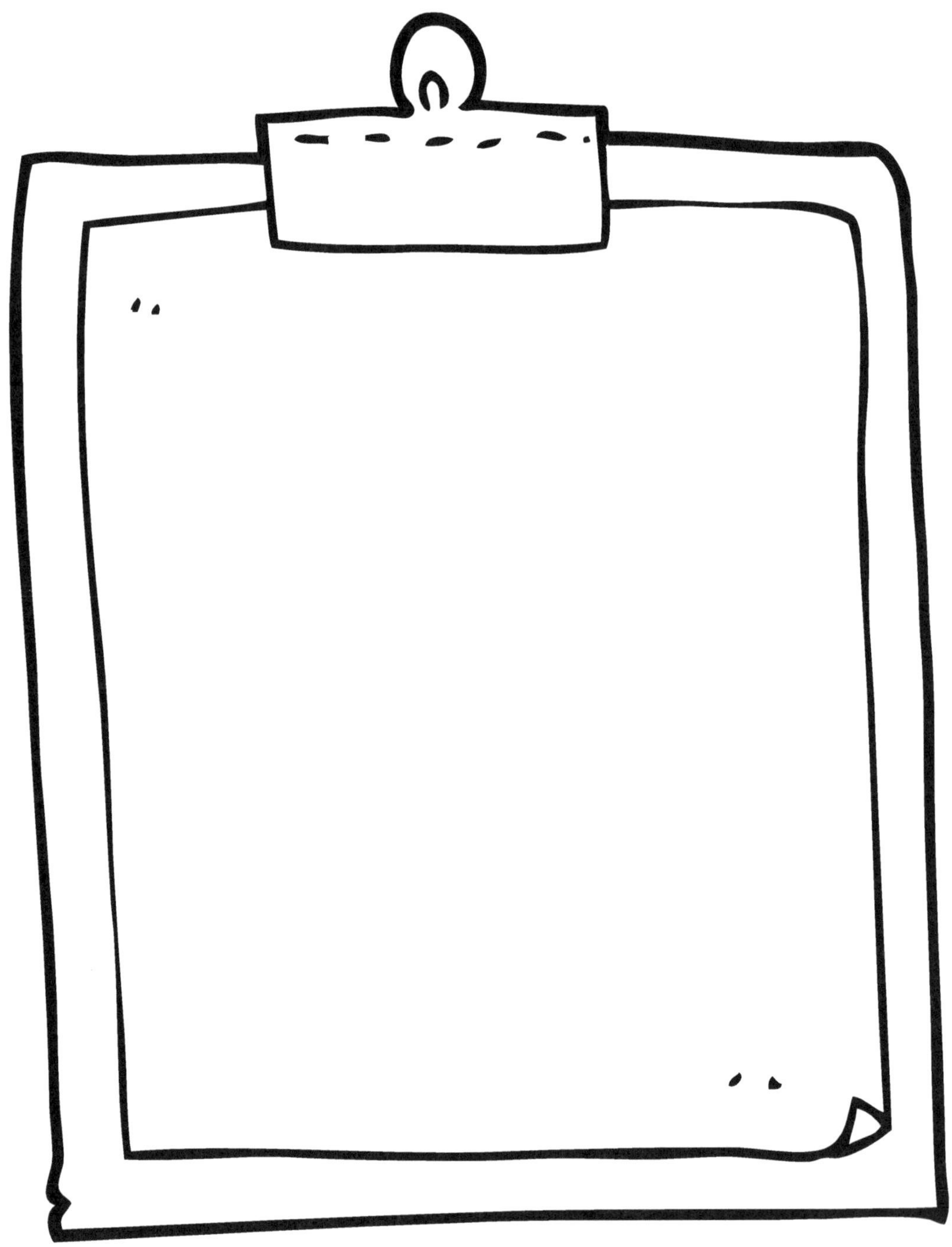

AB 46 • K J G B E

Mein guter Rat an mich selbst

Kennst du das? Ständig bekommt man Ratschläge von anderen. Dabei weißt du eigentlich selbst am besten, was gut für dich ist, oder? Welchen Rat möchtest du dir selbst ab und zu mal geben?

Hier findest du einige Beispiele für gute aufmunternde Sprüche:

- ▶ Mach regelmäßig Pausen!
- ▶ Denk daran, ausreichend zu trinken!
- ▶ Denk einfach mal an dich selbst!
- ▶ Mach auch immer wieder Sachen nur für dich!
- ▶ Du musst es nicht allen recht machen!
- ▶ Hab Spaß!

Vielleicht ist ja schon was für dich dabei? Dann schreib es in die Sprechblasen unten. Oder du hast andere Ideen? Dann nix wie los!

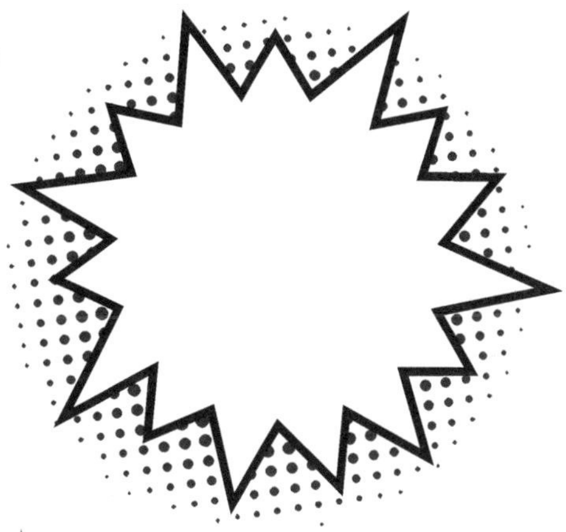

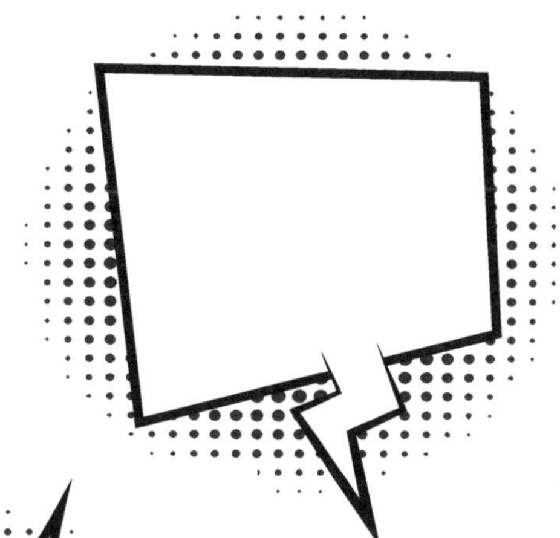

Mein Ressourcenbaum

Bei diesem Baum kannst du alle Dinge eintragen, die dir wichtig sind und die dir helfen. Überlege mal, wer oder was dir Wurzeln gibt, damit du fest auf dem Boden stehen kannst? Oder wer dich, wie der Baumstamm, trägt? Was du gut kannst, was dir Spaß macht, usw., können die Blätter sein und was du schon alles geschafft oder erreicht hast kannst du vielleicht bei den Früchten eintragen. Leg direkt los und schreib und male alles auf, was dir guttut, dir Kraft gibt und was dir sonst noch so einfällt.

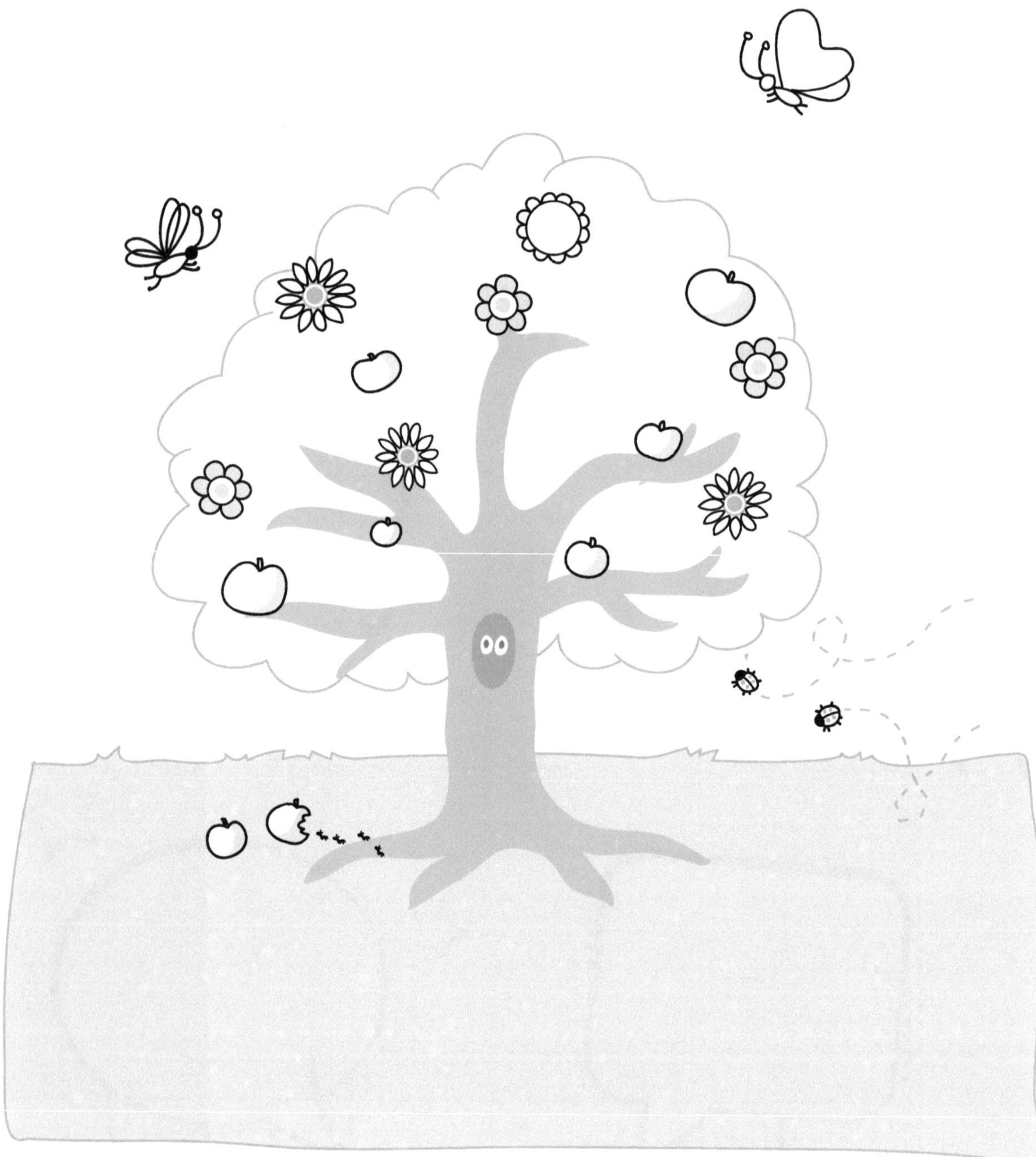

INFO 23 • T

Körperbild

Das eigene Körperbild spielt bei Kindern und Jugendlichen häufig eine wichtige Rolle. Wenn eine körperliche Erkrankung besteht, ist dies häufig noch mehr und / oder auf andere Weise relevant. Viele chronische körperliche Erkrankungen gehen mit körperlichen Beeinträchtigungen einher. Dies können ganz unterschiedliche Dinge sein, z. B.:

- Schmerzen
- Bewegungseinschränkungen
- Ausschläge
- durch die Erkrankung bedingte Hilfsmittel, die sich aufs Körperempfinden und damit auf das Körperbild auswirken können, z. B. Insulinpumpe, Urinbeutel, Stoma usw.
- Nebenwirkungen von Medikamenten

Bedenken Sie diese Aspekte und explorieren Sie diese im Rahmen der Diagnostik oder setzen spezifische Fragenbögen rund um das Körperbild / -empfinden ein.

Wenn Ihr:e Patient:in mit einer chronischen körperlichen Erkrankung Auffälligkeiten im Zusammenhang mit dem eigenen Körperbild / -empfinden hat, haben Sie unterschiedliche Möglichkeiten.

- Nutzen Sie Körperumrisse. Lassen Sie Ihre:n Patient:in den eigenen Körperumriss auf einem Blatt Papier aufzeichnen und die unterschiedlichen Aspekte eintragen / einzeichnen / aufkleben. Nutzen Sie alternativ große Papierrollen / Tapete, lassen Sie Ihre:n Patient:in sich darauflegen und malen Sie drumherum, dann können Sie mit dem echten Körperumriss arbeiten. Sie können ebenfalls mit Vorlagen arbeiten, siehe bspw. *Therapie-Tools Therapeutisches Malen mit Kindern und Jugendlichen* (Gräßer et al., 2024).
- Arbeiten Sie am Thema Akzeptanz.

AB 48 • K J G E B

Die Löffel-Theorie

Die amerikanische Bloggerin Christine Miserandinos, die eine rheumatischen Erkrankung hat, erklärte 2003 mithilfe von zwölf Löffeln einer Freundin, was es heißt, mit ihrer Krankheit zu leben. Die daraus entstandene sogenannte *Löffel-Theorie* (Spoon Theory) kann wunderbar genutzt werden, um zu verstehen, wie sich gesundheitliche Probleme von Menschen mit einer chronischen Krankheit auf deren Fähigkeit, ganz alltägliche Aufgaben und Aktivitäten, wie z. B. Zähneputzen, zur Schule gehen, auswirken können. Die zwölf Löffel stehen als Synonym für die Menge der körperlichen und geistigen Energie, die einem chronisch kranken Menschen zur Verfügung stehen. Diese Menge muss ein chronisch körperlich kranker Mensch im Prinzip jeden Tag einplanen und so verteilen, um die anstehenden Aufgaben oder Tätigkeiten bewältigen zu können. Im Vergleich zu kranken Menschen haben gesunde Menschen in der Regel eine ausreichende Energiemenge, also nicht nur zwölf, sondern beliebig viele Löffel zur Verfügung, sodass sie nicht darüber nachdenken müssen, ob sie lieber auf die Verabredung am Nachmittag verzichten, um noch ausreichend Energie für die Hausaufgaben oder den Arzttermin zu haben.

Viele chronisch kranke Menschen nennen sich übrigens inzwischen »Spoonie« (#spoonie).

Wie viele Löffel stehen dir bzw. Ihnen heute zur Verfügung?

....

....

....

....

....

....

....

....

....

....

....

....

Umgang mit der Sonderrolle

»Ich bin doch nicht krank! Ich hab' bloß Epilepsie!«

Man ist automatisch etwas »Besonderes«, wenn man eine chronische körperliche Krankheit hat. Zumindest in dieser Hinsicht unterscheidet man sich von der großen Gruppe, die sich als »körperlich gesund« definiert. Dabei erleben das die Betroffenen häufig anders und sehen die Krankheit nur als einen Teil von sich, der höchstens »lästig« ist. Umso wichtiger ist es zu hinterfragen,

- ob eine Sonderrolle besteht,
- was diese kennzeichnet und
- in welchen Kontexten sie besonders spürbar wird.

Manchmal sind es besondere Situationen, in denen die Sonderrolle auftritt (z. B. der Schwimmunterricht, bei dem man unter Einzelaufsicht oder mit einem Schwimmkragen teilnehmen muss, oder das gemeinsame Essen, bei dem man erstmal seinen Blutzucker messen muss und dann Insulin spritzen), manchmal sind es auch bestimmte Personen, die mehr oder weniger absichtlich diese Sonderrolle sichtbar machen (z. B. um die Betroffenen zu schützen oder aus Unsicherheit).

Manchmal hat diese Sonderrolle auch eindeutige Vorteile (im Sinne eines sekundären Krankheitsgewinns).

Wichtig

Solche Vorteile können ganz okay sein! Man kann einen krankheitsbedingten Vorteil auch als »Nachteilsausgleich« für andere Probleme verstehen. Ein häufiges Beispiel ist: Die / Der Patient:in bekommt mehr Zeit bei Klassenarbeiten wegen der Krankheit oder darf statt einer langen Klausur eine mündliche Präsentation halten. In solchen Fällen macht es Sinn, die krankheitsbedingten Nachteile zu verstehen und die Sonderrolle wirklich als Ausgleich dafür zu schätzen.

Ich bin doch nicht krank! Ich hab' bloß …

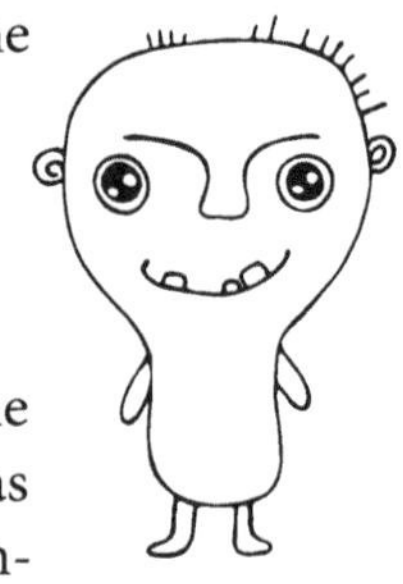

Kennst du das? Manche Leute halten dich für »krank«, bloß weil du diese chronische Krankheit hast! Dabei ist das doch nur EIN Teil von dir, und vermutlich nicht immer der wichtigste! Trotzdem kann es passieren, dass du – wegen dieser Krankheit – eine Sonderrolle hast. Vielleicht nehmen manche mehr Rücksicht auf dich oder trauen dir weniger zu? Oder sie beobachten dich sehr genau? Vielleicht darfst du manche Sachen auch nicht oder musst andere Sachen unbedingt machen? So eine Sonderrolle kann ganz schön nerven und manchmal schießen andere auch über das Ziel hinaus! Spätestens dann solltest du aktiv werden und Fragen stellen: Ist diese Sonderrolle wirklich sinnvoll?

Hier kannst du überlegen, ob du manchmal eine Sonderrolle hast und was diese mit sich bringt.

So sieht meine Sonderrolle aus:

....

In diesen Situationen merke ich besonders, dass ich eine Sonderrolle habe:

....

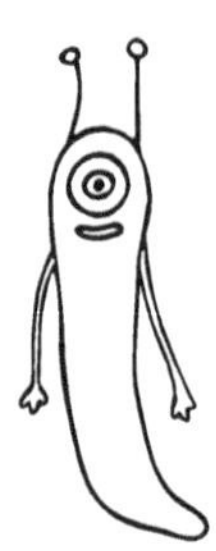

In diesen Situationen habe ich keine besondere Rolle:

....

Diese Personen sind an meiner Sonderrolle besonders beteiligt:

....

Diese Personen helfen mir, dass die Sonderrolle nicht so groß wird:

....

Das sollte sich auf jeden Fall ändern:

....

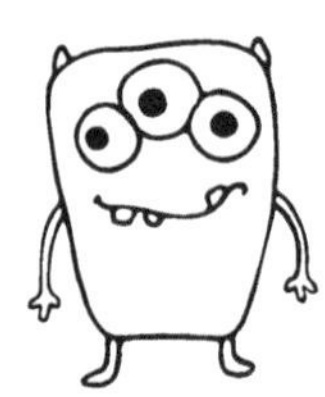

Meine Sonderrolle hat auch Vorteile, nämlich:

....

Umgang mit dummen Sprüchen, Hänseln, Mobbing

Chronisch körperlich kranke Kinder und Jugendliche erleben häufig abwertende Bemerkungen, die mit ihrer körperlichen Erkrankung zusammenhängen, sie werden gehänselt oder gemobbt. Egal ob es um das Äußere geht, z. B. bei einer Erkrankung, die mit Ausschlägen einhergeht (»Ihh, wie sieht die denn aus, neben der will ich nicht sitzen, ist das ansteckend?«), um Veränderungen, die die Erkrankung mit sich bringt (»Der ist voll die lahme Ente!«, »Die ist immer so komisch«, »Der kann gar nicht richtig auf dem Stuhl sitzen«), oder um die durch die Erkrankung bedingte Sonderrolle (»Die darf den Fahrstuhl benutzen, hat Bücher für die Schule und zu Hause, das ist unfair!«, »Der darf die Lehrertoilette benutzen, wir nicht, Gemeinheit!«) – es gibt viele Gründe, die Kinder scheinbar unfair oder uncool finden und dies zum Ausdruck bringen.

Hier ist es wichtig, zu intervenieren und gemeinsam Strategien zum Umgang mit solchen Verhaltensweisen zu entwickeln. Wichtig zu beachten ist aber auch der Aspekt, dass viele chronische somatische Erkrankungen über lange Zeiten oder sogar lebenslang bestehen. Es geht also darum, gemeinsam einen Weg zurück in die Normalität zu finden und die chronische Erkrankung als Bestandteil des eigenen Lebens zu akzeptieren, weshalb in diesem Zusammenhang die Themen Akzeptanz und Selbstwert oftmals sehr eng mit den Themen Stigmatisierung und Sonderrolle verknüpft sind. Hier einige Hinweise und Anregungen für Sie:

Thema	Vorgehen
Unterscheiden zwischen krankheitsbedingten besonderen Erfordernissen und Sonderrolle bzw. Stigmatisierung	▶ Bennen Sie krankheitsbedingte besondere Einschränkungen oder Hilfebedarfe klar und grenzen Sie diese gegenüber einer Sonderrolle bzw. Stigmatisierung im Sinne von Ausgrenzung ab ▶ Es kann auch vorkommen, dass sich die Sonderrolle in Abhängigkeit des Krankheitsverlaufs ändert, z. B. bei Auftreten neuer Symptome, die alltägliche Aktivitäten betreffen, oder wenn der / die Patient:in krankheitsbedingt besondere Unterstützung benötigt. ▶ Je nach Erkrankungsart ist deren Sichtbarkeit äußerst unterschiedlich. Erarbeiten Sie daher, ob der / die Patient:in die Sonderrolle selbst so wahrnimmt oder ob diese hauptsächlich in der Wahrnehmung der Bezugspersonen / des Umfeldes besteht. ▶ Explorieren Sie, ob aktuell oder früher eine (un-)sichtbare Sonderrolle durch die Krankheit übernommen oder zugewiesen wurde.

Umgang mit dummen Sprüchen, Hänseln, Mobbing

Thema	Vorgehen
Sonderrolle in Kita / Schule explorieren	▶ Entstehungsbedingungen für die Sonderrolle: Ist diese in unterschiedlichen Situationen gleich oder besteht sie nur in einzelnen Bereichen (z. B. Kindergarten, Schule, Familie, Freizeit)? ▶ Welche Vor- und Nachteile entstehen durch die Sonderrolle für den / die Patient:in und die Familie? Werden bereits Dinge, angewandt, die helfen im Umgang mit der Sonderrolle? ▶ Explorieren Sie bestehende Ängste, Befürchtungen, Unwissenheit oder Fehlannahmen des Umfeldes. ▶ Falls solche bestehen, versuchen Sie, diese z. B. durch eine erweiterte Bezugspersonenarbeit in die Therapie zu integrieren. Hier kann z. B. das Sammeln von Gründen für die Sonderrolle, eine Analyse möglicher Vor- und Nachteile und eine praktische Lösungsansatzsuche sein.
Falls erforderlich Rücksprache mit Kita, Schule, Übermittagsbetreuung usw.	▶ Nach Einholen der Schweigepflichtentbindung nehmen Sie Kontakt mit den betreuenden Institutionen auf und initiieren Sie ggf. die Vermittlung wichtiger Informationen rund um die Erkrankung. ▶ Wenn der / die Patient:in die eigene Krankheit in der Schule selbst erklären und Wünsche zum Umgang damit äußern möchte, können solche Einheiten beispielsweise in einer Therapiesitzung in Form eines Plakats oder einer kleinen Präsentation vorbereitet, besprochen und im Rollenspiel geübt werden. Meist ist dies sehr selbstwirksamkeitssteigernd und auch förderlich für die Akzeptanz der Erkrankung, vgl. **AB 10** »So präsentiere ich meine Krankheit«. ▶ Ggf. kann es auch Sinn machen, den / die Patient:in in Kindergarten oder Schule hierzu zu begleiten.
Mobbing explorieren / thematisieren	▶ Explorieren Sie mögliche Mobbingerfahrungen und gehen Sie konkreten Hinweisen bei einer krankheitsbedingten Sonderrolle konsequent nach. ▶ Sollten sich Mobbinghinweise bestätigen, ist es hilfreich, die Schulsozialarbeit / Schulpsychologischen Dienst einzubeziehen und nach Lösungen zu schauen. ▶ Hilfreiche Informationsmaterialien für Schulen oder Kindergärten finden Sie z. B. über Selbsthilfegruppen / Dachverbände / medizinische Fachgesellschaften (**INFO 17**) und Schulungsprogramme (**INFO 20**).

Umgang mit dummen Sprüchen, Hänseln, Mobbing

Thema	Vorgehen
	▶ Klinikschulen bieten ebenfalls oft Beratung an, wenn es um Kinder / Jugendliche geht, bei denen es krankheitsbedingt zu langen Krankenhausaufenthalten kommt. ▶ Ein Sinnesparcour kann ebenfalls hilfreich eingesetzt werden. ▶ Weitere Informationen finden Sie bei der BZgA und auf **INFO 25** »Umgang mit dummen Sprüchen, Hänseln und Mobbing«
Bei Nachteilsausgleichen beachten	▶ Bei einem Nachteilsausgleich sollte gemeinsam in der individuellen Ausgestaltung abgewogen werden und nach dem Gleichgewicht zwischen tatsächlichem Nachteilsausgleich und Aufrechterhalten einer Sonderrolle bzw. Gefahr von Stigmatisierung geschaut werden.
Unterstützungsmöglichkeiten	▶ Es gibt eine Vielzahl an Unterstützungsmöglichkeiten: – Selbsthilfegruppen – Wochenenden oder Freizeiten usw. mit anderen betroffenen Kindern, Jugendlichen, Geschwistern, Eltern usw. – Nutzen Sie das **AB 11** »Wer gehört zu meinem persönlichen Netzwerk?«, um die unterstützenden Menschen aufzuzeigen.
Arbeiten Sie mit der / dem Patient:in stützend und ressourcenorientiert	▶ Versuchen Sie, die Sonderrolle zu normalisieren. ▶ Nutzen Sie Kuscheltiere und Puppen mit besonderen Merkmalen bzw. Handicaps. ▶ Erarbeiten Sie Konfliktlösestrategien, z. B. mit dem Therapiespiel *Monsterpakt* (Hansmeier & Busse, 2016) oder *BEEFBOX* (Busse & Hansmeier, 2021). ▶ Schlagfertige Verhaltensweisen können z. B. mithilfe des Spiels *Donnergrummel* (Busse, 2016) erarbeitet werden.
(Literatur-)hinweise zum Thema Mobbing	▶ *Schlagfertig auf dem Schulhof* (Pöhm, 2011) ▶ Auf der Seite: www.schau-hin.info finden Sie Informationen rund um die Themen Cybermobbing.
Weitere Ideen	▶ .... ▶ ....

Was mache ich bei dummen Sprüchen, Hänseln und Mobbing?

»Du lahme Ente!«, »Du siehst aber komisch aus!«, »Ist das ansteckend?«, »Ich will nicht neben dem sitzen!«, »Die darf den Fahrstuhl benutzen, hat Bücher für die Schule und zu Hause, das ist unfair!«, »Der darf die Lehrertoilette benutzen, wir nicht, Gemeinheit!«, »Immer kriegt die eine Extrawurst!« … Kennst du so etwas auch? Hat dich schon mal jemand wegen deiner Erkrankung (oder der Erkrankung deiner Schwester / deines Bruders) gehänselt oder bist du gemobbt worden?

Hier hast du Platz, solche Gemeinheiten aufzuschreiben. Anschließend kannst du dann mit deiner Therapeutin oder deinem Therapeuten zusammen gucken, was du dagegen unternehmen kannst, da gibt es nämlich eine Menge Möglichkeiten und coole Tricks.

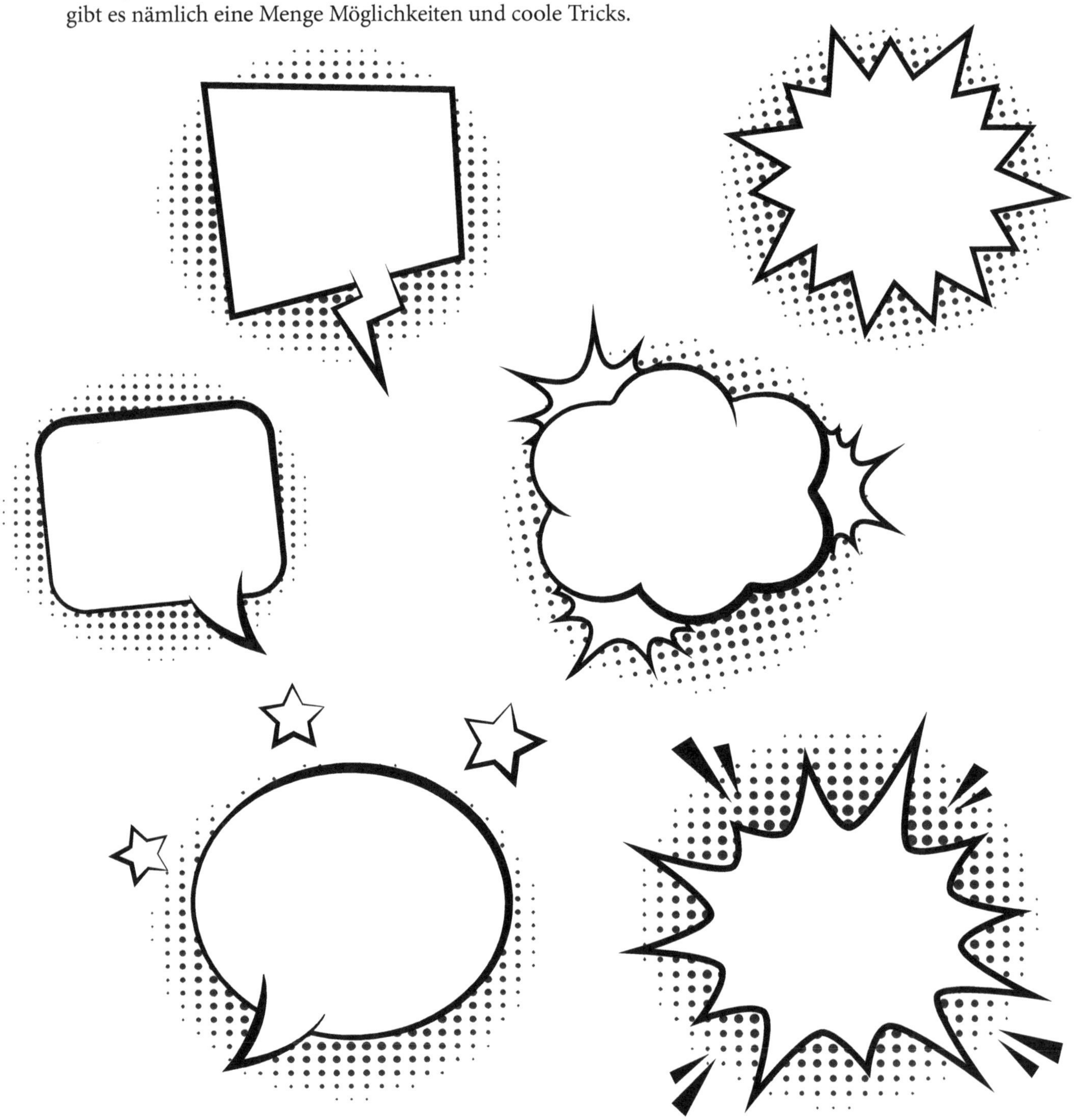

AB 51 • K J G

Alles was fliegt – alles was schwimmt

Hast du nicht Lust, mal wieder einen Papierflieger oder ein Papierboot zu falten?

Du kannst deinen Papierflieger oder dein Boot beschriften oder bemalen. Überlege mal, was dir zu diesen Fragen einfällt:

- ▶ Was trägt mich?
- ▶ Was beschwert mich?
- ▶ Was ist meine Vision?
- ▶ Wo will ich hin?
- ▶ Was gibt mir Stabilität?
- ▶ Was will ich trotz Schwere behalten?

Wenn dein Boot fertig ist, du es ausreichend gewürdigt und vielleicht auch besprochen hast, dann lass es zu Wasser und schicke es in die Welt!

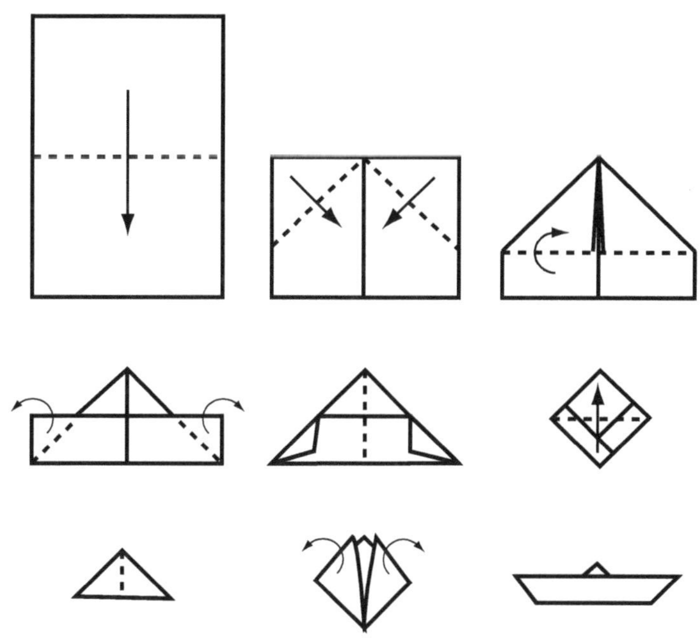

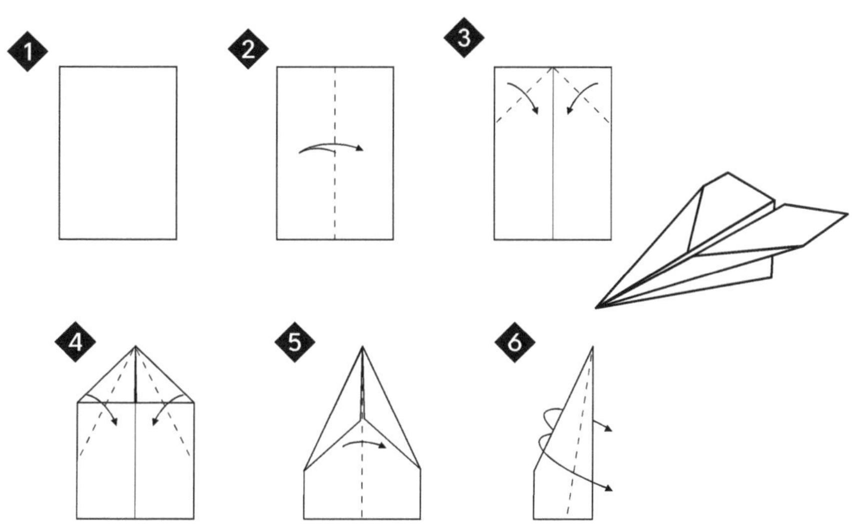

Und deinen Flieger. Schau wie weit er fliegt, schick auch ihn los!

Das Ziel ansteuern

»Akzeptanz« ist ein häufiges Thema in der Therapie bei chronischer somatischer Krankheit. Viele Patient:innen haben die Haltung, dass sie mit aller Kraft, auch mit Gedanken, gegen ihre Krankheit ankämpfen müssen, um gesund zu werden. Negative Gedanken oder Probleme stehen manchmal in Verruf, die Krankheit noch zu verschlimmern. Das kann dazu führen, dass versucht wird, jede Form von negativen Emotionen abzuwehren, umzukehren, zu unterdrücken. Typische automatische Gedanken können sein: »Wenn ich sowas denke, werde ich nie gesund«, »Diese Angst macht meine Krankheit nur noch schlimmer«, »Ich muss immer fröhlich und glücklich sein, sonst wird meine Krankheit schlimmer«.

Diese Übung kann (angelehnt an Cordshagen-Fischer & Fischer, 2022) einen Zugang zu einer Akzeptanz bieten und unterstützt zugleich die Kreativität und Flexibilität bei der Problemlösung. Die Übung verdeutlicht sehr gut Zusammenhänge zwischen unserem Verhalten und den jeweiligen Gefühlen und Gedanken. Die Übung kann mit sehr unterschiedlichen Altersstufen durchgeführt werden. Das spielerische Element lockt gerade auch Jugendliche aus der »Reserve«.

Material
- kleines Spielzeuglenkrad (gerne mit Hupe)
- Hindernisse für den Parcours
- etwas Platz
- weiche Bälle oder Sandsäckchen (mindestens 10, besser 15)

Vorbereitung der Aufgabe
- Führen Sie ein Gespräch über individuelle Ziele, Wünsche, Träume und über Hindernisse auf dem Weg zu den Zielen, insbesondere sollten krankheitsbedingte Hürden thematisiert werden.
- Nehmen Sie die kleinen Bälle / Sandsäckchen in einer Schüssel, Eimer o. Ä. zu sich.
- Bauen Sie – gerne gemeinsam – im Therapieraum einen möglichst engen Parcours mit vielen Hindernissen auf (Stühle, Tische, Kissen, Felle, Stofftiere usw.). Es können große und kleine Hindernisse aufgestellt werden.
- Vereinbaren Sie einen Startpunkt und einen Zielpunkt mit dem / der Patient:in.
- Geben Sie dem / der Patient:in das Spielzeugsteuer in die Hände.

Erklären Sie die Aufgabe

»Hier ist dein Steuerrad! Deine Aufgabe ist es, durch diese vielen Hindernisse zu deinem Ziel zu gelangen. Welches von deinen Zielen, Wünschen, Träumen, die wir gerade besprochen haben, möchtest du hier ansteuern? Stell dir das Ziel nochmal genau vor! Also, du willst jetzt gleich zu diesem wichtigen Ziel kommen. Steuere es an!

[*Fragen Sie hier nach und aktivieren Sie eine möglichst intensive Zielvorstellung: Wie wird es dir gehen, wenn du dieses Ziel erreicht hast? Was wirst du dort sehen, hören, spüren? Wer wird noch alles dort sein? usw.*]

Du siehst: Auf dem Weg zum Ziel sind einige Hindernissee, die musst du so gut es geht umgehen / umfahren. Pass gut auf!

Ich habe hier außerdem diese Bälle, damit werde ich gleich werfen. [*Ggf. darauf hinweisen, dass sie nicht verletzen können*]

Bist du startklar? Dann fahre los!«

Das Ziel ansteuern

Führen Sie die Übung durch, mehrere Durchgänge

Sobald der / die Patient:in startet, beginnen Sie, ihn oder sie mit Bällen zu bewerfen. Sie müssen nicht unbedingt treffen, achten Sie auch darauf, nicht zu stark zu werfen. Variieren Sie das Tempo und die Richtung der Würfe. Beobachten Sie sehr genau, wie der / die Patient:in auf die Bälle reagiert, ob sie / er ausweicht, immer zu Ihnen schaut, um den nächsten Wurf vorweg nehmen zu können, die Bälle abwehrt oder sogar zurückwirft.

Sobald der / die Patient:in am Ziel angekommen ist, machen Sie eine Pause und fragen nach:

- Wie war denn die Fahrt zum Ziel? (Lassen Sie offen beschreiben.)
- War es einfach, das Ziel im Blick zu behalten?
- Was war schwierig?
- Was hast du gemacht, als da diese Bälle angeflogen kamen?

Lassen Sie den / die Patient:in frei beschreiben. Erst danach geben Sie Feedback. Beschreiben Sie differenziert und sachlich, welche Reaktionen auf die Bälle Sie wahrgenommen haben.

Sammeln Sie alle Bälle wieder ein und machen einen weiteren Durchgang.

»Jetzt weißt du, dass es nicht nur Hindernisse gibt, sondern dass da auch diese Bälle sind. Du kannst entscheiden, ob du nochmal genauso zu deinem Ziel fährst oder ob du etwas anders machen willst.

[Lassen Sie den / die Patient:in ggf. erklären, was er / sie im nächsten Durchgang ausprobieren möchte. Lassen Sie alle Lösungsideen zu und unterstützen Sie den / die Patient:in in dem Vorhaben, eigene Lösungen zu finden!]

Bist du bereit? Dann fahre los!«

Sobald der / die Patient:in startet, beginnen Sie erneut, sie / ihn mit Bällen zu bewerfen. Sie müssen nicht unbedingt treffen, achten Sie auch darauf, nicht zu stark zu werfen. Variieren Sie das Tempo und die Richtung der Würfe. Beobachten Sie erneut sehr genau, wie Ihr:e Patient:in auf die Bälle reagiert. Erkennen Sie die neue Strategie? Oder sieht es sehr ähnlich aus, wie beim ersten Durchgang?

Sobald Ihr:e Patient:in am Ziel angekommen ist, machen Sie wieder eine Pause und fragen nach:

- Wie war denn diesmal die Fahrt zu deinem Ziel? (Lassen Sie offen beschreiben.)
- Was war anders als beim ersten Mal?
- Wie hat es sich jetzt angefühlt?
- War es so einfacher oder schwieriger das Ziel im Blick zu behalten?

Machen Sie evtl. noch ein bis zwei weitere Durchgänge. Sie können auch besondere Lösungsideen des / der Patient:in aufgreifen und ihn / sie bitten, diese noch »zu perfektionieren«.

Letzter Durchgang (Vorgeben einer Lösungsstrategie / Akzeptanz)

Manche Patient:innen verlieren über die vielen Übungen das Ziel etwas aus dem Fokus. Aktivieren Sie deshalb hier nochmal das Ziel möglichst intensiv.

Wichtig

Patient:innen mit Dissoziationsneigung müssen bei diesem Durchgang sehr genau beobachtet werden. Gegebenenfalls müssen Sie die Übung unterbrechen bzw. eine Stabilisierung / ein Grounding durchführen. Sie können z. B. vorwarnen: »Achtung, ich werfe jetzt wieder!«

Das Ziel ansteuern

»Jetzt machen wir es einmal so: Du willst unbedingt zu deinem Ziel. Du weißt jetzt, da werden diese Bälle kommen. Aber du weißt auch: Sie werden dich nicht verletzen. Sie sind vielleicht unangenehm, aber du kannst sie gerade noch aushalten. Dieses Mal ignorierst du die Bälle. Versuche, sie auszublenden. Konzentriere dich ganz auf dein Ziel und fahre dorthin durch diesen Parcours.
Bist du bereit? Dann fahre los!«

Sobald Ihr:e Patient:in startet, beginnen Sie erneut, sie / ihn mit Bällen zu bewerfen. Sie müssen nicht unbedingt treffen, achten Sie auch darauf, nicht zu stark zu werfen. Variieren Sie das Tempo und die Richtung der Würfe. Beobachten Sie wieder sehr genau, wie Ihr:e Patient:in auf die Bälle reagiert. Was passiert mit der Körperspannung, Mimik, Gestik? Wie wird das Ziel fokussiert? Wie wird das Steuer festgehalten?

Sobald der / die Patient:in am Ziel angekommen ist, machen Sie erneut eine Pause und fragen nach:

- Wie war denn diesmal die Fahrt zu deinem Ziel? (Lassen Sie offen beschreiben.)
- Konntest du die Bälle irgendwie ausblenden? (Lassen Sie sich die Strategien genau beschreiben.)
- Waren sie auszuhalten?
- Was war anders als beim ersten Mal?
- Wie hat es sich jetzt angefühlt?

Abschluss der Aufgabe
Beenden Sie die Übung zügig und wertschätzend, benennen Sie nochmals das Ziel, das nun endlich erreicht ist, und besprechen Sie die Übung nach. Wenn möglich, kann der Parcours dabei noch stehen bleiben. Manche Patient:innen setzen sich zur Nachbesprechung einfach mitten in den Parcours auf den Boden.

Nachbereitung der Aufgabe

- Gespräch über die verschiedenen selbst gefundenen Lösungen
- Gespräch über die unterschiedlichen Gefühle und Gedanken bei den verschiedenen Durchgängen
- Gespräch über Zusammenhang Verhalten – Gefühle – Gedanken
- Transfer auf die eigenen Hürden, Hindernisse im Leben und den Umgang damit.

Eigene Notizen

....

....

....

....

Glückskekse – Lebensmotto – Maximen

Eine Maxime oder ein Motto kann in vielen Situationen hilfreich sein. Man kann damit schmerzhafte Gedanken externalisieren, sich Mut zusprechen, sich ein Vorbild nehmen, sich selbst bestätigen, sie nutzen, um automatische Gedanken zu unterbrechen und so weiter.

Bei krankheitsbedingten Herausforderungen (z. B. schmerzhaften oder sehr langwierigen Prozeduren) können Maximen zur Ablenkung bzw. Fokussierung eingesetzt werden und mit Imaginationen verbunden werden.

Die Auseinandersetzung mit verschiedenen, auch widersprüchlichen Maximen kann die Akzeptanz von schmerzhaften Gefühlen und Gedanken unterstützen.

Sammeln Sie mit Ihren Patient:innen Sprüche, Maximen und besprechen Sie, was daran besonders ansprechend ist.

Unterstützen Sie Ihre Patient:innen darin, sich verschiedene (evtl. auch sehr widersprüchliche) Maximen zu suchen.

Reflektieren Sie gemeinsam Maximen, die bestimmte schmerzhafte Gedanken Ihrer Patient:innen aufgreifen oder die im Gegensatz zu bestimmten verfestigten Glaubenssätzen stehen.

Wahre Fundgruben für solche Gedanken, Maximen oder Motto-Sprüche finden Sie beispielsweise hier:

- *Wunder* (Palacio, 2015b)
- *Jeden Tag ein Wunder. Maximen für das ganze Jahr* (Palacio, 2015a)
- *Der Junge, der Maulwurf, der Fuchs und das Pferd* (Mackesy, 2020)
- Kartenset *Einen Therapiekeks, bitte* (Rossa & Rossa, 2023).

Glückskekse – Lebensmotto – Maximen für mich

Kennst du Glückskekse? Das sind diese kleinen trockenen Kekse, meistens in einer glitzernden Verpackung, die man oft nach einem asiatischen Essen bekommt.

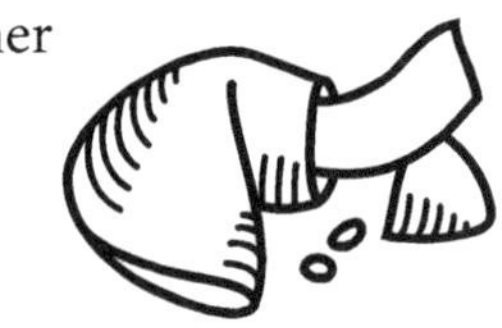

Wenn man den Keks zerbricht, findet man darin einen sehr schmalen Zettel. Darauf stehen Sprüche, über die man lachen, staunen oder nachdenken kann. Es ist immer wieder überraschend, was man so ganz zufällig darin findet.

Hier findest du eine kleine Sammlung solcher Sprüche. Nicht nur aus Glückskeksen. Auch in einigen Büchern finden sich interessante Gedanken. Überlege doch einmal, welcher davon zu dir passt – oder auch gar nicht zu dir passt! Du kannst auch selbst auf die Suche gehen in Büchern, auf Webseiten, auf Postkarten usw. Wenn dir ein Spruch besonders gut gefällt, suche dir eine Postkarte oder gestalte dir eine kleine Karte selbst. Schreibe den Spruch darauf und hänge ihn gut sichtbar bei dir auf oder lege ihn in dein Schulmäppchen. Du kannst das Bild auch abfotografieren und z. B. als Hintergrund für dein Handy verwenden. Du kannst dir eine kleine Sammlung an Maximen zusammenstellen und immer mal wechseln. Oder du überlegst dir Maximen für deine Freundin / deinen Freund oder für Familienmitglieder. Vielleicht verschenkst du auch mal einen persönlichen Gückskeks? Es gibt auch einfache Backanleitungen, womit du selbst solche Kekse backen und deine Zettelchen darein tun kannst.

Hier ein paar Anregungen für dich:

- Unter Gesundheit verstehe ich nicht Freisein von Beeinträchtigungen, sondern die Kraft mit ihnen zu leben. (Johann Wolfgang von Goethe)
- Wenn sie dich anstarren, lass sie einfach starren. Wer etwas ganz Besonderes ist, muss sich nicht verstecken. (Raquel. J. Palacio in *Wunder*)
- Ein bisschen kranksein ist manchmal ganz gesund. (Rudolf Virchow)
- Unglück ist auch gut. Ich habe viel in der Krankheit gelernt, das ich nirgends in meinem Leben hätte lernen können. (Johann Wolfgang von Goethe)
- Der Kopf ist rund, damit das Denken die Richtung wechseln kann. (Francis Picabia)
- Man kann den Wind nicht ändern, aber die Segel anders setzen. (Aristoteles)
- Wege entstehen dadurch, dass man sie geht. (Franz Kafka)
- Sei du selbst. Alle anderen sind schon vergeben. (Oscar Wilde)
- Eine unserer größten Freiheiten liegt darin, wie wir auf Dinge reagieren. (Charley Mackesy in *Der Junge, der Maulwurf, der Fuchs und das Pferd*)
- Was ist das Tapferste, was du je gesagt hast? Hilfe! (Charley Mackesy in *Der Junge, der Maulwurf, der Fuchs und das Pferd*)
- Bist du wütend, zähl bis vier. Hilft das nicht, dann explodier. (Wilhelm Busch)

Meine eigenen Glückskeks-Sprüche:

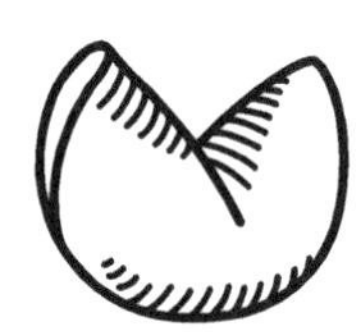

....

....

....

Akzeptanz für die Krankheit eines Kindes

Das Thema Akzeptanz für Krankheit / Behinderung und Abschied von dem Traumziel eines gesunden Kindes ist in der Elternarbeit besonders wichtig.

Hier finden Sie zwei Anregungen, die Sie in der Elternarbeit einsetzen können.

Gelassenheitsgebet
(Reinhold Niebuhr zugeschrieben)

Gott, gib uns die Gnade, mit Gelassenheit,
Dinge hinzunehmen, die ich nicht ändern kann,
den Mut, Dinge zu ändern, die ich ändern kann,
und die Weisheit, das eine vom anderen zu unterscheiden.

Willkommen in Holland (E. P. Kingsley)
Emily Perl Kingsley hat 1987 ihre Gedanken und Gefühle als Mutter eines Kindes mit einer Behinderung in eine Geschichte gestellt: *Willkommen in Holland*

Diese Geschichte ist in englischer Sprache über das Internet verfügbar:
https://www.emilyperlkingsley.com/welcome-to-holland [13.05.2024]

Eine deutsche Fassung findet sich z. B. hier: https://autismus-kultur.de/willkommen-in-holland/ [13.05.2024]

In der Geschichte beschreibt die Autorin ihre Vorfreude auf das Kind wie die Erwartungsfreude vor einer Traumreise in ein tolles Land. Und wenn man dann aus dem Flugzeug aussteigt, also das Kind auf der Welt ist, stellt man vielleicht fest: Das Flugzeug ist gar nicht in das Traumland geflogen, sondern »nur« nach Holland. Also muss man sich umstellen. Sie benennt die Enttäuschung und den Schmerz, den man spürt, weil der große Traum nicht in Erfüllung ging. Aber sie schildert auch die vielen besonderen Entdeckungen und Begegnungen, die man eben nur in Holland machen kann.

Weitere Ideen / Anregungen:

....

....

....

....

....

Akzeptanz der Andersartigkeit

Nicht immer sind der Zugang und die Besprechung von Themen wie Andersartigkeit und deren Akzeptanz einfach. Da es kein Patentrezept gibt, dass bei allen Kindern / Jugendlichen immer gleich funktioniert, finden Sie hier eine Top-10-Liste mit Ideen und Anregungen.

Idee / Material	Und so wird es eingesetzt
(1) Kinder- / Bilderbücher zum Thema »sich anders fühlen«	Mithilfe einer Kindergeschichte gelingt es häufig ganz leicht, einen Zugang zu diesem Thema zu schaffen. Auf der Internetseite einer der Buchautorinnen finden Sie eine Liste mit vielen Literaturhinweisen zu diesem Thema: https://melanie-graesser.de/die-wohl-beste-literatur liste-fuer-die-arbeit-mit-kindern-und-jugendlichen/
(2) Kinderbücher zu körperlichen Erkrankungen	In der eben genannten Buchliste finden Sie auch viele Literaturhinweise zu vielen unterschiedlichen chronischen körperlichen Erkrankungen. Oft wird in diesen der Aspekt des sich andersfühlen bereits mitaufgegriffen.
(3) Filme / Videos zum Thema	Manchmal ist ein kurzes Video oder auch ein längerer Film sehr hilfreich, um sich dem Thema zu nähern (vgl. **INFO 18** »Filme / Videos rund um körperliche Erkrankungen«).
(4) Puppen / Figuren mit Anomalien	Spielfiguren, wie z. B. die der Barbie®-Fashionistas-Serie – da gibt es u. a. Ken im Rollstuhl, Barbie mit Down-Syndrom, Vitiligo oder Beinprothese –, eignen sich gut als Einstieg in das Thema. Es gibt natürlich viele weitere Spielfiguren, Puppen, die Handicaps / besondere Merkmale haben. Teilweise können solche Kuscheltiere oder Puppen bei einigen Elternverbänden bzw. medizinischen Fachgruppen bestellt werden (www.nicolettas-handicap-dolls.de; www.diversity-spielzeug.de)
(5) Stars	Es gibt viele berühmte Menschen, die eine chronische körperliche Erkrankung haben bzw. hatten. Suchen Sie mit den Patient:innen zusammen, welche Prominenten erkrankt sind, oft ist so etwas sehr hilfreich (vgl. **AB 40** »Der / Die hat auch …«).

Akzeptanz der Andersartigkeit

Idee / Material	Und so wird es eingesetzt
(6) Apps, Blogs von selbstbetroffenen Menschen	Viele Patient:innen folgen bereits anderen Menschen mit einer chronischen Erkrankung. Fragen Sie danach und nutzen Sie dies als Einstieg in das Thema. Zu diesem Thema ist auf **AB 40** »Der / Die hat auch …« und **AB 41** »Meine Krankheit in Kunst, Musik, Film, Politik« einiges zusammengestellt. Achtung: Beleuchten Sie diesen Aspekt auch kritisch, allerdings gibt es auch viele positive Aspekte. Schauen Sie selbst und vor allem mit den Patient:innen zusammen.
(7) Selbsthilfegruppen	Der Austausch mit anderen Betroffenen ist eine tolle Methode, um sich mit dem Gefühl der eigenen Andersartigkeit auseinanderzusetzen. Dort erleben kranke Kinder und Jugendliche und deren Familien und Geschwisterkinder, dass sie nicht allein sind und auch gar nicht so »anders« (vgl. **INFO 17** »Elternverbände und Selbsthilfegruppen«).
(8) Vergleichen	Erarbeiten Sie mit Ihren Patient:innen zusammen Kriterien, die diese für wichtig befinden, was einen »normalen« Menschen denn ausmacht. Übertragen Sie die wichtigsten Punkte in eine Tabelle und beurteilen Sie dann zehn oder mehr Menschen aus deren Umfeld zu den einzelnen Kriterien – sich selbst nicht vergessen. Meist relativiert sich hierüber einiges.
(9) Gedankenexperimente	Kennen Sie die Geschichte *Willkommen in Holland* von Emily Perl Kingsley? Diese oder andere Gedankenexperimente (vgl. **INFO 27** »Akzeptanz für die Krankheit des Kindes«) lassen sich ebenfalls gut zu diesem Thema einsetzen. Probieren Sie es einfach mal aus.
(10) Kintsugi	Kintsugi ist eine japanische Reparaturmethode für Keramik, bei der Keramik- oder Porzellanbruchstücke mit Gold-Lack geklebt werden. Vielleicht nutzen Sie diese Symbolik mit Ihren Patient:innen?
(11) Weitere Ideen	

Mein Thermometer

Vielleicht geht es dir manchmal wegen deiner chronischen körperlichen Erkrankung schlecht, vielleicht hast du Schmerzen, Ängste, bist wütend, mies drauf …

Auf diesem Thermometer kannst du eintragen, wie groß deine Angst, Wut, Schmerzen usw. gerade sind. Wenn du magst, trag dir auch ein, wie bei einer Ampel, wann du im grünen Bereich bist, also alles gut ist, wann du im gelben Bereich und – Achtung, aufpassen – wann du im roten Bereich bist, es dir also gar nicht gut geht. So kannst du nicht nur messen, wo du gerade bist, sondern weißt auch direkt, in welchem Ampelbereich du bist. Vielleicht magst du dir auch Dinge eintragen, die dir in dem jeweiligen Bereich helfen können, was du z. B. machen kannst, wenn du im roten Bereich bist, um da wieder herauszukommen.

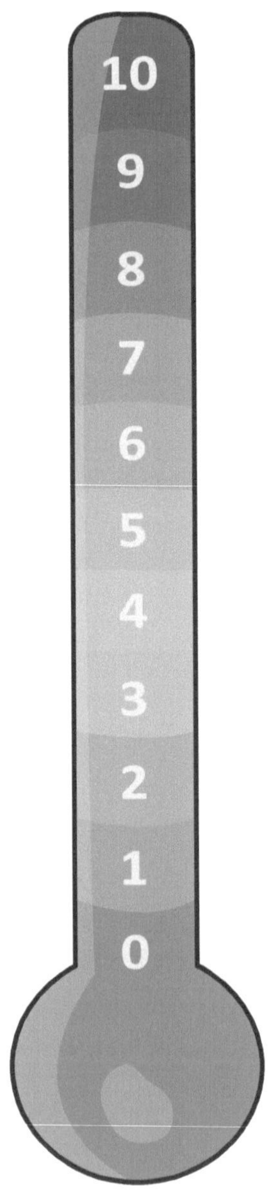

Starke Gefühle: Wut – Trauer – Abschied

Kinder und Jugendliche, die eine chronische körperliche Krankheit haben, erleben häufig starke Gefühle, die von Angst, über Scham, Trauer bis zu Wut reichen können. Das Auftreten solcher Emotionen ist etwas ganz Normales, weil es teilweise auch um heftige Themen geht. Eine chronische somatische Erkrankung kann mit sehr starken Beeinträchtigungen, Komplikationen, lebensbedrohlichen Zuständen und vielem mehr verbunden sein. Zudem kann es sich auch um lebensverkürzende Erkrankungen handeln, sodass das Thema Tod und Sterben bereits in einem sehr jungen Alter an der Tagesordnung sein kann. So ist es nur verständlich, dass sich die Patient:innen häufig von eigenen Vorstellungen, Zielen, Wünschen, Zukunftsplänen verabschieden müssen. Eine Auseinandersetzung mit solchen Themen ist in der Regel schmerzhaft und auch anstrengend und in vielen Fällen kommt es zu mehr oder weniger starkem Vermeidungsverhalten. Auch können sich die entsprechenden Gefühle gegen sich selbst oder gegen andere Personen richten, beispielsweise gegen Geschwister, Eltern / Bezugspersonen, aber auch gegen das Behandlungsteam.

Wichtig

Die beschriebenen Punkte gelten nicht nur für die betroffenen Kinder bzw. Jugendlichen selbst, sondern auch für deren Eltern / Bezugspersonen. Hier sind nicht nur die entsprechenden Gefühle bezogen auf das eigene Kind, sondern auch auf sich selbst zu beachten. So geht es z. B. auch um Enttäuschungen und Folgen für die Eltern / Bezugspersonen selbst, bspw. die erforderlichen Anpassungen der eigenen Berufstätigkeit / Karriere o.Ä. Ebenso kann dies natürlich auch für Geschwisterkinder gelten.

Für Ihre therapeutische Arbeit bedeutet dies, die starken Emotionen oder mögliches Vermeidungsverhalten bei allen Beteiligten aufzudecken und alternative Ausdrucksweisen zu erarbeiten. Es geht nicht darum, negative Gefühle zu unterdrücken / verurteilen / verbieten, sondern diese zu externalisieren / normalisieren. Im weiteren Behandlungsverlauf sollte sich der Blick dann auf die Zukunft richten, sodass neue Ziele, Wünsche und Herausforderungen formuliert und angegangen werden können.

In der folgenden Übersicht sind einige Ideen zusammengestellt, die Sie je nach Alter, Situation, Passung und eigenen Vorlieben einsetzen können.

Starke Gefühle: Wut – Trauer – Abschied

Thematik	Idee / Technik / Material	Erklärung
Starke Gefühle kennenlernen	Malen	Lassen Sie die Gefühle malen.
	ein Symbol für die Gefühle finden	**AB 32** »Ein Symbol für …«
	Gefühle-Karten nutzen	Nutzen Sie Gefühle-Karten, um die Vielfalt der Gefühle kennenzulernen.
	Gefühle-Memos nutzen	Nutzen Sie Gefühle-Memos, um spielerisch über Gefühle ins Gespräch zu kommen.
	Therapeutische Spiele nutzen	Nutzen Sie therapeutische Spiele rund um das Thema Gefühle.
	Kinder- / Bilderbücher zum Thema Gefühle nutzen	Der Einsatz von Kinder- / Bilderbüchern ist ein prima Einstieg in das Thema. Sicher kennen Sie das tolle Pop-up-Bilderbuch »Das Farbenmonster« von Anna Llenas, damit finden Sie i. d. R. ganz leicht einen schnellen Zugang zu Gefühlen.
	Videos / Filme zum Thema Gefühle nutzen	Kennen Sie Knietzsche, den kleinsten Philosophen der Welt? Knietzsche erklärt auf tolle Weise die ganze Welt und kennt sich auch prima mit Gefühlen aus, er zeigt z. B. wie Angst funktioniert und viele weitere Gefühle. Schauen Sie unter: www.knietzsche.com oder www.planet-schule.de
Zusammenhang Gefühle und Körperreaktion bzw. chronische Erkrankung	Arbeit mit Körperumrissen	Lassen Sie im Körperumriss Schmerzen, Gefühle, usw. einzeichnen, etwas aufmalen, schreiben, usw.
	Collagen / Visionboards erstellen	Collagen oder Visionboards lassen sich prima zum Thema Gefühle und Erkrankung erstellen.
	Einsatz therapeutischer Spiele	*Das bin ich – Die Körper-Rallye* (Gräßer et al., 2021): In der Körper-Rallye wird der Körper durchwandert und es gibt Fragen zu Gedanken, Gefühlen, Körperempfindungen und Verhalten und deren Wechselwirkungen.
Gefühle externalisieren	Malen	Gefühle malen lassen und diese dann: transformieren, zusammenfalten, weglegen, schreddern, zerknüllen und wegwerfen, mit schwarzem Wachsmaler übermalen und mit Kratzern neue Motive malen, einen Rahmen um das gemalte Gefühl malen, usw.
	Modellieren	Mit selbsttrocknender Modelliermasse Gefühle darstellen.
	Basteln	Genauso können Gefühle auch gebastelt werden.

Starke Gefühle: Wut – Trauer – Abschied

Thematik	Idee / Technik / Material	Erklärung
Akzeptanz der Erkrankung	Gedankenexperimente	(vgl. **INFO 27** »Akzeptanz für die Krankheit eines Kindes«, **INFO 28** »Akzeptanz der Andersartigkeit«)
Abschied, z. B. von Zielen, Wünschen, usw.	Papierflieger / -Boot basteln, beschriften und fliegen / fahren lassen	**AB 51** »Alles was fliegt – alles was schwimmt«
	Abschiedsrituale überlegen	Von aufgeschriebenen oder gemalten Wünschen, Zielen, Vorstellungen feierlich verabschieden und dies in ein Ritual integrieren, z. B. feierlich verbrennen, beerdigen, das Papierschiff in einem Fluss wegfahren lassen, eine Flaschenpost auf den Weg bringen, den Papierflieger wegfliegen lassen, usw.
	Sandspiel	eine Landschaft hierzu aufbauen und dann verändern
	Briefe	Briefe eignen sich hervorragend, egal ob diese an die Wut, Trauer oder andere Adressaten gerichtet sind.

Wichtig

Vergessen Sie nicht, mit Ihren Patient:innen ein Stopp-Signal zu vereinbaren, damit diese Ihnen signalisieren können, wenn es ihnen zu viel mit dem Thema wird und / oder sie eine Pause benötigen.

Eigene Ideen:

....

....

....

....

....

AB 55 • K J G

Meine Gefühle von Freude über Angst, Wut, Trauer bis Scham

So eine körperliche Krankheit kann sich auch ordentlich auf deine Gefühle auswirken: Manchmal bist du vielleicht ganz sauer oder wütend, weil du wegen deiner Krankheit bestimmte Dinge nicht tun kannst, manchmal macht sie dich vielleicht auch traurig und vielleicht musst du dich auch von etwas verabschieden, was du sonst gerne gemacht hast, was aber vielleicht (gerade) mit deiner Krankheit nicht geht. Bestimmt fallen dir aber auch schöne Dinge ein, die mit deiner Krankheit verbunden sind. Hier kannst du alles, was dir dazu einfällt, eintragen oder aufmalen. Leg gleich los!

AB 56 • K

Meine Gefühle-Achterbahn

Manchmal ist es mit einer chronischen Erkrankung wie Achterbahnfahren, mal geht es dir supergut und du hast vielleicht schon fast vergessen, dass du überhaupt eine Erkrankung hast, mal geht es ab in den Keller, vielleicht, wenn deine Krankheit macht, was sie will und es dir körperlich ganz schlecht geht … Kennst du das auch? Hier kannst du eintragen, was Gefühle und / oder was dein Körper mit dir so alles machen:

....

....

....

....

....

....

....

....

....

....

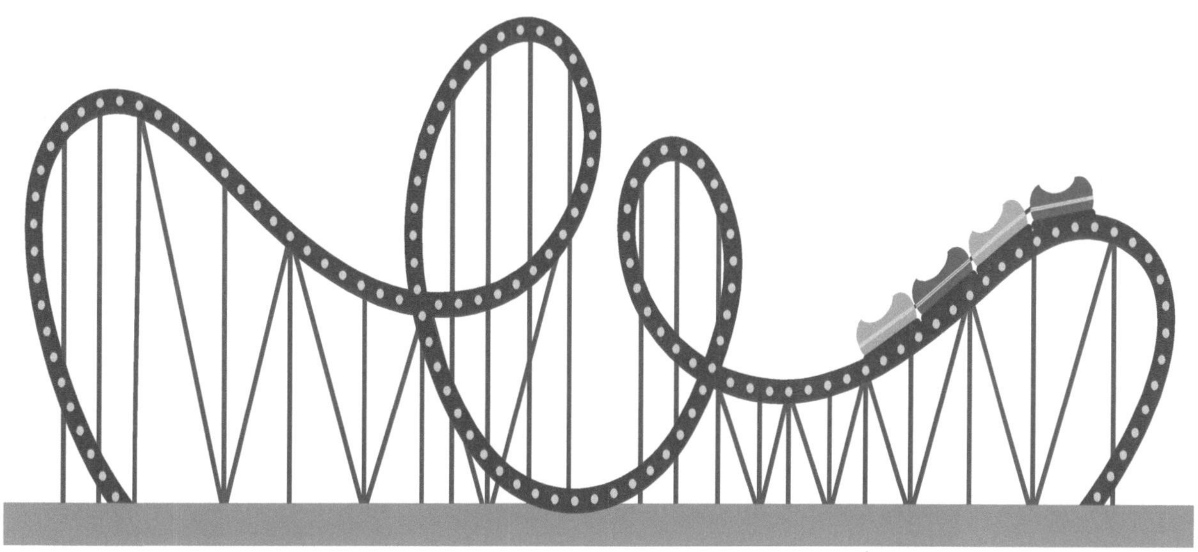

AB 57 • K J

Starke Gefühle: krankheitsbezogene Ängste

So eine chronische körperliche Erkrankung kann ganz schön viel mit einem machen. Es kann z. B. sein, dass du dir viele Gedanken um deine körperliche Gesundheit machst oder sogar Ängste entwickelst. Kennst du so etwas von dir selbst? Male hier deinen Körperumriss auf und trage deine Ängste in den Teil von deinem Körper ein, wo du meinst, dass sie am besten hinpassen. Vielleicht kannst du auch im Kopf einige von deinen Gedanken, die dir dazu einfallen oder die dir viel im Kopf herumgehen, aufschreiben. Viel Spaß!

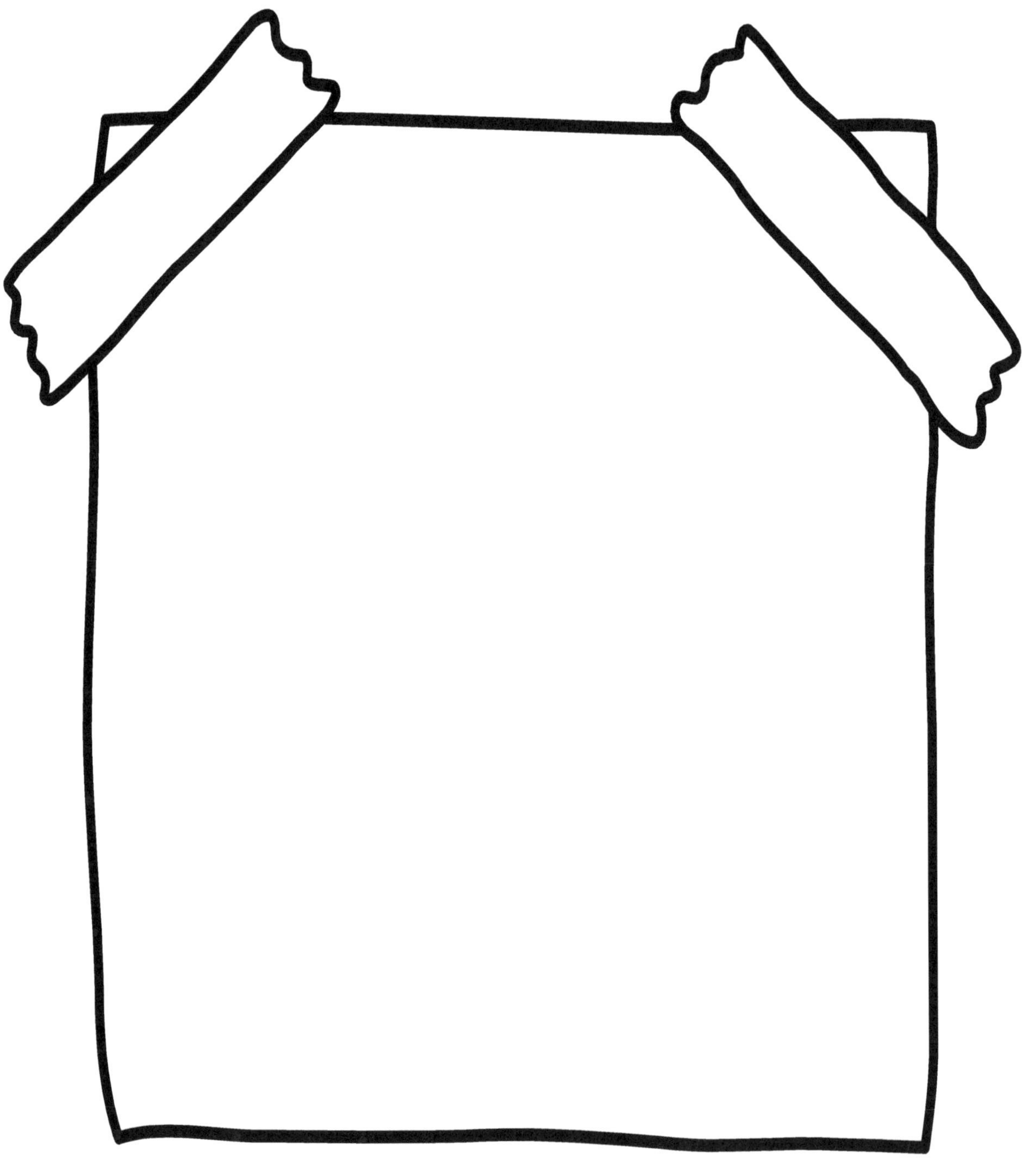

AB 58 • K J

Starke Gefühle: Und was ist, wenn das wiederkommt?

Du hast deine Krankheit erfolgreich besiegt, hast aber noch immer Angst, dass sie wiederkommen kann? Male hier deine Angst / Ängste auf oder beschreibe, was dir genau Angst macht. Was befürchtest du? Schreib oder male auch, wer oder was dir gegen deine Angst hilft oder helfen kann.

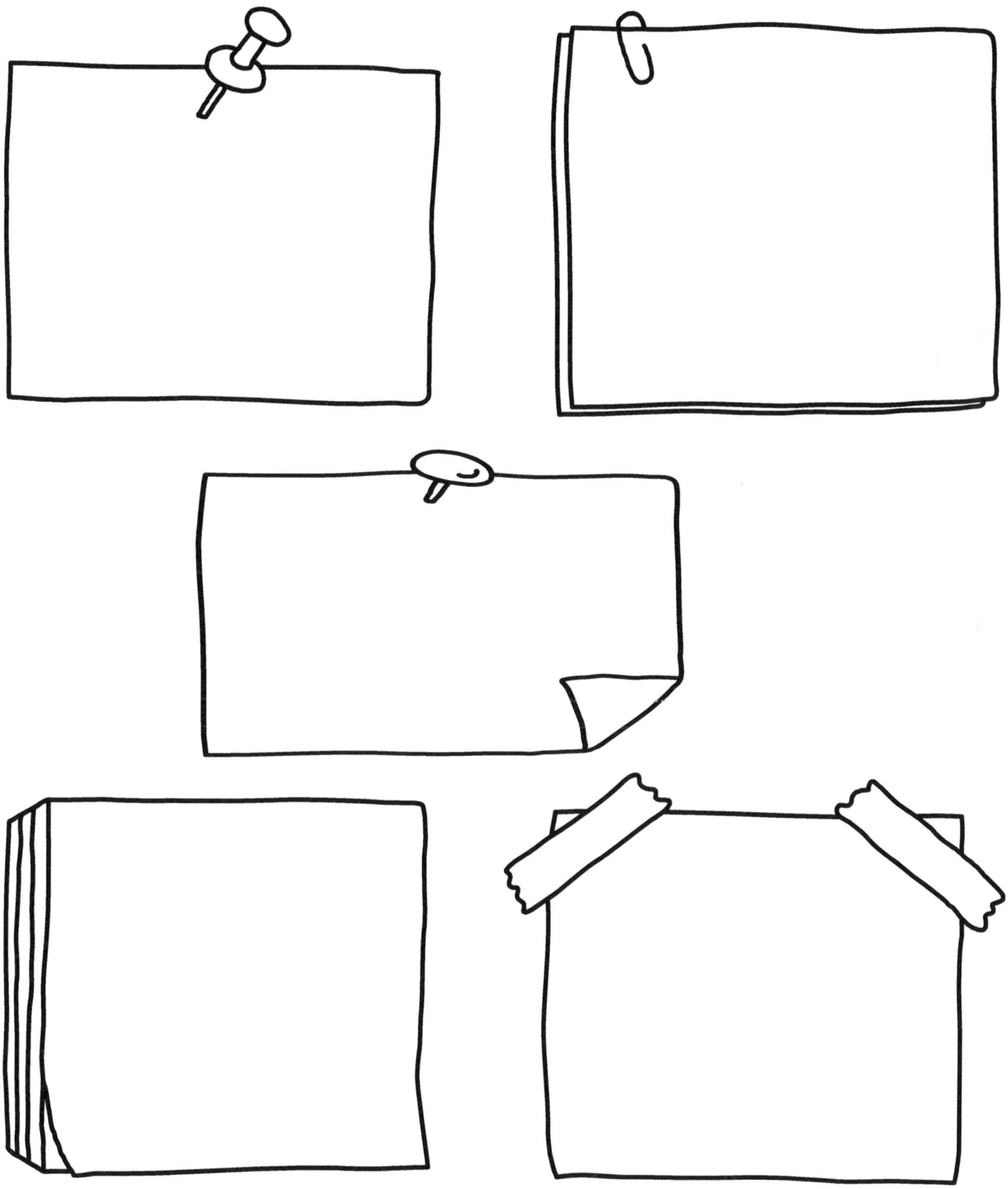

Umgang mit jungen Kindern

Wenn Sie mit sehr jungen Kindern mit einer chronischen Krankheit arbeiten, ist es nicht immer leicht, direkt einen Zugang zu finden. Viele Kinder reden nicht gerne über diese belastenden Dinge, weshalb in der Regel ein spielerischer Zugang hier sehr hilfreich sein kann. Hierzu haben Sie sicher viele eigene Erfahrungen und Ideen, wir möchten Ihnen hier ein paar Anregungen geben, was mit (sehr) kleinen Kindern mit chronischer körperlicher Erkrankung hilfreich sein kann.

- Einsatz von Handpuppen, die sich gemeinsam über die Erkrankung unterhalten können
- (Kuschel-)Tier, was ebenfalls eine Erkrankung hat und dem geholfen werden soll
- Spielfiguren (z. B. Lego® oder andere): Arzt / Ärztin, Krankenpflegekraft, Rollstuhl
- Spielautos, z. B. Rettungswagen
- Arztkoffer
- Ausmalbilder mit den Silhouetten von Mädchen bzw. Junge
- Kinder- / Bilderbücher
- Fernglas zur Beobachtung anderer Menschen: »Was könnten die wohl haben?«
- Sandspielkasten
- Malen
- Gemeinsam eine Geschichte erfinden, in der es um eine Person, ein Tier oder Fabelwesen geht, das auch eine chronische körperliche Erkrankung hat

Hier ist Platz für Ihre weiteren Ideen:

....

....

....

....

....

....

....

....

....

Beim nächsten Arztbesuch ansprechen

Um beim Arztbesuch an alles Wichtige zu denken, kannst du hier alles aufschreiben und den Zettel dann bei deinem nächsten Termin einfach mitnehmen. Vielleicht ist es hilfreich, den Zettel irgendwo hinzuhängen, wo du, deine Eltern oder andere, die mit deiner Erkrankung zu tun haben, immer dann, wenn euch etwas einfällt, das direkt notieren können.

Beim nächsten Arzt- / Ambulanzbesuch ansprechen:

Anzusprechende Punkte:	Erledigt? ✓
➔	☐
➔	☐
➔	☐
➔	☐
➔	☐
➔	☐
➔	☐
➔	☐
➔	☐
➔	☐

Der nächste Arzt- / Ambulanztermin ist am: ....

Notizen:

....

....

....

....

....

....

Arztbesuch

Mit deiner chronischen körperlichen Erkrankung musst du wahrscheinlich häufiger zu Ärzten und Ärztinnen als andere Kinder / Jugendliche. Wie findest du das? Gibt es aus deiner Sicht Dinge, die bei deinen Arztbesuchen verbessert werden könnten? Schau dir mal die folgenden Fragen an und überlege, ob du daran etwas ändern / verbessern möchtest.

Je jünger du bist, desto eher sind wahrscheinlich deine Eltern die, die beim Arzttermin sprechen und alles regeln, je älter du wirst, desto mehr solltest du auch selbst übernehmen.

Frage	Antwort	Gefällt dir das so?	Möchtest du etwas daran ändern?	Was kannst du anders machen?
Gehst du allein zum Arzttermin?	☐ Ja ☐ Nein	☐ Ja ☐ Nein	☐ Ja ☐ Nein	
Gehst du (immer) mit deinen Eltern zum Arzttermin?	☐ Ja ☐ Nein	☐ Ja ☐ Nein	☐ Ja ☐ Nein	
Wer spricht beim Termin (hauptsächlich)?	☐ Ich ☐ meine Mutter / mein Vater ☐ die Ärztin / der Arzt ☐ andere: ……………………	☐ Ja ☐ Nein	☐ Ja ☐ Nein	
Hast du einen Erinnerungszettel, wo du Dinge aufschreibst, die du beim nächsten Termin ansprechen oder klären willst?	☐ Ja ☐ Nein	☐ Ja ☐ Nein	☐ Ja ☐ Nein	

Arztbesuch

Was gefällt dir bei deinen Arztbesuchen?

....

....

....

....

Was gefällt dir nicht bei deinen Arztbesuchen?

....

....

....

....

Was könnte deiner Meinung nach verbessert werden?

....

....

....

....

Was ist sonst noch wichtig?

....

....

....

....

Meine Medikamente

Bei einer chronischen körperlichen Erkrankung ist es oft wichtig, Medikamente zu nehmen. Überlege mal, wie es bei dir ist, und trage ein:

Musst du Medikamente einnehmen?	☐ Ja ☐ Nein
Nimmst du Tabletten, Sprays, Saft, Zäpfchen, Spritzen, Pflaster, Tropfen …? (Unterstreiche oder markiere, was du nimmst.)	☐ Ja ☐ Nein
Wie oft musst du deine Medikamente nehmen?	....
Hast du welche, die du regelmäßig, vielleicht sogar mehrmals am Tag nehmen musst?	☐ Ja ☐ Nein
Hast du welche, die du nur nehmen musst, wenn es dir gerade gar nicht gut geht (Notfallmedikamente)?	☐ Ja ☐ Nein
Weißt du auch, was die Medikamente für dich tun, warum du sie einnehmen musst?	☐ Ja ☐ Nein ....
Hast du das Gefühl, dass dir deine Medikamente helfen?	☐ Ja ☐ Nein
Hast du Nebenwirkungen davon (z. B. Übelkeit, Müdigkeit …)?	☐ Ja ☐ Nein ....
Nimmst du deine Medikamente zu Hause?	☐ Ja ☐ Nein
Oder musst du wegen deiner Medikamente zum Arzt oder ins Krankenhaus?	☐ Ja ☐ Nein
Wie schmecken deine Medikamente? Magst du den Geschmack deiner Medikamente?	☐ Ja ☐ Nein ....
Kannst du deine Medikamente gut einnehmen? Oder hast du Probleme damit? Wenn ja, was bereitet dir Probleme?	☐ Ja ☐ Nein ....
Denkst du immer allein daran, deine Medikamente zu nehmen? Oder muss dich jemand erinnern?	☐ Ja ☐ Nein ....
Nimmst du deine Medikamente regelmäßig oder vergisst du sie auch mal zu nehmen?	☐ Ja ☐ Nein, ich vergesse es manchmal
Wer erinnert dich, dass du deine Medikamente nehmen musst? Stellst du dir einen Timer? Nutzt du eine App? Wie kannst du dich gut daran erinnern?	....
Was machst du, wenn du unterwegs bist? Müssen deine Medikamente gekühlt werden?	....
Wer achtet darauf, dass immer genügend von deinen Medikamenten da sind?	....

Meine Medikamente

Hier kannst du eintragen, welche Medikamente du alles einnehmen musst und wie sie heißen. Nimmst du Tabletten, Sprays, Saft, Zäpfchen, Spritzen, Pflaster, Tropfen …? Wenn die Schachteln nicht reichen oder deine Medikamente anders aussehen, dann male einfach noch dazu, was für dich passt. Du kannst auch noch andere Dinge zu den einzelnen Medikamenten dazu malen oder schreiben, ob du sie gern oder ungern nimmst, wie oft du sie nehmen musst … Leg direkt los!

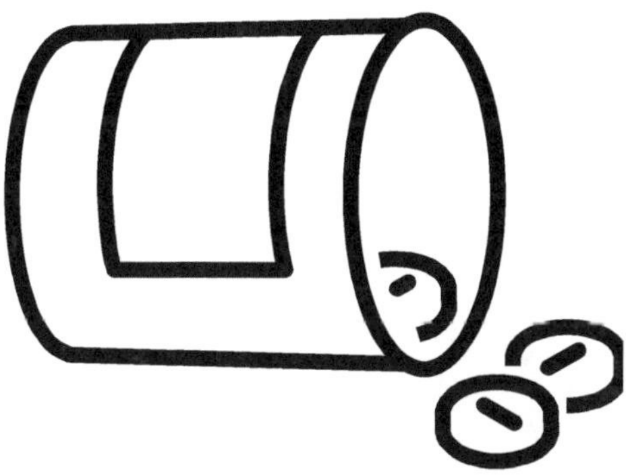

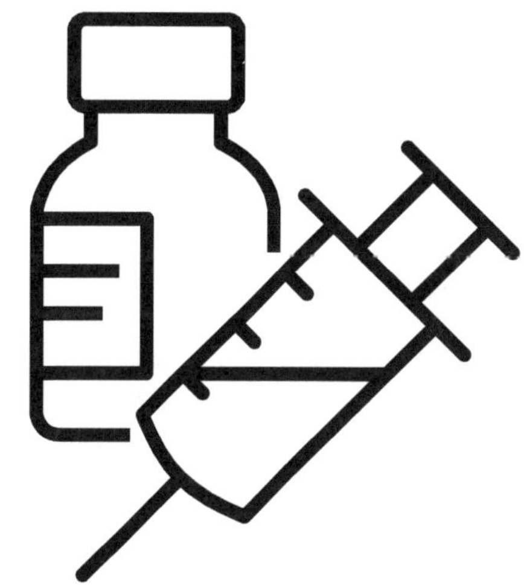

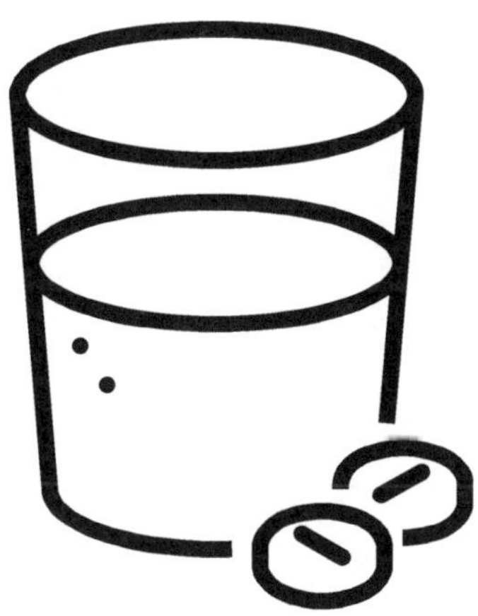

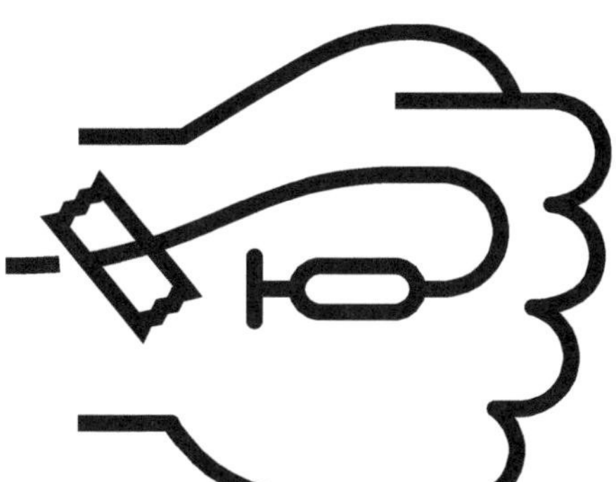

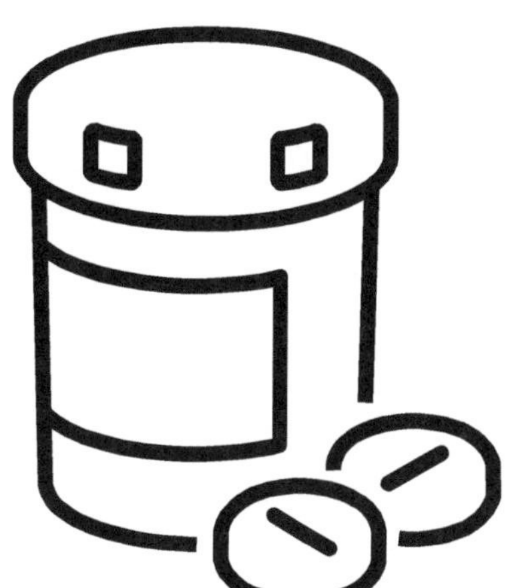

AB 62 • K J

Meine Hilfsmittel – rund um die Beweglichkeit

Kinder und Jugendliche mit einer chronischen körperlichen Erkrankung sind häufig auch auf Hilfsmittel angewiesen. Hier kannst du aufschreiben oder malen, ob und was du benötigst. Du kannst alles so anmalen, wie du möchtest und / oder dazu schreiben, ob du die Dinge magst, oder nicht usw. Leg einfach mal los.

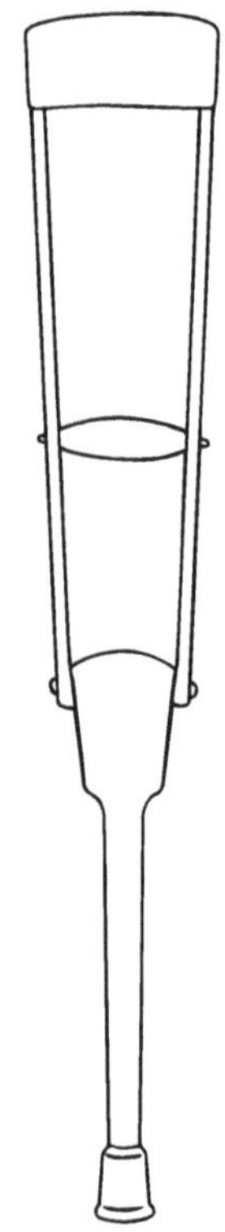

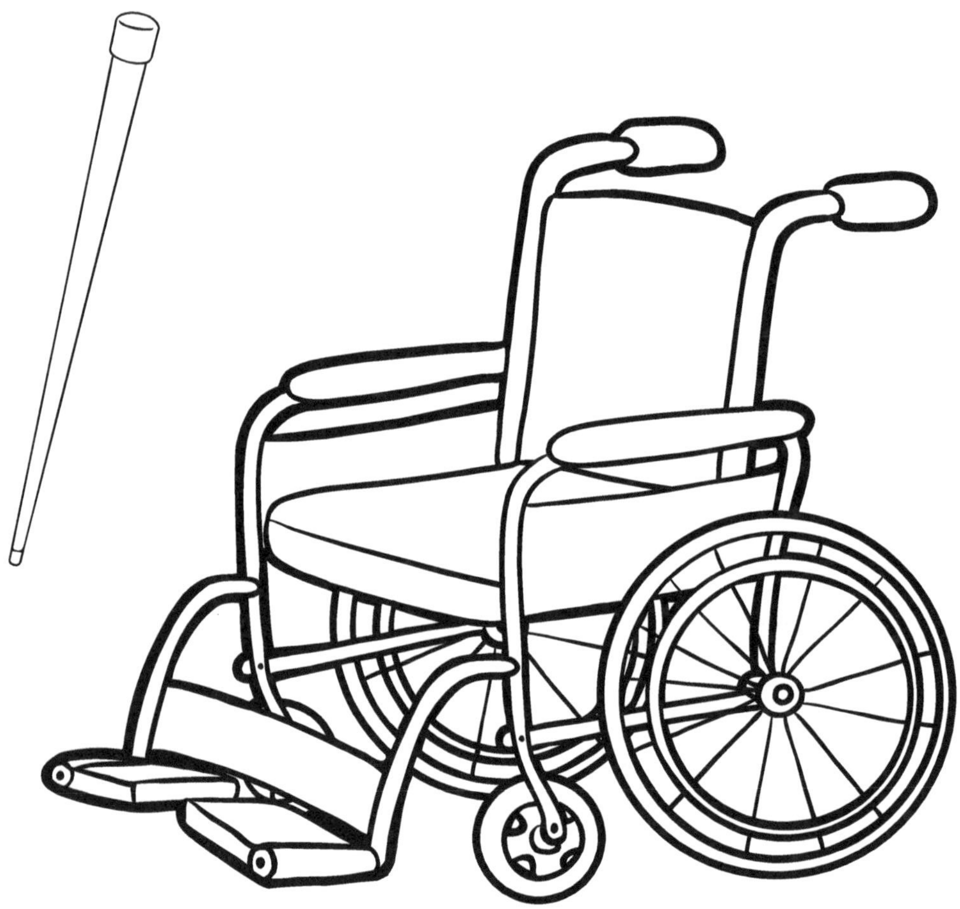

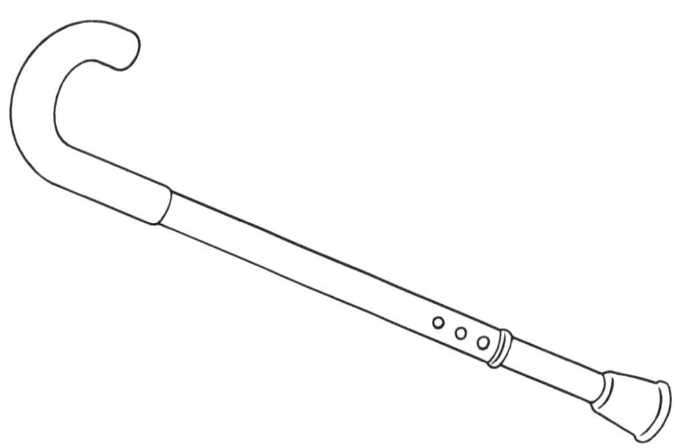

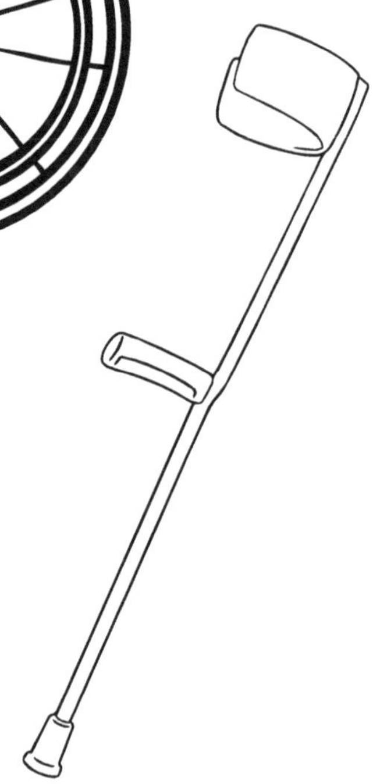

Alles rund ums Essen

Manche Kinder / Jugendliche mit einer chronischen körperlichen Erkrankung müssen bestimmte Dinge rund um das Essen beachten. Kennst du das auch?

			Bemerkungen:
Musst du bestimmte Dinge rund um das Essen / Trinken beachten?	☐ Ja	☐ Nein	....
Hast du (eine) Nahrungsmittelallergie(n)?	☐ Ja	☐ Nein	....
Musst du genau aufschreiben, was du isst und trinkst?	☐ Ja	☐ Nein	....
Müsst ihr bestimmte Nahrungsmittel / Getränke wegen deiner chronischen Erkrankung einkaufen, z. B. gluten- / laktosefreie Nahrungsmittel?	☐ Ja	☐ Nein	....
Sollst du bestimmte Dinge nicht essen / trinken?	☐ Ja	☐ Nein	....
Darfst du manchmal bestimmte Dinge gar nicht essen / trinken?	☐ Ja	☐ Nein	....
Geht es dir schlecht, wenn du bestimmte Dinge gegessen / getrunken hast?	☐ Ja	☐ Nein	....
Musst du Spezialnahrung (z. B. Trinkpäckchen) essen / trinken?	☐ Ja	☐ Nein	....
Darfst du bestimmte Dinge wegen deiner Medikamente nicht essen / trinken?	☐ Ja	☐ Nein	....
Musst du bestimmte Zeiten fürs Essen / Trinken beachten? Z.B. bestimmte Abstände zwischen den Mahlzeiten oder zwischen Mahlzeit und Medikamenteneinnahme?	☐ Ja	☐ Nein	....

Was ist sonst noch wichtig?

....

....

....

Mein Koffer für's Krankenhaus

Wenn du ins Krankenhaus oder in die Rehaklinik musst, was nimmst du alles mit? In diesem Koffer kannst du alles, was dir wichtig ist, eintragen oder aufmalen. Überleg mal, was alles wichtig ist, z. B. dein Kuscheltier …

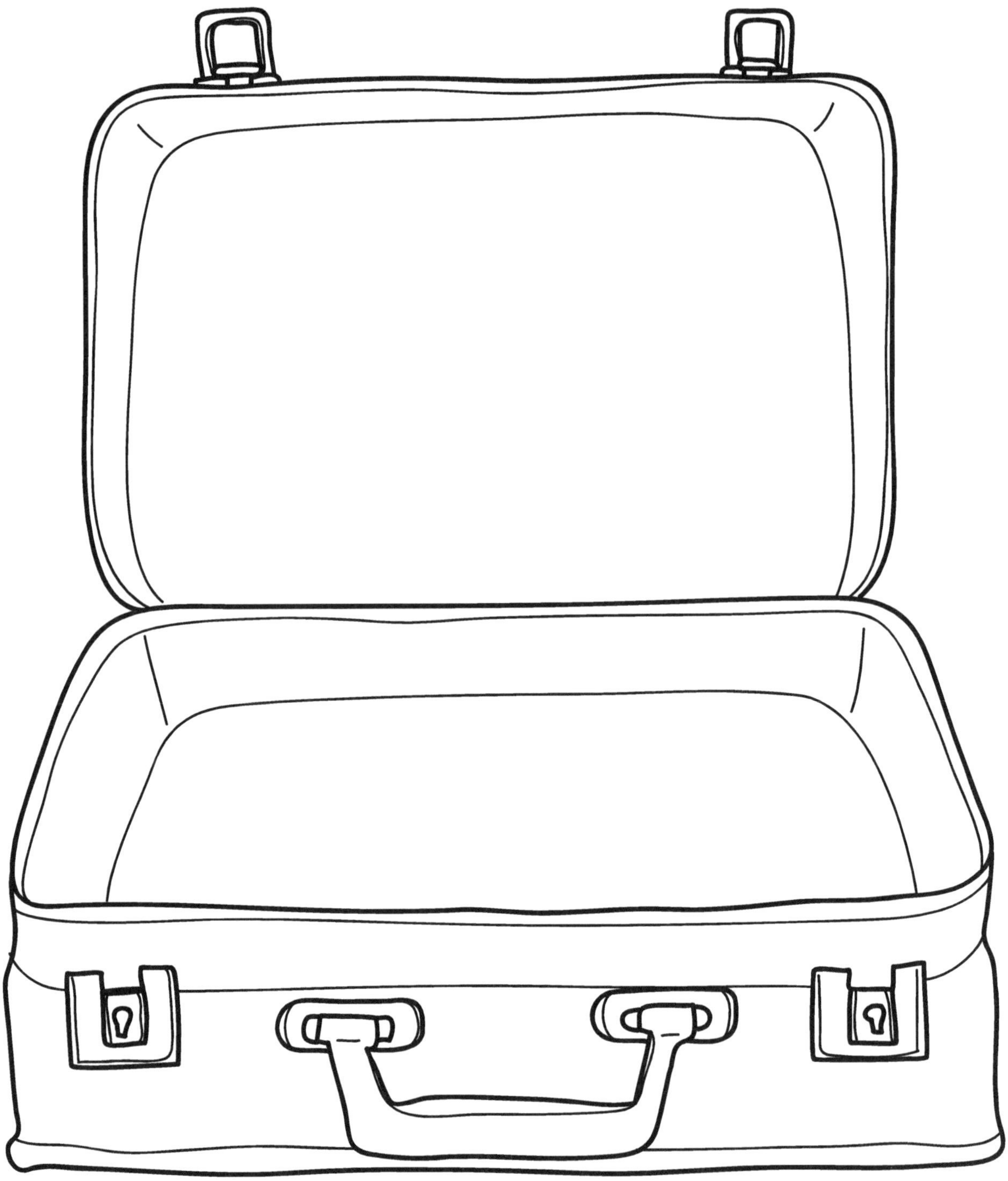

Mein Krankenhausaufenthalt

Wenn du im Krankenhaus oder in der Reha bist, sind viele Dinge ganz anders als bei dir zu Hause. Bestimmt fallen dir viele Dinge ein, die du dort nicht gerne magst, aber bestimmt gibt es auch Dinge, die gar nicht so schlecht, ganz cool oder sogar toll sind. Wenn du magst, leg gleich los und male dich in deinem Bett und was dort alles so los ist bei dir.

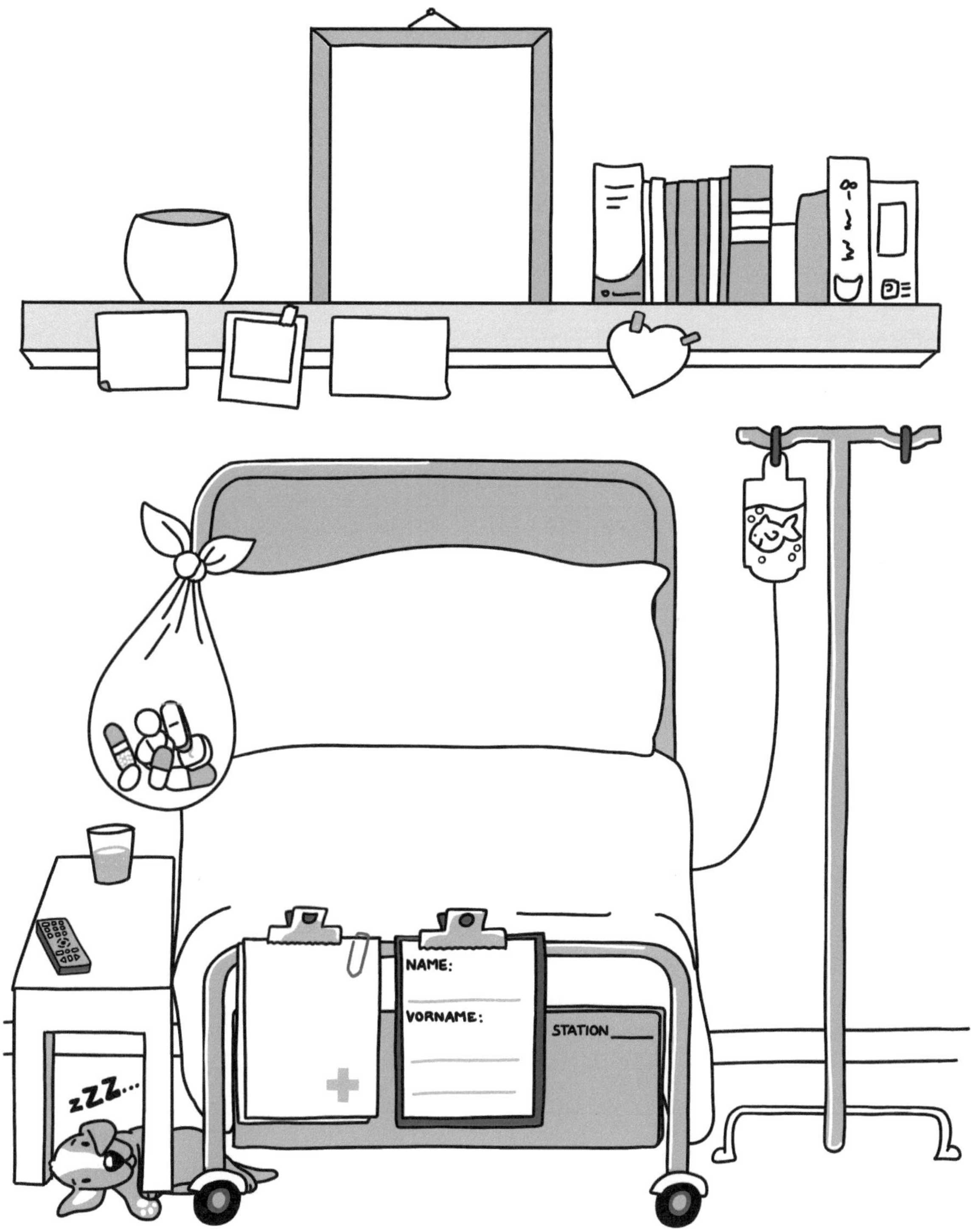

Operationsvorbereitung

Bei Kindern / Jugendlichen mit einer chronischen körperlichen Erkrankung kommen Operationen, andere Eingriffe oder Krankenhausaufenthalte häufig vor. Es kann sein, dass diese Dinge (sehr) negativ besetzt sind. In Extremfällen, insbesondere, wenn es bereits negative Vorerfahrungen gegeben hat, können die Ängste so groß sein, dass z. B. ein Selektiver Mutismus bezogen auf alle Menschen, die hiermit assoziiert werden (Ärzt:innen, weiße Kittel usw.) besteht. Häufig bestehen auch spezifische Phobien beispielsweise bezogen auf Spritzen.

Beachten Sie diese Aspekte und fragen Sie nach Vorerfahrungen. Hier eignet sich beispielsweise die Arbeit mit Lebenslinien. Meist benennen die Patient:innen und / oder deren Bezugspersonen solche Erlebnisse auf Nachfrage. Klären Sie hierbei auch immer ab, ob diese traumatisch verarbeitet worden sind.

Wenn es um einen konkreten Eingriff geht, ist es wichtig, wie bei anderen Ängsten auch, den geplanten Ablauf genau zu besprechen und durchzugehen, an welchen Stellen Ängste / Unsicherheiten bestehen, und dann jeweils zu schauen, was gegen die Angst helfen kann. Wenn die Eingriffe oder Abläufe unklar sind, kann auch eine Rücksprache mit dem Behandlungsteam Sinn ergeben (z. B. gibt es in Kliniken häufig sog. Case-Manager:innen, die oft sehr gut Bescheid wissen und helfen können).

Weitere Methoden, die sich zur Vorbereitung von medizinischen Eingriffen in der Praxis bewährt haben:

Informationsmaterialien	▶ Zu vielen medizinischen Prozeduren gibt es Informationsmaterialien, Broschüren oder Erklär-Filme, die in der Vorbereitung gut verwendet werden können.
Selbsthilfegruppen / Dachverbände	▶ Viele Selbsthilfegruppen / Dachverbände haben ebenfalls hilfreiche Materialien und bieten oft die Möglichkeit, sich mit anderen auszutauschen, die aus eigenen Erfahrungen berichten können.
Einsatz von Handpuppen und Spielfiguren	▶ v. a. bei jüngeren Kindern ▶ um mit Patient:innen ins Gespräch zu kommen ▶ Lösungsmöglichkeiten für die Figur / Puppe entwickeln (»Das Zebra muss ins Krankenhaus, es muss operiert werden, weil seine Zebrastreifen verrutscht sind, aber es hat große Angst. Kannst du ihm helfen?«)
Einsatz von anatomischen Puppen mit Körperorganen	▶ Mithilfe von anatomischen Puppen, die die wichtigsten Organe des menschlichen Körpers in einer Art Klappe im vorderen Körperteil integriert haben, kann eine spielerische Erkundung erfolgen und darüber über Ängste etc. gesprochen und Lösungen überlegt werden.
Einsatz von naturalistischem Figurenmaterial, wie z. B. Playmobil©-Krankenhaus, Arztkoffer usw.	▶ Hiermit lassen sich die einzelnen Situationen nachspielen und gemeinsam spielerische Lösungsmöglichkeiten entwickeln, die dann an die eigene Situation angepasst werden können.
Einsatz von themenunspezifischem Spielzeug und Figuren	▶ Analog zu naturalistischen Spielmaterialien können genauso themenunspezifische Spielzeuge und Figuren eingesetzt werden, die entsprechend abgewandelt werden können.

Operationsvorbereitung

Einsatz der *Kinder-KlinikKarten Memospiel* (Schepper & Gerstner, ohne Jahr)	▶ Memokarten mit Abbildungen rund um medizinische Prozeduren, Eingriffe etc., die sich sehr gut eignen, um über die anstehende Operation oder andere Prozeduren ins Gespräch zu kommen
Blut- und Spritzen-phobie	▶ Applied-Tension-Methode
Einsatz von Kinder- und Bilderbüchern zum Thema Krankheit, Arztbesuch, Kranken-haus und zu spezifi-schen Eingriffen (z. B. Operation, MRT).	▶ Kinderbuch *Operation Traumland. Tim bekommt eine Narkose.* Sehr hilfreich in diesem Zusammenhang und sogar kostenfrei herunterladbar: https://www.draeger.com/Content/Documents/Newsroom/OperationTraumland.pdf [14.05.2024] ▶ Auf der Webseite einer der Autorinnen finden Sie eine Kinder-buchliste u. a. mit Hinweisen zu passenden Bilderbüchern: https://melanie-graesser.de/die-wohl-beste-literaturliste-fuer-die-arbeit-mit-kindern-und-jugendlichen/ [14.05.2024]
Mutmachtasche / -koffer	▶ Erstellen Sie mit Ihrem / Ihrer Patient:in einen Koffer oder eine Tasche mit Dingen, die bei der anstehenden Prozedur helfen können, z. B. ein Mutmachstein, das Bild einer mutmachenden Person / Figur, ein Mutmachspruch usw.
Ablenkungstechniken	▶ Erarbeiten Sie gemeinsam, welche Ablenkungsstrategien hilfreich sein können, und ergänzen Sie hiermit ggf. den Mutmachkoffer.
Mutperlenkette	▶ Wenn mehrere Prozeduren anstehen, können Sie eine Mutperlen-kette einsetzen oder andere Verstärkungs- / Belohnungssysteme nutzen.
Darmmodell	▶ Das begehbare Darmmodell der Burda-Stiftung (https://www.felix-burda-stiftung.de/darmmodell [14.05.2024]) kann bei einer Darm-OP hilfreich sein. Es gibt einen Film und vielleicht ist es sogar gera-de in der Nähe auf Tour.
Begehbareres Herz	▶ Das »Begehbare Herz« gibt es im Museum in Fulda zu besichtigen, es hat 36 qm Grundfläche und ist 5 m hoch und ermöglicht eine Reise durch die vier Herzkammern. ▶ Siehe auch: https://www.kaf.de/museum/begehbares-herz/ ▶ Es kann bei einer anstehenden Herz-OP vielleicht ein Highlight sein, wenn es keine zu weite Anreise ist.
Reise durch den Mensch	▶ Das CORPUS-Museum bei Leiden in den Niederlanden bietet eine beeindruckende Reise durch den ganzen Mensch. https://corpusexperience.nl/de/

Platz für Ihre Notizen:

....

Einsatz von Skills und Ablenkungsstrategien

Sicherlich setzen Sie Ablenkungstechniken und Skills in der Arbeit mit Ihren Patient:innen ein und haben hierzu Ihre bewährten Vorgehensweisen und Techniken. Bei chronisch kranken Patient:innen sind beim Einsatz einige Punkte zu berücksichtigen.

Wichtig

Prüfen Sie immer, ob der Einsatz bestimmter Skills durch die Erkrankung ausgeschlossen ist: So wäre z. B. die Ablenkung durch scharfe Bonbons bei einer chronisch entzündlichen Darmerkrankung kontraproduktiv.

Allgemeine Ablenkungsstrategien und Techniken mit Beispielen	
Sinnesablenkungen	▶ Sehen: Fotos von Freund:innen oder innere schöne Bilder abrufen ▶ Hören: Musik oder ein Hörspiel hören ▶ Riechen: an einem intensiven Duft riechen ▶ Schmecken: bewusst schöne Frucht genießen oder supersaures Bonbon ▶ Fühlen: sich mit einem Igelball oder Eiswürfeln über die Haut fahren
Kognitive Ablenkungen	▶ ein Gedicht auswendig lernen ▶ ein Kreuzworträtsel lösen ▶ von 100 in 8er-Schritten rückwärts zählen ▶ *Ich packe in meinen Koffer* mit sich selbst oder jemand anderem spielen
Aktive behaviorale Ablenkungen	▶ mit Knete etwas bauen oder therapeutische Knete kneten ▶ Geschirr spülen ▶ Schuhe putzen ▶ ein rohes Ei auf die Spitze stellen ▶ jonglieren ▶ Chi-Gong-Kugeln in der Hand bewegen ▶ auf einer Stange oder der Bordsteinkante balancieren

Einsatz von Skills und Ablenkungsstrategien

Krankheits- / Symptomspezifische Ablenkungsstrategien und Techniken mit Beispielen	
Neurodermitis	Antikratztechniken gegen starken Juckreiz: ▶ Fingerspiele ▶ Kratzteufeltechnik (Stopp sagen, Faust ballen, an etwas Schönes denken) ▶ Kühle-Suggestionsübung ▶ Eincremen; etwas anderes mit den Händen / Fingern machen ▶ ein Kratzklötzchen kratzen
Schmerzen	Kälte- / Wärme-Suggestionsübungen (vgl. App *Rheuma-Auszeit*)
Starke Angst / Panik (z. B. bei Atemnot, Spritzen)	▶ Applied Tension üben ▶ Lippenbremse ▶ 4-6-8-Atmung üben

Eigene Ideen:

....

....

....

....

....

....

....

....

....

....

Ablenkungsstrategien – Meine Best-of-Liste

Gedankenkreisen, kratzen, weil es so doll juckt, blöde Bauch-, Kopf-, Gelenk- oder andere Schmerzen … kannst du nicht gebrauchen? Du weißt schon, welche Techniken bei dir am besten funktionieren, um dich gut davon abzulenken? Prima, dann schreib oder male sie auf und häng dir dieses Blatt am besten irgendwo sichtbar hin, damit du deine Top 5 immer im Blick hast, wenn du sie brauchst. Und wenn du tolle neue Ablenkungsstrategien kennenlernst, dann schreibe sie sofort dazu!

Meine Top-5-Ablenkungsstrategien

(1) ....

(2) ....

(3) ....

(4) ....

(5) ....

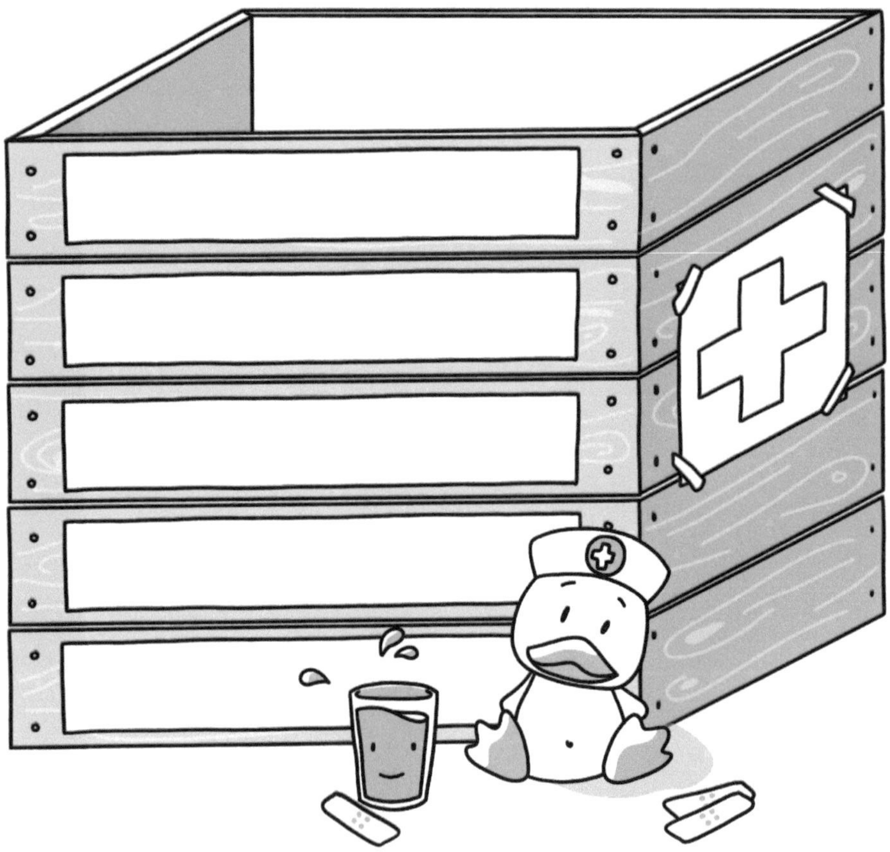

Mein Ablenkungs-ABC

Wenn du starke Schmerzen oder andere Symptome hast, oder auch mal eine lange Untersuchung ansteht, kann es manchmal sehr hilfreich sein, wenn du dich ablenkst, um nicht die ganze Zeit daran zu denken. Kennst du das Ablenkungs-ABC? Das ist eine tolle Technik und funktioniert ganz einfach: Suche dir ein Thema, das dich interessiert, z. B. Tiere, Fußballspielerinnen, Tennisprofis oder irgendetwas anderes. Nun geht es darum, zu diesem Thema für jeden der Buchstaben des Alphabets etwas zu finden, also z. B. bei Tieren: A wie Affe, B wie Bär, C wie Chamäleon, usw. Los geht's!

Ablenkungs-ABC			
A		N	
B		O	
C		P	
D		Q	
E		R	
F		S	
G		T	
H		U	
I		V	
J		W	
K		X	
L		Y	
M		Z	

Applied Tension – Angewandte Anspannung bei Blut- und Spritzenphobien

Die Methode der angewandten Anspannung / Applied Tension nach Öst (Öst & Sterner, 1987) wird zur Vermeidung von Ohnmachten bei Menschen mit Blut-, Verletzungs- oder Spritzenphobien im Kontext von Blutentnahmen oder Spritzen erfolgreich eingesetzt.

Durch wiederholtes Anspannen großer Muskelpartien (Arme, Beine) sollen die Blutgefäße in der Muskulatur komprimiert werden und so der Blutdruck der Person erhöht und stabil gehalten werden. Auf diese Weise kann einer Ohnmacht vorgebeugt werden.

Eine illustrierte Anleitung finden Sie z. B. unter:
https://blog.uni-koeln.de/angstambulanz/files/2016/03/Informationsblatt-zur-Verhinderung-einer-Ohnmacht.pdf [14.05.2024]

Ablauf der Applied Tension

- Arm- und Beinmuskulatur werden gleichzeitig stark angespannt.
- Am besten gelingt die Anspannung durch schnelle »Pump-Bewegungen« in Armen und Beinen.
- Die Person soll dabei möglichst ruhig und gleichmäßig weiter atmen. Nicht die Luft anhalten! Der Körper muss eine ganze Weile lang eine sehr anstrengende Tätigkeit ausführen!

Übung

Die Applied Tension sollte möglichst im Sitzen geübt werden, da dies auch die typische Position ist, in der eine Blutentnahme durchgeführt wird. Die Beine können überkreuzt werden.

In der »Trocken-Übung« bzw. Vorbereitung kann die Applied Tension mit beiden Armen durchgeführt werden.

Wenn ein Blutdruckmessgerät vorhanden ist, kann der Blutdruck während der Übung gemessen und der Person zurückgemeldet werden (im Sinne von Biofeedback).

Äußere und innere Zeichen, z. B. Rötung des Gesichts oder eine wahrgenommene Erwärmung des Gesichts, weisen ebenfalls auf einen gesteigerten Blutdruck hin und können zurückgemeldet werden.

Anwendung in der konkreten Situation

Die Anspannung der Muskeln soll unbedingt vor Beginn der Blutentnahme begonnen werden und auch noch eine gewissen Zeit (1–2 Minuten) nach Ende der Blutentnahme weitergeführt werden.

Während einer Blutentnahme oder Injektion soll die Anspannung dann nur mit dem Arm durchgeführt werden, der nicht punktiert wird. Die Beine sollen immer beidseits angespannt werden.

AB 68 **K J E B**

Applied Tension

Spritzen und Blutentnahmen sind nie wirklich angenehm. Manche Menschen bekommen dabei richtig Panik oder werden sogar ohnmächtig. Wenn man nur selten zu einer Blutentnahme muss, ist das evtl. nicht ganz so schlimm. Aber wenn man wegen einer chronischen Krankheit oft »gepikst« werden muss, dann kann das ganz schön nerven.

Kennst du die Methode der »angewandten Anspannung« oder Applied Tension? Die kann dir in solchen Fällen sehr gut helfen! Der Vorteil ist: Du kannst es selbst machen und hast damit die blöde Situation ein bisschen mehr selbst im Griff.

Wie geht das?

- ▶ Eigentlich ganz einfach. Setze dich auf einen Stuhl und kreuze die Beine übereinander.
- ▶ Nun geht es los.
- ▶ Spanne gleichzeitig alle Muskeln in den Armen und in den Beinen fest an. Dafür ziehst du die Fäuste fest Richtung Schulter und presst die Beine fest zusammen. Nun fängst du an, mit den Armen und Beinen zu »pumpen«. Du kannst dir deinen eigenen Rhythmus suchen, aber es sollte ruhig schnell sein. ☺
- ▶ Das machst du eine ganze Weile, ca. 5 Minuten!
- ▶ Uff, das ist anstrengend! Deshalb achte darauf, dass du ruhig weiter atmest! Nicht die Luft anhalten! Du brauchst Luft, damit du diese Übung lange genug durchhalten kannst!

Was passiert dabei?

- ▶ Merkst du etwas? Vielleicht wird dein Gesicht warm oder kribbelt etwas?
- ▶ Oder sagt dir jemand, dass du rote Backen bekommst?
- ▶ Prima, dann machst du es genau richtig!
- ▶ Durch die angewandte Anspannung soll nämlich dein Blutdruck steigen! Keine Sorge, für eine kurze Zeit ist das nicht schlimm, im Gegenteil! Es hilft gegen »Schummerig-Werden« und »Umkippen«!

Üben und ausprobieren!

- ▶ Am besten übst du diese Methode einige Male »trocken«.
- ▶ Bei nächster Gelegenheit solltest du es dann in einer »echten Situation« ausprobieren, also bei der nächsten Spritze oder bei der nächsten Blutentnahme.
- ▶ Wichtig: Fange mit dem Anspannen und Pumpen an, bevor du »gepikst« wirst.
- ▶ Und mache eine Weile weiter, auch wenn schon alles »vorbei« ist.
- ▶ Am besten geht das zunächst, wenn dich jemand unterstützt, zum Beispiel, wenn ein Elternteil einfach mitmacht. (Das sieht dann auch noch ziemlich lustig aus)

Du kannst der Ärztin bzw. dem Arzt auch erklären, dass du beim Blutabnehmen gleich »Applied Tension nach Öst« machen willst. Herr Öst hat diese Methode schon vor vielen Jahren entwickelt. Falls dein Arzt / deine Ärztin das nicht kennen sollte, dann erklär sie ihnen, vielleicht kann sie auch anderen Kindern / Jugendlichen helfen! Diese Methode ist nämlich sehr bekannt und wird zum Beispiel regelmäßig beim Blutspenden eingesetzt!

INFO 34 • T

Umgang mit Spritzenphobie bei jungen Kindern

Oftmals haben nicht nur die jungen Patient:innen, sondern auch deren Eltern / Bezugspersonen Angst. Häufig fällt es Eltern bzw. Bezugspersonen schwer, dem Kind »wehzutun«, es z. B. zu spritzen oder dabei zuzusehen. Dies ist aber gerade bei chronischen körperlichen Erkrankungen sehr wichtig und für die Behandlung erforderlich – denken Sie beispielsweise an eine Diabeteserkrankung bei einem sehr kleinen Kind, das sich noch nicht selbst zum Messen oder Insulinspritzen spritzen kann.

Auch das Schlucken von Medikamenten kann mit Ängsten verbunden sein, hier eignet sich das »Üben« mit Smarties. Überlegen Sie gemeinsam mit Ihren Patient:innen und deren Bezugspersonen. Sicher haben Sie viele weitere schöne und hilfreiche Ideen.

Hier einige Ideen in der Übersicht:

»Angst-Stopper-Techniken«	So geht's
Raketenstarttechnik	Nutzen Sie Tröten, sog. Luftrüssel. Nun hat das Kind die Aufgabe, bei 0 laut zu tröten, nachdem die Mutter oder eine andere Bezugsperson von 10 auf 0, wie bei einem Raketenstart, rückwärts gezählt hat. So ist das Kind abgelenkt und die Bezugsperson hat einen klaren Startpunkt für den Piks.
Pop-Up-Bilderbuch	Ähnlich einem Raketenstart können Pop-Up-Bilderbücher, insbesondere bei sehr kleinen Kindern, eingesetzt werden: vorwärts bis 3 zählen und das Pop-Up-Bilderbuch bei 3 aufklappen!
Zauber-Pflaster	Emla® oder auch »Zauberpflaster«, die mit ausreichend Vorlauf auf die zu piksende Stelle geklebt werden und damit die Hautstelle leicht betäubt wird, funktionieren ebenfalls bei einigen Kindern gut. Beispiel: Eine 7-jährige Patientin mit einer rheumatischen Erkrankung und Angst vor der wöchentlichen Medikamentengabe, die mithilfe eines Pens appliziert wird, hatte zusätzlich eine Abneigung gegen ein Emla®-Pflaster entwickelt. Dieses wurde zunächst wieder positiv besetzt und von der Patientin mit einem Smiley bemalt.
Handpuppen	Handpuppen sind oft eine gute Ablenkungsmöglichkeit.
Ihre eigenen Ideen:	....

Meine Greatest Hits für Panik-Situationen

Manchmal beschleichen dich Ängste oder du hast Panik vor bestimmten Situationen im Zusammenhang mit deiner chronischen körperlichen Erkrankung? Das kann passieren. Aber du kannst dich vorbereiten und mit der Top-11-Hitliste der Regeln zur Angst und Panikbewältigung bist du bestens ausgerüstet. Vielleicht fallen dir zusätzlich sogar noch eigene ein.

Die Top-11-Gedanken zur Angst und Panikbewältigung

(1) Denk dran: Angstgefühle sind normal und können auch hilfreich sein. Man darf Angst haben. Wenn sie größer wird, kämpfe nicht dagegen an, sondern erforsche sie und arbeite mit ihr.

(2) Angstgefühle und Körperreaktionen wie Zittern oder Schwitzen sind unangenehm, aber nicht gefährlich! Mach dir deswegen keine Sorgen, es wird nichts Schlimmes passieren.

(3) Hilf dir selbst und steigere dich nicht in Gedanken rein wie »Was wohl alles passieren kann«. Frage dich lieber: »Was ist genau jetzt los und was kann ich jetzt am besten tun?«

(4) Konzentriere dich auf das, was jetzt alles gerade ist. Was genau passiert um dich herum und in deinem Körper? Beschreibe, was wirklich passiert ist, und bleibe bei den Fakten und der Realität.

(5) Beobachte deine Angst und schau, wie sie wieder kleiner wird, wenn du bestimmte Übungen machst und dich nicht weiter reinsteigerst.

(6) Sei mutig und vermeide keine Situationen, die vielleicht Ängste hervorrufen könnten. Du schaffst das!

(7) Wenn du magst, dann teste selbst, ob du kleine »Angstsituationen« trainieren kannst. So wirst du mutiger und »härtest dich ab«. Das ist sozusagen dein eigenes Tapferkeitstraining 😉

(8) Sei stolz auf alle Situationen, die du erfolgreich gemeistert hast, und rufe dir diese Erfolge immer wieder ins Gedächtnis! Du kannst sie dir auch aufschreiben oder aufmalen, um sie nicht zu vergessen.

(9) Lass dich nicht unter Druck setzen! Nimm dir die Zeit, die du brauchst, um deine Ängste zu bekämpfen. Nicht aufgeben! Du schaffst das!

(10) Wenn du eine Panikattacke hast, dann versuche, ruhig zu bleiben. Sie wird wieder verschwinden! Versuche, ruhig zu atmen, häufig hilft auch eine »Lippenbremse«. Dabei presst du deine Lippen ganz fest aufeinander und versuchst, dadurch auszuatmen. So kann sich deine Atmung wieder beruhigen.

(11) Rede dir gut zu und führe ein Selbstgespräch, in dem du dir alles sagst, was gut ist und was dir bisher auch immer geholfen hat.

Schreib hier deine eigenen Top-Tipps und Gedanken gegen Angst und Panik auf

▶ ....

▶ ....

▶ ....

▶ ....

▶ ....

Mein Ängste-Bekämpfungs-Protokoll

Du hast gelernt, dass es für die Zukunft helfen kann, wenn du mutig bist und keine Situationen vermeidest, die vielleicht Ängste hervorrufen könnten. Wenn du magst, dann teste selbst, ob du kleine »Angstsituationen« trainieren kannst. So wirst du mutiger und »härtest dich ab«.

Hier ist dein Protokollbogen für dein persönliches Tapferkeitstraining. 😉

Tapferkeitstrainings-Protokoll

Mein Tapferkeitsname: ....

Datum meiner Tapferkeitsübung: ....

Übungsbeschreibung
Was und wo und wie lange hast du trainiert?

....

....

....

Wie ist das Training gelaufen?

....

....

....

Welche Gedanken hattest du? Wie hat dein Körper reagiert? Wie hast du dich gefühlt?

....

....

....

Mein Ängste-Bekämpfungs-Protokoll

Wie hoch war deine Angst?

Zu Beginn der Übung

☐ keine Angst ☐ leichte Angst ☐ merkbare Angst ☐ starke Angst ☐ Panik

Während der Übung

☐ keine Angst ☐ leichte Angst ☐ merkbare Angst ☐ starke Angst ☐ Panik

Nach der Übung

☐ keine Angst ☐ leichte Angst ☐ merkbare Angst ☐ starke Angst ☐ Panik

Wie stolz bist du, wenn du die Übung geschafft hast? Auf einer Skala von 0 bis 6 (6 ist super stolz!).

☐ 1 ☐ 2 ☐ 3 ☐ 4 ☐ 5 ☐ 6

Belohne dich!
Wie hast du dich nach erfolgreicher Übung belohnt?

....

....

....

Was möchtest du als Nächstes trainieren und üben? Hast du ein konkretes nächstes Ziel?

Dann schreib es auf und gewöhne dich schon einmal an den Gedanken, dass du es schaffen wirst.

Mein nächstes Übungsziel ist:

....

....

....

INFO 35 • T

Arbeitsideen zu krankheitsspezifischen Themen

Es kommt immer wieder zu Situationen, in denen die umschriebene Krankheit der Kinder / Jugendlichen eine zentrale Rolle spielt und in der Psychotherapie wertschätzend aufgegriffen werden sollte. Die Auseinandersetzung mit krankheitsspezifischen Aspekten in der Psychotherapie kann u. a. zur Arbeit an funktionalen oder dysfunktionalen Bewältigungsstrategien wichtig sein, Akzeptanz und Selbstwert unterstützen, automatische dysfunktionale Gedanken identifizieren helfen oder aber auch Ressourcen aktivieren. Es bietet sich grundsätzlich an, sich über die vorliegenden körperlichen Krankheiten zu informieren. Sehr kurze Infos mit weiterführenden Angaben finden sich z. B. in Reuner und Gräßer (2023).

Auf den Internetseiten der jeweiligen medizinischen Fachgesellschaften und der Elternselbsthilfe finden sich in der Regel umfangreiche und gut aufbereitete Informationen, die auch für Laien verständlich sind.

Um krankheitsspezifische Aspekte in die Therapie einzudenken, bietet es sich an, mit den Betroffenen die persönliche Krankheit zu »typisieren« (angelehnt an die *Psychosoziale Typisierung von Krankheit* nach Rolland [2003; Retzlaff, 2010]). Nutzen Sie dazu gerne folgendes Frage-Schema:

Krankheitsbeginn »Wie hat die Krankheit bei dir begonnen?«	▶ Akut? Mit einer dramatischen Krise? (manche Epilepsien, manche Hirntumore, manchmal Diabetes) ▶ Schleichend? (z. B. Diabetes, manchmal Asthma, Rheuma) ▶ Mit einer langen Phase unerklärlicher Symptome? (z. B. Diabetes, manche Epilepsien)
Krankheitsverlauf »Wie ist deine Krankheit bisher verlaufen?«	▶ Voranschreitend? (z. B. Juvenile Multiple Sklerose, manchmal Asthma) ▶ Konstant / stabil? (z. B. Diabetes, viele Epilepsien) ▶ In Schüben, mit Krisen? (z. B. Rheuma, viele Epilepsien)
Erwartetes Outcome »Was erwarten Fachleute, wie es mit deiner Krankheit weiter geht?«	▶ Tödlich? (z. B. einige Krebserkrankungen) ▶ Lebensverkürzend? (z. B. einige Epilepsien, Cystische Fibrose) ▶ Keine Lebensbedrohung / -verkürzung erwartet? (z. B. Diabetes, Asthma)

Arbeitsideen zu krankheitsspezifischen Themen

Behinderung / Einschränkung durch Krankheit »Worin und wie stark schränkt dich deine Krankheit im Alltag ein?«	▶ Kognition? (z. B. viele Krankheiten mit ZNS-Beteiligung) ▶ Sinne? (z. B. erworbene Sinnesbehinderungen) ▶ Motorik? (z. B. auch Schmerzen, Rheuma, Juvenile MS) ▶ Soziale Stigmatisierung? (z. B. viele Epilepsien, onkologische Erkrankungen) ▶ Ausprägung der Behinderung? (gering – mäßig – stark)
Vorhersehbarkeit des Krankheitsverlaufs? Kontrollierbarkeit der Krankheit? »Kannst du selbst deine Krankheit ganz gut kontrollieren? Kannst du den Verlauf deiner Krankheit ganz gut selbst beeinflussen?«	▶ Grad der Unsicherheit? ▶ Achtung: sehr individuell, die Einschätzung der Betroffenen muss nicht mit der medizinischen Einschätzung der Vorhersehbarkeit / Kontrollierbarkeit übereinstimmen.

Tipp

Gerade mit jüngeren Kindern kann man den »Krankheits-Typ« auch mit einem Figuren-Lege-Spiel begleiten und z. B. einen Hut für den Beginn aussuchen lassen, den Kopf für den bisherigen Verlauf, den Bauch für die Prognose oder die Alltagsbeeinträchtigungen und die Beine für die allgemeine Kontrollierbarkeit.

Meine Krankheit ist echt ein besonderer Typ

Jede Krankheit ist irgendwie einzigartig. Auch deine Krankheit ist sicher ein ganz besonderer Typ! Hier kannst du eine Art »Typisierung« für deine Krankheit machen! Beantworte dazu einfach die folgenden Fragen.

Meine Krankheit ist ein besonderer Typ!

Wie hat deine Krankheit angefangen? Hat sie sich in dein Leben geschlichen oder kam sie ganz plötzlich?

....

Wie ist deine Krankheit bisher verlaufen? Ging es einigermaßen stabil, gab es Krisen oder kamen Schübe vor?

....

Was erwarten Fachleute, wie es mit deiner Krankheit weiter geht? Hast du große Sorgen, dass du deshalb früher sterben musst als andere? Oder denkst du, dass du mit deiner Krankheit ein »ganz normales Leben« haben kannst?

....

Worin und wie stark schränkt dich deine Krankheit im Alltag ein? Mache hier gerne eine Auflistung und schätze die Einschränkungen ein.

....	☐ kaum	☐ mäßig	☐ stark
....	☐ kaum	☐ mäßig	☐ stark
....	☐ kaum	☐ mäßig	☐ stark
....	☐ kaum	☐ mäßig	☐ stark
....	☐ kaum	☐ mäßig	☐ stark

Meine Krankheit ist echt ein besonderer Typ

Kannst du selbst deine Krankheit ganz gut kontrollieren? Kannst du den Verlauf deiner Krankheit ganz gut selbst beeinflussen? Beschreibe einmal, wie sehr du deine Krankheit kontrollieren kannst. Geh dabei von 0 »Ich kann meine Krankheit sehr gut kontrollieren« über 5 »Ich kann meine Krankheit manchmal bzw. mäßig kontrollieren« bis zu 0 »Ich kann meine Krankheit gar nicht kontrollieren«.

0	1	2	3	4	5	6	7	8	9	10
☐	☐	☐	☐	☐	☐	☐	☐	☐	☐	☐

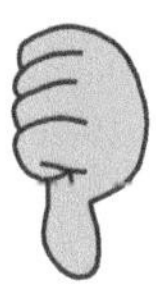

Ich kann meine Krankheit gar nicht kontrollieren

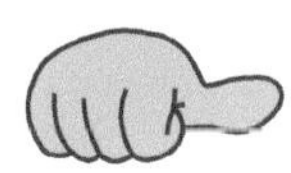

Ich kann meine Krankheit manchmal kontrollieren

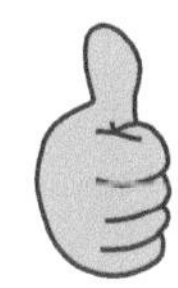

Ich kann meine Krankheit sehr gut kontrollieren

Was mir sonst noch wichtig ist:

....

....

....

AB 72 • K J G

Mein Steckbrief für Krankheitskrisen

Kennst du das? Deine Krankheit hat manchmal echte Krisen oder heftige Symptome? Zum Beispiel ein epileptischer Anfall, ein Asthma-Anfall oder eine Unterzuckerung? Du selbst kennst dich bestimmt schon gut damit aus. Damit auch die anderen besser verstehen, wie bei dir so eine Krise aussieht und was dann am besten zu tun ist, kannst du hier einen Steckbrief dazu machen.

Bei meiner Krankheit treten manchmal folgende Krisen / Notfälle auf:

....

Die Fachleute nennen diese Krise:

....

Daran erkennt man diese Krise, den Notfall:

....

Ich selbst kann folgende Frühwarnzeichen spüren:

....

Wenn ich selbst denke, dass so eine Krise gleich kommt, dann mache ich meistens Folgendes:

....

Wenn du keine Warnzeichen spüren kannst, ist das auch eine wichtige Information! Kreuze an:
☐ Diese Krisen bzw. Notfälle kommen ganz plötzlich und ohne Vorwarnung, auch für mich selbst!

Wenn diese Krise / dieser Notfall eintritt, solltet ihr Folgendes machen:

....

Es ist erforderlich, den Notarzt zu rufen, wenn:

....

Auf keinen Fall solltet ihr Folgendes machen:

....

Mir tut es gut, wenn Folgendes gemacht wird:

....

Ich mag es nicht so gerne, wenn man dann Folgendes macht:

....

AB 73 • KJG

Das macht es nur noch schlimmer

Kennst du das? Die Ärzte oder Ärztinnen sagen dir regelmäßig, was du besser NICHT machen solltest, damit deine Krankheit nicht schlimmer wird oder es keine Krisen gibt. Manches ist ja ganz okay, aber bestimmt ist es auch manchmal etwas nervig, dass du so auf mögliche Auslöser achten sollst!

Hier kannst du sammeln, was es bei deiner Krankheit alles für Auslöser gibt. Vielleicht gibt es einiges, was du unbedingt vermeiden musst, sonst wird es richtig blöd mit deiner Krankheit. Bei anderen Sachen ist es nicht ganz so schlimm?

Meine Krankheit heißt:

....

Diese Sachen machen meine Krankheit wirklich schlimm und lösen Krisen aus. Ich muss sie wirklich vermeiden!	Hier kannst du ankreuzen, ob dir das leicht oder schwer fällt
....	☐ leicht ☐ schwer
....	☐ leicht ☐ schwer
....	☐ leicht ☐ schwer
....	☐ leicht ☐ schwer
....	☐ leicht ☐ schwer
....	☐ leicht ☐ schwer

Diese Sachen sollte ich vermeiden, aber wenn es nicht klappt, ist es nicht ganz so schlimm. Ich sollte diese Dinge trotzdem möglichst vermeiden!	
....	☐ leicht ☐ schwer
....	☐ leicht ☐ schwer
....	☐ leicht ☐ schwer
....	☐ leicht ☐ schwer
....	☐ leicht ☐ schwer
....	☐ leicht ☐ schwer

AB 74 • K J G

Was bedeutet meine Krankheit für mich?

Du hast eine chronische körperliche Krankheit, nämlich: ....

Was die Krankheit für dich persönlich bedeutet, weißt nur du. Hier kannst du es sammeln. Einige Dinge stehen schon auf den Zetteln. Wenn es zu dir und deiner Krankheit passt, male es gerne bunt an. Wenn es nicht passt, dann streiche es einfach durch! Ergänze, was dir selbst einfällt.

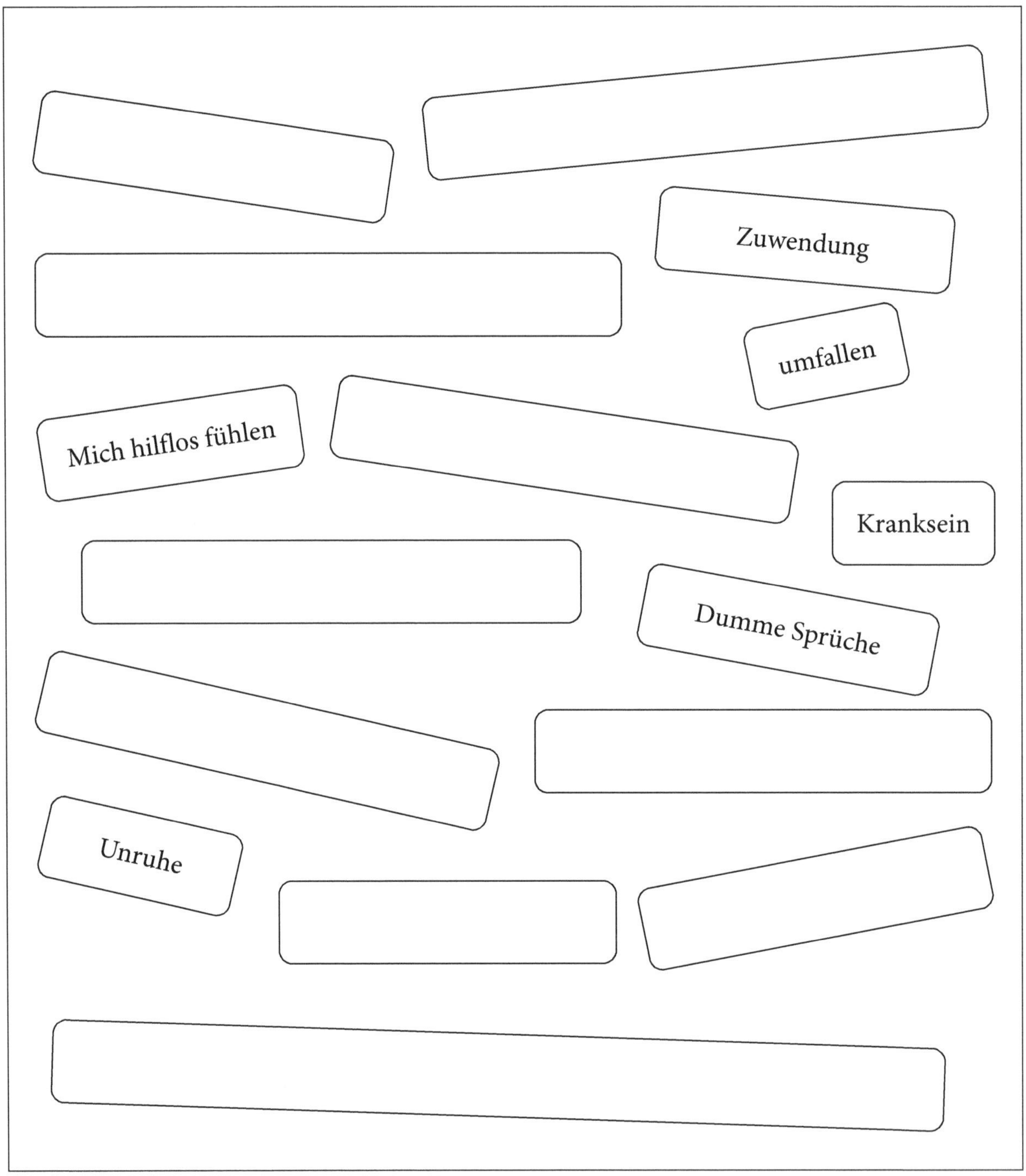

Zurück in die Zukunft

Meine Erlebnisse auf dem Planeten Krankheit

Wenn man wegen einer Krankheit längere Zeit in einer Klinik oder Reha sein musste oder wegen der Krankheit aus allen möglichen Gründen seine Schule nicht besuchen konnte, dann kann es eine ganz schöne Herausforderung sein, wieder zurück in den »alten« Alltag zu kommen. Und ganz klar – es ist ja jetzt anders! Du hast in den vergangenen Wochen Erfahrungen gemacht, die die anderen nicht kennen. Vielleicht möchtest du erst einmal abwarten und schauen, wie die anderen dich wieder aufnehmen? Vielleicht möchtest du ihnen gleich erzählen, was du alles erlebt hast? Vielleicht möchtest du sie über deine Krankheit informieren? Sollen deine Eltern oder auch deine Ärztin / dein Arzt wichtige Informationen zu deiner Krankheit weitergeben?

Hier kannst du für dich sammeln.

Auf der ersten Seite kannst du ein Plakat gestalten zu deinen Erlebnissen in der Zeit, in der du deine Schule nicht besuchen konntest.

Auf der zweiten Seite kannst du deine Wünsche aufschreiben. Du kannst es wie einen Brief an dich selbst gestalten und gerne in einen Umschlag stecken und gut aufbewahren.

Und nach ein paar Wochen kannst du den Brief nochmals aufmachen und lesen. Ob deine Wünsche wohl so in Erfüllung gegangen sind oder ob es ganz anders lief?

> **Wichtig**
>
> Anders muss ja nicht schlechter sein! Du kannst auf der dritten Seite noch einen Brief schreiben über deine »Landung in der Zukunft«.

Meine Erlebnisse aus der Zeit, in der ich nicht in meine Schule konnte

Zurück in die Zukunft

Meine Traum-Landung

Trage hier ein:

So wünsche ich mir meinen ersten Schultag nach dieser besonderen Zeit:

Darauf freue ich mich besonders:

Das macht mir Sorgen / davor habe ich Angst:

Das möchte ich meinen Mitschülerinnen und Mitschülern möglichst gleich erzählen:

Das möchte ich auf keinen Fall erzählen:

Das sollen nur manche Menschen erfahren:

Das möchten meine Eltern in der Schule mitteilen:

Das sollen meine Eltern nicht erzählen:

Was noch wichtig ist:

Aufregungs-Thermometer: So aufgeregt bin ich vor meinem ersten Tag in der Schule

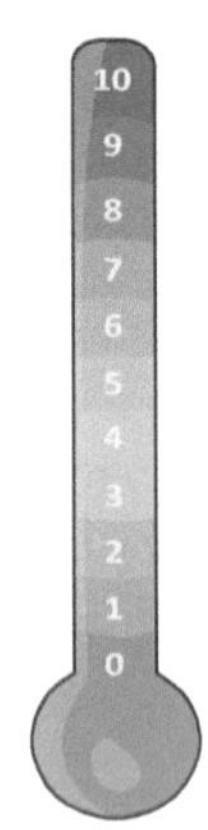

Zurück in die Zukunft

Meine Landung in der Zukunft
Hier kannst du aufschreiben, wie es gelaufen ist:

So lief es dann mit der Schule …

....

Was lief ungefähr so, wie ich es mir gewünscht hatte?

....

Was lief ganz anders?

....

Gab es Überraschungen?

....

Gab es Enttäuschungen?

....

Worüber habe ich mich besonders gefreut?

....

Was hat mir geholfen?

....

Ist es wirklich so »wie früher«? Was ist anders?

....

Was wünsche ich mir für meine weitere Schulzeit?

....

Was ist noch wichtig?

....

Urkunden, Pokale und Mutperlen

Patient:innen mit chronischen körperlichen Erkrankungen haben häufig kleinere und größere Herausforderungen zu bewältigen. Das kann von der Medikamenteneinnahme, Blutentnahme oder dem Spritzen über andere medizinische Prozeduren bis hin zum Ansprechen bestimmter Themen in der Schule oder woanders reichen. Die Eltern / Bezugspersonen, aber auch Geschwisterkinder haben ebenfalls Herausforderungen in diesem Zusammenhang zu bewältigen, dies kann z. B. das Verabreichen von Medizin, der Motivation zur Durchführung medizinischer Prozeduren (z. B. Inhalieren) bis hin zum Loslassen und Überwinden eigener Ängste reichen.

Um diese ganzen unterschiedlichen Herausforderungen gut meistern zu können, bedarf es einer ganzen Portion Mut und manchmal auch etwas Überwindung. Im Rahmen der Therapie geht es oftmals darum, diese Dinge vorzubereiten. Um die Versuche und das Meistern der Herausforderungen gebührend wertzuschätzen und zu würdigen, kann oftmals eine Urkunde wahre Wunder bewirken. Dies kann eine Urkunde für die Patient:innen, die Geschwisterkinder, die Eltern / Bezugspersonen sein und manchmal auch für die ganze Familie, Wohngruppe oder andere Bezugspersonen / -gruppen sein.

Mutperlen, auf Englisch »bravery beads«, wurden vor ungefähr 20 Jahren auf einer Kinderkrebsstation in Kanada erfunden. Kinder, die eine Krebserkrankung hatten, bekamen für alle therapeutischen Dinge, die sie so im Verlauf der Behandlung geschafft hatten (wie z. B. Blutabnahme, Chemotherapie usw.), jeweils eine besondere Perle, sodass im Laufe der Zeit eine schöne Perlenkette entstanden ist, die vom Mut und der eigenen Krankheitsgeschichte erzählen kann. In Deutschland hat die Deutsche Kinderkrebsstiftung (www.kinderkrebsstiftung.de) auch solche Mutperlenketten eingeführt, schauen Sie auf deren Seite unter »Mutperlen«. Sie können solche Mutperlenketten natürlich auch bei anderen Krankheitsbildern einsetzen.

Sie finden Vorlagen für Urkunden und anderes z. B. im *Therapie-Tools Therapeutisches Malen mit Kindern und Jugendlichen* (Gräßer et al., 2024) oder im Internet.

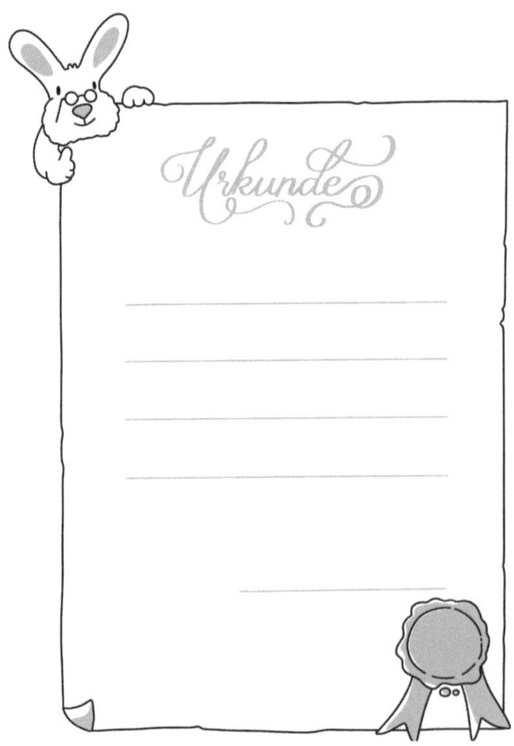

Mein Weg

Hast du manchmal das Gefühl, dass du dein Ziel erreicht hast? Oder hast du manchmal das Gefühl, dass du noch einen langen steilen Weg vor dir hast? Dann kann es hilfreich sein, sich kleine Zwischenziele zu setzen oder einfach mal die bisher schon erreichten Etappen aufzuschreiben. Vielleicht schreibst du auch einmal dein großes Ziel und alle Zwischenziele auf! Dann kannst du viel besser sehen und erkennen, wieviel du schon erreicht hast. Woran solltest du denn sonst erkennen, dass du im Ziel bist? Und wenn du Spaß daran hast, kannst du auch Hindernisse oder mögliche Stolperstellen eintragen. So kannst du sie später durchstreichen oder löschen, wenn du sie erfolgreich überwunden hast. Leg doch einfach mal los!

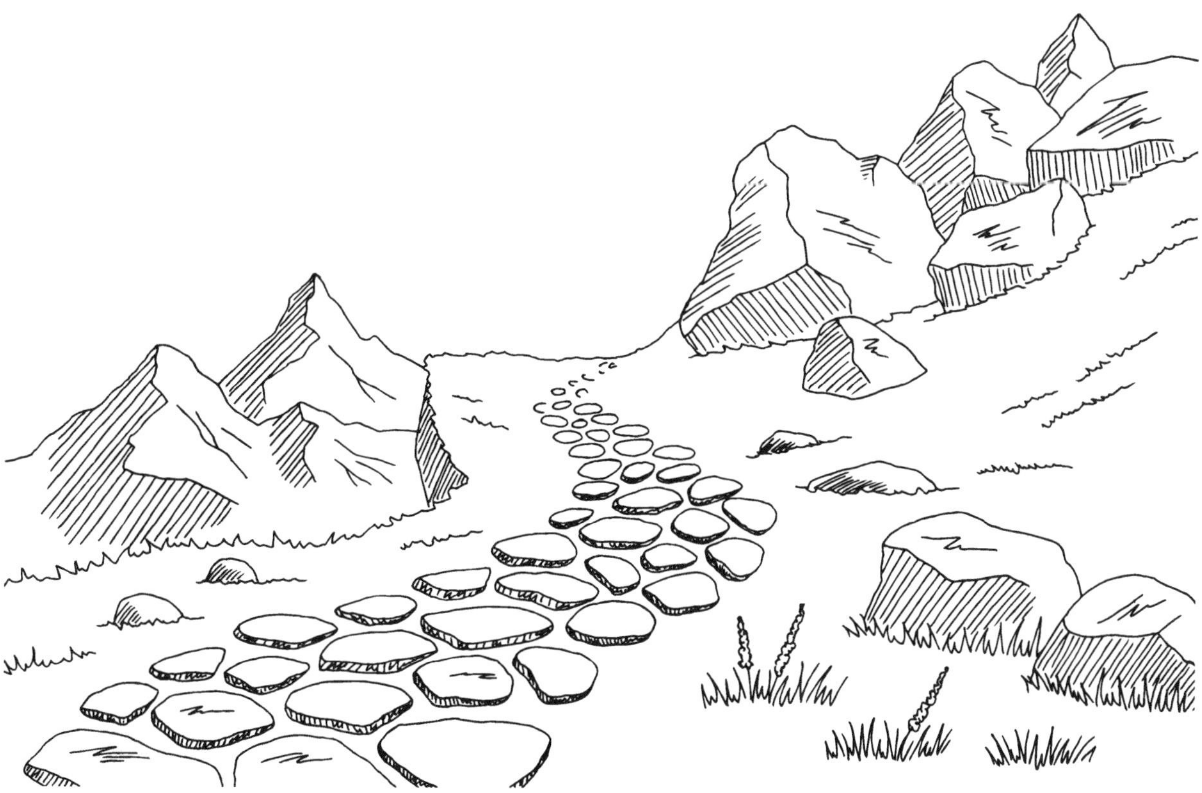

INFO 37 • T

Besonderheiten bei Krankheiten mit Beteiligung des Zentralen Nervensystems

Einige chronische Krankheiten betreffen unmittelbar das Zentrale Nervensystem. Die häufigste ist sicher Epilepsie (bzw. die große Gruppe der Epilepsien). Aber auch Hirntumore und Schlaganfälle kommen im Kindesalter vor. Ebenso gibt es juvenile Formen der Multiplen Sklerose und auch Chronische Fatigue mit und ohne COVID-Infektionen.

Weiterführende Informationen zu Krankheitsbildern mit ZNS-Beteiligung im Kindes- und Jugendalter und neuropsychologischen Aspekten finden Sie in Lidzba et al. (2019) und Reuner und Gräßer (2023).

Für die psychotherapeutische Arbeit mit Kindern und Jugendlichen mit einer ZNS-Erkrankung sollten Sie folgende Aspekte beachten:

Auswirkungen der Erkrankung auf kognitive und emotionale Regulationsprozesse
Bei vielen dieser Krankheiten können sowohl die kognitive als auch die emotionale Regulation empfindlich betroffen sein, d. h., die Betroffenen können sich oft schlecht konzentrieren, sind langsamer oder / und impulsiver als vor der Erkrankung oder ihre Flexibilität ist deutlich reduziert. Auch Stimmungsschwankungen sind häufige Begleitfolgen dieser Erkrankungen.

Was häufig übersehen wird: Die meisten dieser Krankheiten werden mit Medikamenten behandelt, die wiederum unmittelbar im ZNS wirken und dort eben auch Nebenwirkungen erzeugen können. Gerade Konzentrationsprobleme und eine deutliche kognitive Verlangsamung sind häufige unerwünschte Nebenwirkungen.

Fatigue-Symptome bzw. Erschöpfung kommen im Kontext von ZNS-Erkrankungen sehr häufig vor, nicht nur im Kontext von Post-COVID / Long-COVID oder ME / CFS.

Auswirkungen der Erkrankung auf spezifische kognitive Teilprozesse
Einige ZNS-Erkrankungen stören umschriebene kognitive Teilprozesse. So können z. B. die visuelle Wahrnehmungsverarbeitung, Sprachverarbeitung (Wortfindung, Flüssigkeit, Aphasien) oder Gedächtnisprozesse relativ umschrieben betroffen sein (z. B. bei Hirntumoren, nach Schädel-Hirn-Verletzungen, bei einigen Epilepsien). Diese Teilleistungsstörungen wirken sich unterschiedlich stark behindernd im Alltag aus (z. B. in der Schule) und werden nicht selten angesichts der sonstigen hohen krankheitsbedingten Belastungen lange übersehen oder gering eingeschätzt.

Auswirkungen auf die globale kognitive Leistungsfähigkeit
In manchen Fällen ist die kognitive Leistungsfähigkeit durch die ZNS-Erkrankung global reduziert, sodass erworbene Lernstörungen bis hin zu erworbenen Intelligenzminderungen auftreten können (z. B. nach schweren Gehirninfektionen, -entzündungen, Schlaganfällen, Tumoroperationen). Da auch bei diesen Krankheitsbildern in der Regel eine sehr hohe Belastung durch oft lebensbedrohliche Krankheitssituationen vorausgehen, ist die Akzeptanz für eine solche gravierende Veränderung des kognitiven Niveaus sehr schwer. Die Hoffnung auf »Verbesserung im Verlauf« kann in manchen Fällen eine chronische Überforderung des Kindes bedingen und gleichzeitig massive Selbstzweifel und Selbstwertreduktion bei den Betroffenen auslösen.

AB 77 • T

Das Therapieende im Blick

Wie bei anderen Patient:innen auch, wird auch bei chronisch körperlich erkrankten Patient:innen am Ende einer Langzeittherapie eine Rezidivprophylaxe durchgeführt. Hier geht es darum, Rückfällen vorzubeugen und die Patient:innen optimal auf die Zeit nach der Therapie vorzubereiten. Der Unterschied ist, dass am Ende einer psychotherapeutischen Behandlung die körperliche Krankheit nicht durch die Therapie verschwunden ist. Bei körperlich kranken Patient:innen gilt es daher, diese in erster Linie auf das normale Leben nach der Therapie vorzubereiten und die Psychotherapie auszuschleichen, um den weiteren eigenen Umgang mit der Erkrankung allein zu meistern. Hier finden Sie einige Anregungen und Ideen:

- **Abstände:** Verfahren Sie wie gewohnt und beginnen Sie damit, die Abstände zwischen den Therapiestunden zu vergrößern. Lassen Sie Ihr therapeutisches Gespür entscheiden, wann Sie mit diesem Prozess beginnen.
- **Erreichte Ziele und erlernte Techniken:** Reflektieren Sie gemeinsam, was die Patient:innen alles erreicht und welche Techniken sie gelernt haben. Es bietet sich an, diese Punkte zu notieren, damit die Patient:innen auch in schwierigen Situationen darauf zurückgreifen können.
- **Weitere Unterstützungsmöglichkeiten – Netzwerke und Selbsthilfegruppen:** Schauen Sie frühzeitig, welche weiteren Unterstützungsmöglichkeiten die Patient:innen und deren Bezugspersonen für sich nutzen können und wollen. Bei chronischen körperlichen Erkrankungen ist häufig der Kontakt zu anderen Betroffenen sehr hilfreich.
- **Verhalten in und Umgang mit zukünftigen, möglicherweise schwierigen Situationen üben und besprechen:** Verfahren Sie wie bei anderen Patient:innen auch. Antizipieren Sie mögliche Herausforderungen, überlegen Umgangsmöglichkeiten damit, üben in Rollenspielen usw.
- **Perspektivwechsel üben:** Tauschen Sie die Rollen: »Heute bist du mal der / die Therapeut:in, was würdest du mir raten?«
- **Abschied benennen und »üben«:** Gerade das Ende einer Psychotherapie ist oft mit der Chance verbunden, miteinander einen Abschied gut zu bewältigen, was in vielen persönlichen Beziehungen häufig viel schwieriger ist. So können die Patient:innen eine Trennung »üben« und im geschützten Rahmen gemeinsam verarbeiten, was beispielhaft sein kann im Sinne des Modelllernens.
- **Abschiedsritual:** Überlegen Sie gemeinsam ein Abschiedsritual, eine gemeinsame besondere Therapiesitzung, vielleicht mit einem gemeinsamen »therapeutischen Eisessen«, Anschauen eines Films (z. B. *Alles steht Kopf*) o.Ä.
- **»Abschiedsgeschenk«:** Vielleicht haben Sie auch etwas, was Sie Ihren Patient:innen mit auf den Weg geben? Eine Urkunde, ein Übergangsobjekt (z. B. ein Halbedelstein) o.Ä.

Wichtig

Bei Patient:innen mit chronischen körperlichen Erkrankungen kann es immer wieder dazu kommen, dass sich auch der psychische Zustand deutlich verschlechtert, wenn es krankheitsbedingte Veränderungen, Verschlechterungen, Rückfälle, Rezidive, weitere Krankheitsdiagnose usw. gibt. Hier kann es sinnvoll sein, die Behandlung wieder aufzunehmen, ggf. reichen einige Kriseninterventionssitzungen. Wenn dies nicht der Fall sein sollte, dann stellen Sie einen erneuten Antrag. Falls dieser gutachterpflichtig sein sollte, erwähnen Sie die Verschlechterung der körperlichen Erkrankung, die neu hinzugekommene weitere körperliche Erkrankung usw., sodass in der Begutachtung diese Faktoren gut eingeordnet werden können.

Transition in die Erwachsenenbehandlung

Transition bedeutet eigentlich nur »Übergang«. Im medizinischen Kontext ist damit der Übergang von der Kinder- und Jugendmedizin in die Erwachsenenmedizin gemeint.

Die *Gesellschaft für Transitionsmedizin* befasst sich explizit mit diesem Lebensabschnitt und den besonderen Herausforderungen. Wichtige Empfehlungen gibt die *S3-Leitlinie: Transition von der Pädiatrie in die Erwachsenenmedizin.* Version 1.1 vom 22.04.2021. (Gesellschaft für Transitionsmedizin: https://www.awmf.org/leitlinien/detail/ll/186-001.html [26.01.2024])

Gerade bei chronischen körperlichen Krankheiten, die bereits früh in der Kindheit begonnen haben, ist der Wechsel ein wichtiger Schritt. Die Familien haben häufig eine sehr enge Verbindung mit den pädiatrischen Fachleuten. Und der Wechsel zu einer Fachpraxis für Erwachsene kommt oft sehr »plötzlich« und ist nicht immer gut vorbereitet.

Kinder- und Jugendlichenpsychotherapeut:innen können in diesem Prozess eine wichtige Brückenfunktion einnehmen, z. B. wenn die Psychotherapie deutlich über den 18. Geburtstag hinaus fortgesetzt wird, während die somatische Behandlung schon in der Erwachsenenwelt stattfindet.

Abgesehen vom Systemwechsel sind es vor allem die typischen Entwicklungsaufgaben, die mit den Anforderungen des Behandlungswechsels in Konflikt treten können.

Auch für Eltern stellt dieser Übergang oft eine besondere Herausforderung dar, da sie Verantwortung für die medizinische Versorgung immer mehr abgeben müssen und gleichzeitig nicht alle 17- oder 18-Jährigen entwicklungsbedingt in der Lage sind, die volle Verantwortung für sehr komplex oder auch lebensnotwendige medizinische Behandlungen zu übernehmen (z. B. Hormonsubstitution, Notfallmaßnahmen, Insulinmessungen).

Dieses Zitat von Mark Twain ist vielleicht für beide Seiten gleichermaßen tröstlich:

> »Als ich vierzehn war, war mein Vater so unwissend. Ich konnte den alten Mann kaum in meiner Nähe ertragen. Aber mit einundzwanzig war ich verblüfft, wieviel er in sieben Jahren dazugelernt hatte.«
>
> *Mark Twain*

Eigene Notizen:

....

....

....

....

....

»Ich bin dann mal weg«

Bitte stellen Sie sich vor, dass Ihr Kind / Jugendlicher – unter der Annahme, dass er / sie dort bestens versorgt und betreut wird – für ein ganzes Jahr ins Ausland geht. Was ändert sich dann bei Ihnen zu Hause? Bitte sammeln Sie angenehme und unangenehme Veränderungen und reflektieren diese. Welche Veränderungen lassen sich umsetzen, ohne dass die Person wirklich ins Ausland geht?

Wenn mein Kind für ein Jahr im Ausland wäre (natürlich bestens versorgt), ...
... dann ändert sich bei mir / uns zuhause

....

....

....

....

....

Wäre die Änderung angenehm?
Wäre sie unangenehm?

....

....

....

....

....

Könnte man diese Veränderung umsetzen, auch wenn das Kind gar nicht ins Ausland geht?
Wie könnte das gehen?

....

....

....

....

....

Informationen für den Wechsel in die Erwachsenenmedizin

Hier kannst du alles rund um deine Erkrankung(en) für deinen neuen Facharzt / deine neue Fachärztin eintragen.

Wichtig

Bring am besten alle deine bisherigen Befunde (oder zumindest den letzten) in Kopie mit oder schicke sie vorher schon per E-Mail.

Alles auf einen Blick: Die wichtigsten Informationen für deine neue Fachärztin / deinen neuen Facharzt

Mein Name: ....

Mein Geburtsdatum: ....

Meine Erkrankung: ....

Mein bisheriger behandelnder Kinder-Facharzt / -ärztin war: ....

Neben meiner Erkrankung habe ich noch weitere Erkrankungen?
☐ Keine ☐ Ja, und zwar diese:

....

Meine Grunderkrankung habe ich seit: ....

Meine andere(n) Erkrankung(en) habe ich seit: ....

Ich nehme die folgenden Medikamente: (Name; Dosierung; Zeitpunkt / e):

Name	Dosierung	Einnahmezeit am Tag			
		Morgens	Mittags	Abends	Nachts

Informationen für den Wechsel in die Erwachsenenmedizin

Ich benötige ebenfalls folgende Maßnahmen oder Hilfsmittel:

....

....

Für meine Gesundheit helfen mir folgende Behandler:innen (z. B. Physiotherapeut:in):

....

....

Bei meiner Erkrankung gibt es diese Besonderheiten:

....

....

Ich hatte die folgenden Krankenhaus- / Reha-Aufenthalte:

....

....

Ich habe bereits an folgenden Schulungen teilgenommen:

....

....

Ich habe noch folgende Fragen:

....

....

Meine Wünsche für die Zusammenarbeit sind:

....

....

Informationen für den Wechsel in die Erwachsenenmedizin

Meine Krankheitsverlaufslinie
Trage das Alter auf der waagerechten Linie in Jahren ein und zeichne den Verlauf der Erkrankung mit allen Hochs und Tiefs mit einer Linie ein. Denk an alle krankheitsbezogenen Ereignisse: von der Diagnosestellung bis zu Krankenhausaufenthalten und OPs sowie Medikamentenwechsel. Vergiss aber auch die guten Zeiten nicht!

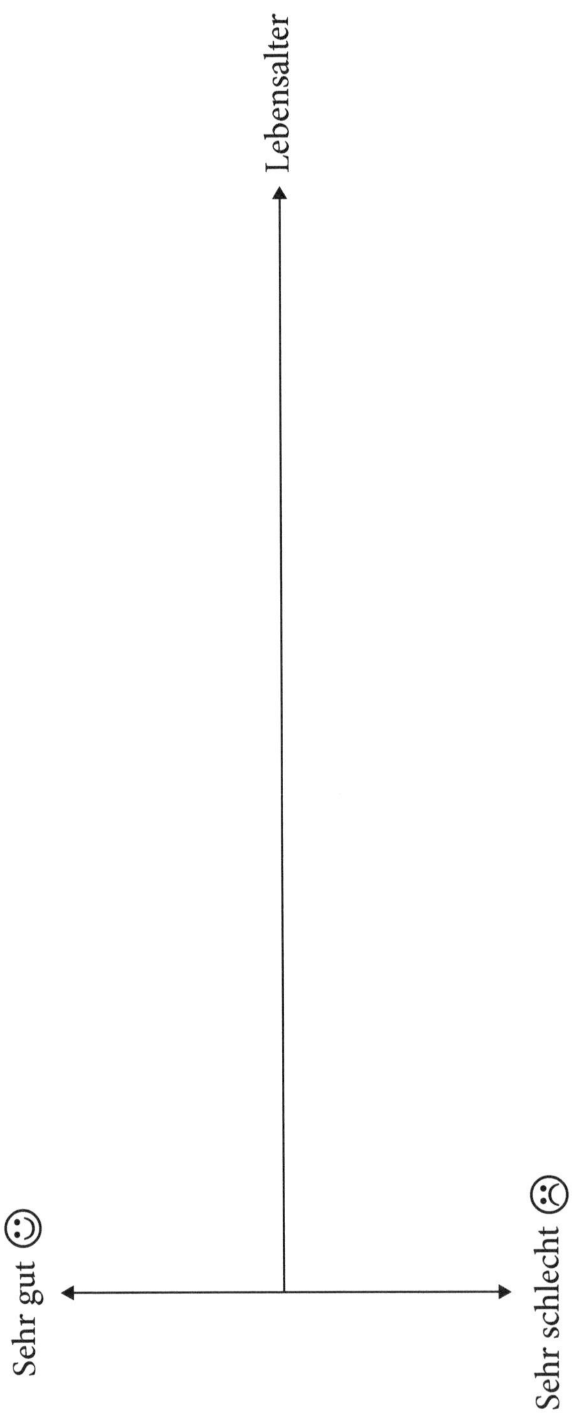

AB 80 • J G E B

Meine Krankheit wird erwachsen

Hast du Lust, einmal einen Brief an deine eigene Krankheit zu schreiben? Vielleicht fängst du damit an zu beschreiben, wie das mit deiner Krankheit anfing, also, als du selbst noch jünger warst und auch deine Krankheit eigentlich noch »jung« war. Woran hast du zum ersten Mal gemerkt, dass du deine Krankheit hast, gab es bestimmte Symptome? War sofort klar, welche Krankheit du hast, oder hat es länger gedauert, bis ihr das rausgekriegt habt? Wie war es dann im weiteren Verlauf? Hat sich deine Krankheit verändert? Hast du dich verändert?

Und was wünscht du dir für die nächste Zeit, wenn du selbst immer älter und erwachsener wirst? Wird deine Krankheit auch »erwachsener«? Was verändert sich genau? Was magst du daran, was nicht? Was wolltest du deiner Krankheit immer schon mal sagen?

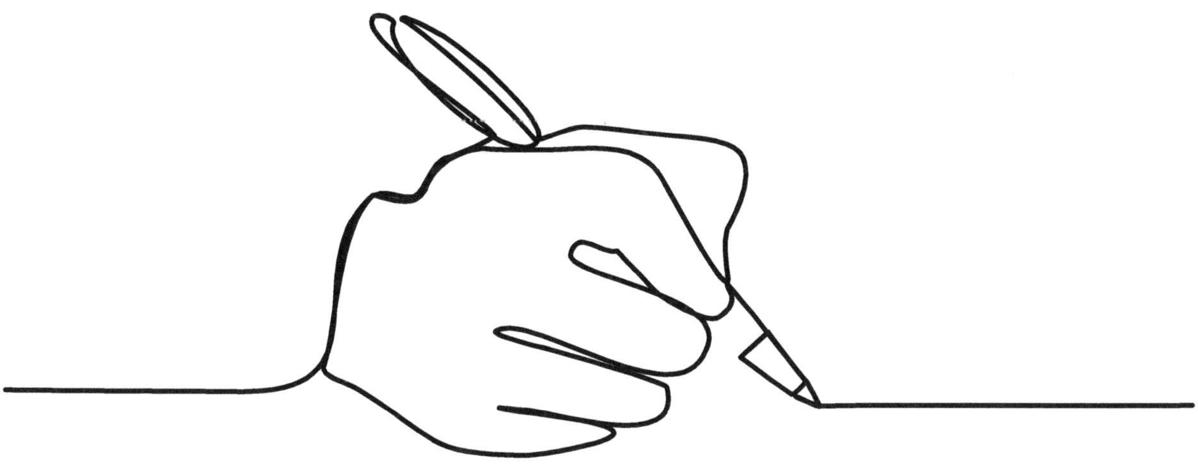

Fragebogen zur Verantwortungsübernahme

Wer hat eigentlich die Verantwortung für was?

Mit dem folgenden Fragebogen könnt ihr gemeinsam feststellen, wer in Ihrer / eurer Familie / Wohngruppe … momentan für welche Aufgaben rund um die chronische körperliche Erkrankung zuständig und verantwortlich ist.

Vorgehen

- Fragebogen getrennt voneinander ausfüllen (Kind, Eltern, Bezugspersonen, usw.)
- Anschließend gemeinsame Besprechung der Ergebnisse.
- Spannend ist die linke Spalte. Sind dort zu viele Kreuze, wird es ein deutliches Zeichen dafür, dass die Aufgaben neu verteilt werden sollten.
- Fixiert die »Neuverteilung« schriftlich, vielleicht mit einem Vertrag, damit in Zukunft alle beteiligten Personen genau wissen, wer was tun muss oder auch nicht tun sollte.

Wichtig

Der Fragebogen kann bei allen chronischen Erkrankungen eingesetzt werden. Es kann deshalb vorkommen, dass nicht immer alle Aussagen optimal passen. Wenn eine Aussage oder Frage nicht genau zur eigenen Situation passt, dann bitte einfach notieren. Am Ende des Fragebogens können gegebenenfalls zusätzliche Situationen / Aufgaben notiert werden.

Name des Kindes / Jugendlichen: .... Alter: ....

Wer füllt FB aus? .... Name der Krankheit: ....

Situation / Aufgabe	**Wer trägt die Verantwortung für die Aufgabe?**				
	Kind	**Mutter**	**Vater**	**Familie**	**Andere**
An den Arzttermin in der Klinik / Praxis denken	☐	☐	☐	☐	☐
An die Medikamentengabe denken	☐	☐	☐	☐	☐
Arzttermine vereinbaren	☐	☐	☐	☐	☐
Verwandte über die Erkrankung informieren	☐	☐	☐	☐	☐
Freund:innen und andere über die Krankheit informieren	☐	☐	☐	☐	☐
Von »A« nach »B« bringen (z. B. zur Schule, zu Freund:innen etc.)	☐	☐	☐	☐	☐
Andere Termine (z. B. Krankengymnastik) vereinbaren	☐	☐	☐	☐	☐

Fragebogen zur Verantwortungsübernahme

Situation / Aufgabe	**Wer trägt die Verantwortung für die Aufgabe?** **Kind**	**Mutter**	**Vater**	**Familie**	**Andere**
Auf gesundheitliche Veränderungen achten (z. B. Lipome, geschwollene Gelenke)	☐	☐	☐	☐	☐
Freund:innen über die Erkrankung informieren	☐	☐	☐	☐	☐
Ausflüge, Übernachtungen, Reisen planen (z. B. ausreichend Medikamente einpacken, auf behindertengerechte Möglichkeiten achten usw.)	☐	☐	☐	☐	☐
Medikamente verabreichen, z. B. Injektion durchführen	☐	☐	☐	☐	☐
Wer ist im Notfall zuständig? (z. B. Asthmaanfall, Hypoglykämie)	☐	☐	☐	☐	☐
An andere Termine (z. B. Krankengymnastik) denken	☐	☐	☐	☐	☐
Termine für Klinikaufenthalte vereinbaren	☐	☐	☐	☐	☐
Krankheitsbedingte Entschuldigungen für die Schule schreiben	☐	☐	☐	☐	☐
(Fach-)Literatur lesen, sich informieren, welche Neuerungen es gibt	☐	☐	☐	☐	☐
Fortbildungen / Workshops zur Erkrankung des Kindes besuchen	☐	☐	☐	☐	☐
Das Verfallsdatum von Medikamenten beachten	☐	☐	☐	☐	☐
In Selbsthilfegruppe zur Erkrankung engagieren	☐	☐	☐	☐	☐
Darauf achten, ob Medikamente rauf- / runterdosiert werden müssen	☐	☐	☐	☐	☐
Das Gespräch beim Arzttermin führen	☐	☐	☐	☐	☐
Auf die Ernährung achten	☐	☐	☐	☐	☐
Dinge, die speziell die Erkrankung Ihres Kindes betreffen, nämlich:	☐	☐	☐	☐	☐
Dinge, die speziell die Erkrankung Ihres Kindes betreffen, nämlich:	☐	☐	☐	☐	☐
Dinge, die speziell die Erkrankung Ihres Kindes betreffen, nämlich:	☐	☐	☐	☐	☐

Bin ich fit für's Alleine-Wohnen?

Du könntest dir vorstellen, in absehbarer Zeit zu Hause auszuziehen und in eine WG oder eigene Wohnung zu ziehen? Das ist bestimmt eine tolle Idee und eine schöne Perspektive. Damit du schon vorher alles gut durchdenken kannst, findest du hier eine Checkliste und einen Fragebogen, die bei deiner Auszugsplanung hilfreich sein können. So kannst du viele Punkte einmal in Ruhe überlegen.

Wichtig

Denke auch daran, wie es aussieht, wenn es dir mal nicht so gut geht. Dann ist es vielleicht gut, dass du nicht in der 6. Etage wohnst und keinen Aufzug hast oder die Bushaltestelle direkt um die Ecke ist.

Frage	Antwort	Check ✓?	Was ist noch zu bedenken / erledigen?
Wann würdest du gerne ausziehen?			
Wohin würdest du gerne ziehen?			
Wie groß soll dein Zimmer / deine Wohnung sein?			
Willst du lieber allein leben?			
Oder ist eine WG dein Ding?			
Welche Anforderungen sollte dein neues Zuhause erfüllen?			
▶ Erdgeschoss?			
▶ Barrierefrei?			
▶ Aufzug, wenn nicht EG			
▶ Wenn kein Aufzug, wie viele Treppenstufen schaffst du problemlos?			
▶ Balkon?			

Bin ich fit für's Alleine-Wohnen?

Frage	**Antwort**	**Check ✓?**	**Was ist noch zu bedenken / erledigen?**
Wie siehts mit der Lage für deine eigenen 4 Wände aus?			
▶ Wie weit sollte die Entfernung zu deiner Schule / Uni / FH / Ausbildungsstelle / Job sein?			
▶ Wie sollten Einkaufsmöglichkeiten sein?			
▶ Wie weit ist die nächste Bus- / U-Bahn-Haltestelle entfernt?			
Wie siehts mit der Einrichtung aus?			
▶ Was brauchst du an (neuen) Möbeln und Ausstattung?			
▶ Kannst du Dinge gebraucht bekommen?			
▶ Brauchst du spezielle Dinge wegen / für deine Erkrankung?			
▶ Brauchst du spezielle medizinische Geräte oder Hilfsmittel, wie z. B. einen Luftreiniger, ein spezielles Bett oder eine Notrufanlage? Hierzu kannst du dich auch bei deiner Krankenkasse informieren.			
Wie siehts aus mit dem medizinischen Umfeld in deiner Nähe? ▶ Willst du weiter zu den Ärzt:innen deines vorherigen Wohnorts gehen?			
Wenn nicht: ▶ Sind ausreichend Fachärzt:innen im Umfeld?			
▶ Kennst du diese schon?			

Bin ich fit für's Alleine-Wohnen?

Frage	Antwort	Check ✓?	Was ist noch zu bedenken / erledigen?
Money, Money, Money: ▶ Welche finanziellen Mittel stehen dir für deine Wohnung, Nebenkosten, Lebensmittel usw. zur Verfügung?			
▶ Reicht das?			
▶ Rechne einmal alles gut durch. Vergiss dabei Kosten für Internet, GEZ und eventuelle Versicherungen nicht.			
Hast du dich schon mal nach Stipendien oder anderen Unterstützungsmöglichkeiten umgeschaut?			
Nebenjob?			
▶ Willst du gerne einen Nebenjob machen?			
▶ Was würde in Frage kommen?			
▶ Geht das mit deiner Erkrankung?			
▶ Auch wenn es dir mal nicht so gut geht?			
Einweihungsparty?			
▶ Willst du gerne eine Feier machen?			
▶ Wen willst du einladen?			
Was ist sonst noch wichtig?			

Mein Wunschberuf

Hast du schon eine Idee, was du später einmal werden möchtest? Hast du vielleicht schon mal ein Praktikum in diesem Beruf gemacht oder hast du sogar schon eine Ausbildungsstelle oder einen Studienplatz? Toll! Wenn nicht, kannst du hier eintragen oder malen, was du einmal werden möchtest.

Das ist mein Wunschberuf:

Wenn du noch gar keine Idee hast, in welche Richtung es gehen könnte, kannst du dich beim Berufsinformationszentrum (BIZ) informieren. Oder schau mal unter: https://planet-beruf.de/schuelerinnen [14.05.2024], dort findest du z. B. Check-U, das ist ein Online-Test, wo du erfahren kannst, welche Berufe zu deinen Stärken und Interessen passen.

Es gibt auch eine ganze Reihe an Beratungs- und Hilfsangeboten speziell für Menschen mit chronischen körperlichen Erkrankungen, z. B.:

- Die Agentur für Arbeit bietet Beratungsangebote speziell für Menschen mit einer körperlichen, geistigen oder psychischen Beeinträchtigung an. Erkundige dich einfach bei der Agentur für Arbeit danach.
- Eventuell kommt für dich auch eine Maßnahme der beruflichen Rehabilitation infrage, dazu kann dich auch die Agentur für Arbeit beraten.
- Kennst du die Ergänzende unabhängige Teilhabeberatung (EUTB®)? Die ist dazu da, dich bei Fragen rund um deine Teilhabe zu unterstützen, also z. B., wenn du Fragen zu Assistenz oder Hilfsmitteln hast.
- Einfach Teilhaben (https://www.einfach-teilhaben.de [14.05.2024]) ist ein Infoservice des Bundesministeriums für Arbeit und Soziales. Dort findest du viele gute Infos rund um deine Fragen zu Ausbildung, Studium etc., wenn du eine chronische körperliche Erkrankung hast.
- In dem Leitfaden *HANDICAP … na und?* findest du viele Infos rund um Berufs- und Studienorientierung: https://www.arbeitsagentur.de/datei/handicap-na-und_ba026295.pdf [14.05.2024]

Mein Wunschberuf

Überlege immer genau, inwiefern dein Wunschberuf und deine chronische(n) körperliche(n) Erkrankung(en) zusammenpassen:

Frage / Überlegung	Check? ✓
Ist mir mein Wunschberuf wert, dafür viel stehen zu müssen o.Ä.?	
Was sind meine Gedanken und Gefühle, wenn ich mir vorstelle, dass ich meinen Wunsch niemals erreichen kann.	

Tipp

Kennst du die **Aktion Luftsprung** (https://aktion-luftsprung.de/ [14.05.2024])? Das ist ein Programm speziell für chronisch körperlich kranke junge Menschen mit tollen Angeboten:

- **fit4job:** Mentoring-Programm, das chronisch körperlich Kranke am Anfang ihres Berufslebens unterstützt auf dem Weg in Ausbildung und Beruf. Die Luftsprung-Mentoren stehen dir dabei mit Rat und Tat zur Seite. Vielleicht hast du Lust, an deren sehr praxisorientierten Workshops teilzunehmen. Es gibt auch eine spezielle Broschüre für Arbeitgeber:innen, die vielleicht unsicher sind und Fragen haben.
- **campus:** Stipendien-Programm speziell für chronische Talente, also junge Menschen mit einer chronischen Erkrankung.
- **luftsprung live:** Es gibt sogar eine Band. Also wenn du Spaß an Musik hast, schau dir das an.

Hier ist Platz für deine eigenen Fragen und Ideen:

....

....

....

Freund:in / Partner:in kennenlernen: Von Dating-Apps und ersten Treffen

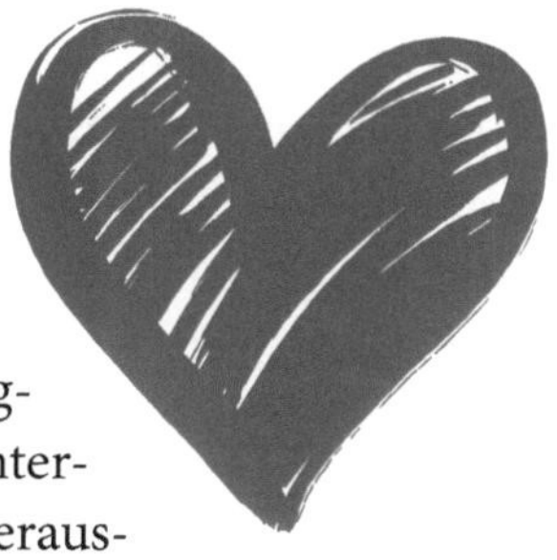

Du hast noch nicht die richtige Freundin, den richtigen Freund, die richtige Partnerin, den richtigen Partner gefunden? Manchmal muss man dem Glück etwas nachhelfen und auch die sozialen Medien, das Internet und das Handy nutzen. Denn nicht immer triffst du genau die richtige Person auf dem Weg in die Schule oder im Wartezimmer deiner Artzpraxis, wobei das natürlich auch sein kann 😉, also Augen aufhalten! Damit du wirklich alle Möglichkeiten nutzen kannst, haben wir dir hier eine kleine Übersicht über unterschiedliche Möglichkeiten aufgelistet. Außerdem haben wir über mögliche Herausforderungen, ungestellte Fragen und Befürchtungen nachgedacht.

Partnersuche – welche Möglichkeiten könnten dich zu deinem Ziel führen

(1) Eigentlich kannst du überall die perfekte Partnerin, den perfekten Partner kennenlernen. Hier heißt es Augen und Ohren aufsperren und flirten, was das Zeug hält!

(2) Häufig können auch Kuppelversuche von Freundinnen oder Freunden zum Ziel führen. Sei also offen und erzähl ruhig, wenn du auf der Suche bist.

(3) Dating-Plattformen im Internet können dich auch zu deinem Ziel führen. Achtung: Hier solltest du auf jeden Fall auf Preise und Stornobedingungen achten und niemals ein erstes Date ganz allein in einer einsamen Gegend oder direkt bei der anderen Person zu Hause vereinbaren!

(4) Im Internet und in einigen sozialen Medien gibt es auch kostenlose Vermittlungsplattformen. Recherchiere doch hier einfach mal oder frag andere, die es darüber schon probiert haben.

(5) Wusstest du, dass es sogar spezielle Dating-Plattformen für Menschen mit einer chronischen Erkrankung oder Behinderung gibt? Schau mal unter: www.gleichklang.de; www.herzenssache.net; www.flirt-projekt.de [14.05.2024]

Für dich zum Nachdenken

Egal, wie dein Äußeres ist oder welche Erkrankung du hast, jeder Mensch kann die passende Partnerin, den passenden Partner, Freundin oder Freund finden. Aus unserer langjährigen Erfahrung können wir mit Sicherheit sagen, dass es für jede körperliche Besonderheit auch den passenden Menschen gibt, den diese Besonderheit nicht stört oder dem sie sogar richtig gut gefällt.

Befürchtest du, aufgrund deiner Erkrankung abgelehnt zu werden, oder hast du Angst, nur auf deine Krankheit reduziert zu werden? Mach dir keine Sorgen, denn auch für Menschen mit chronischen körperlichen Erkrankungen gelten dieselben Herausforderungen bei der Partnersuche wie für alle anderen Menschen auch. Egal, ob du eine körperliche Erkrankung, wie Diabetes, Rheuma, Morbus Crohn oder Multiple Sklerose, Krebs oder irgendeine andere Krankheit hast, es wird immer einen Menschen geben, der dich und damit deine Erkrankung akzeptiert und dich ganz genauso wie du bist, mit allen deinen »Ecken und Kanten«, genau richtig und besonders findet!

In der Praxis hat sich gezeigt, dass es am besten ist, wenn man von Anfang an offen über seine Erkrankung und die damit verbundenen Herausforderungen spricht und diese erklärt.

7 Arbeit mit Familie und nahem Bezugssystem

Die Materialien in diesem Kapitel sollen Sie in der Arbeit mit dem nahen Bezugssystem unterstützen, also z. B. in der Elternarbeit, in der Arbeit mit Geschwistern oder auch mit engen Freund:innen.

Die Betreuung und Erziehung eines Kindes / Jugendlichen mit einer chronischen körperlichen Krankheit kann umfangreiche Herausforderungen und Belastungen mit sich bringen. Diese können organisatorischer Art sein (z. B. Zeit, finanzielle Ressourcen, sozialrechtliche Aspekte), aber auch emotionaler Art (z. B. Trauer, Ambivalenzen usw.).

Es gibt in diesem Kapitel Materialien, um die konkreten Herausforderungen bei den Eltern zu explorieren und mögliche Handlungsbedarfe zu identifizieren. Außerdem gibt es Material speziell für Geschwisterkinder. Einige Arbeitsmaterialien aus Kapitel 6 sind ebenso zum Einsatz bei Geschwisterkindern geeignet (z. B. **AB 47** »Mein Ressourcenbaum«).

Arbeits- und Informationsmaterial

AB 85 Checkliste zu möglichen Problemen und Handlungsbedarf
Erstellen Sie mithilfe dieser Checkliste einen umfassenden Überblick über die Krankheit, die Rahmenbedingungen und die laufende medizinische Behandlung.

AB 86 Eltern-Fragebogen zur chronischen Erkrankung des Kindes
Mithilfe dieses Arbeitsblattes erhalten Sie einen umfassenden Ein- und Überblick über die Situation und die Umstände in der betroffenen Familie.

AB 87 Reflexion aktueller emotionaler Belastungen
Häufig ergeben sich durch ein chronisch krankes Familienmitglied neue Herausforderungen für die Familien, die in der Regel mit emotionalen Belastungen verknüpft sind. Mit diesem Arbeitsblatt können Sie Familienmitglieder und Bezugspersonen dazu anregen, über die aktuellen emotionalen Belastungen nachzudenken und diese zu reflektieren.

INFO 39 Impact-Statements und Schreibaufgaben für Eltern / Bezugspersonen
Angeleitetes Schreiben ist in der Psychotherapie inzwischen insbesondere bei starken emotionalen Belastungen, Ängsten und bei Posttraumatischen Belastungsstörungen etabliert und evaluiert. In diesem Informationsblatt finden Sie Anregungen, wie Sie therapeutisches Schreiben bzw. Impact-Statements in die Elternarbeit einbeziehen können.

AB 88 Mein Impact-Statement zur Krankheit meines Kindes
Therapeutisches Schreiben kann eine Bereicherung für die Therapie sein. Wenn Sie das Gefühl haben, dass die Eltern oder Bezugspersonen gerne schreiben, dann testen Sie die Arbeit mit Impact Statements. Dieses Arbeitsblatt hilft Ihnen bei der Umsetzung.

AB 89 Angstbewältigung
Dieses Arbeitsblatt ist eine ideale Unterstützung für die Eltern und Bezugspersonen, um sich zu Hause mit Tipps und Tricks gegen Ängste und negative Gedanken auseinanderzusetzen.

AB 90 Problemlösestrategien für Eltern
Viele Eltern und Bezugspersonen kreisen häufig viel zu oft um das Problem, ohne sich einmal mit Abstand den unterschiedlichen Problemlösungsstrategien zu widmen. Dieses Arbeitsblatt mit den Top-5-Problemlösestrategien hilft dabei, die richtige Strategie zu finden.

AB 91 Top-10 für Ihre Selbstfürsorge
Selbstfürsorge ist ein wichtiger Punkt für eine langfristige funktionierende Arbeit und die zahlreichen Herausforderungen in der Familie. Dieses Arbeitsblatt stellt den Eltern und Bezugspersonen die Top-10 übersichtlich zur Verfügung. Ein hilfreiches Dokument ideal für die Mitgabe nach Hause.

AB 92 Meine persönlichen Ressourcen
In diesem Arbeitsblatt findet sich eine Ressourcen-Tabelle, mit deren Hilfe Eltern und Bezugspersonen sich eine eigene Übersicht über die genutzten und ungenutzten Ressourcen erstellen können.

INFO 40 Verantwortung übertragen und loslassen
Dieses Informationsblatt zeigt auf einen Blick die möglichen Hilfen und Unterstützungsangebote für Geschwisterkinder auf. Diese Informationen sind ideal für die Mitgabe an Bezugspersonen.

AB 93 Netzwerke für Eltern
Dieses Arbeitsblatt hilft Therapeut:innen und den Eltern der Patient:innen bei der Erfassung von wichtigen und hilfreichen Personen im Umfeld. Die Eltern können mit diesem Arbeitsblatt eine Familien-Netzwerkübersicht erstellen.

AB 94 Geschwister-Steckbrief
Der Geschwistercheckbrief ermöglicht Ihnen einen umfassenden Einblick in die Gefühls- und Lebenswelt und das tatsächliche Miteinander in der Familie mit einem chronisch kranken Geschwisterkind.

AB 95 Was finde ich cool und was mich nervt an meiner Schwester / meinem Bruder?
Geschwisterkinder von chronisch kranken Kindern können dieses Arbeitsblatt sehr gut nutzen, um ihren Gedanken und Gefühlen einmal »etwas Luft zu machen«. Die Fragestellungen sprechen Punkte an, die die Geschwisterkinder vielleicht im Gespräch eher nicht offen benennen würden.

AB 96 Meine persönlichen Stärken und Ressourcen
In dieses Arbeitsblatt können Geschwisterkinder alle Stärken und Ressourcen, aber auch Schwächen eintragen. Die Art des Arbeitsblattes animiert durch seinen Aufforderungscharakter, dass die Geschwister gerne damit arbeiten.

AB 97 Wer gehört alles zu meinem Netzwerk?
Die Erfassung von Personen und Netzwerken rund um die Geschwister Ihrer Patient:innen ist eine wichtige Aufgabe. Mithilfe dieses Arbeitsblattes können die Geschwisterkinder dieses in spielerischer Weise schnell erledigen. Durch die »Bereichsbildung« ist eine schnellere Zuordnung der Personen möglich.

AB 98 Wie läuft es in unserer Familie?
In der Familie gibt es in der Regel eine Aufgabenverteilung und manche Besonderheiten. Mithilfe dieses Arbeitsblattes geben Sie allen Beteiligten die Möglichkeit, einmal aus ihrer Sicht aufzuschreiben, wer welche Aufgaben übernimmt und wie diese erledigt werden.

INFO 41 Hilfen für Geschwister chronisch kranker Kinder / Jugendlicher
Dieses Arbeitsblatt zeigt auf einen Blick die möglichen Hilfen und Unterstützungsangebote für Geschwisterkinder auf. Diese Informationen sind ideal für die Mitgabe an Bezugspersonen.

AB 99 Der Verantwortungskreis
Dieses Arbeitsblatt ermöglicht Ihren Patient:innen und den Angehörigen eine übersichtliche Darstellung der verschiedenen Aufgaben, die durch die Erkrankung erledigt werden müssen, und zeigt auf, wer für diese Aufgaben derzeit verantwortlich ist. Ihre Patient:innen haben hier ebenfalls die Möglichkeit, diese Verteilung zu bewerten und erwünschte Veränderungen einzutragen.

Checkliste zu möglichen Problemen und Handlungsbedarf

Für jede Behandlung benötigen Sie ein umfassendes Bild Ihres / Ihrer Patient:in, der bestehenden Erkrankung(en) und den in die Behandlung einfließenden Rahmenbedingungen. Die folgende Checkliste hilft Ihnen dabei, einen Überblick zu bekommen.

Informationen über die Erkrankung

Das Behandlungsziel sollte ein positiver Verlauf mit möglichst geringen Komplikationen, Krankenhausaufenthalten, Spätfolgen o.Ä. sein. Dafür benötigen Sie die folgenden Informationen:

- ☐ Beginn der Krankheit
- ☐ aktuelle Phase im Krankheitsverlauf
- ☐ Schweregrad der Erkrankung
- ☐ Erkrankungsverlauf
- ☐ Verschlechterung
- ☐ Prognose
- ☐ weitere Symptome
- ☐ anderes: ....

Behandlung

Für eine optimale Behandlung der Erkrankung bzw. der medizinischen Versorgung sollten Sie die folgenden Informationen haben und ebenfalls wissen, wer in der Familie für welchen Punkt zuständig ist und wer sich aber in der Praxis auch wirklich darum kümmert.

- ☐ Arzttermine
- ☐ Schulungen / Krankenhausaufenthalte
- ☐ erforderliche begleitende Behandlungen (z. B. Physiotherapie)
- ☐ erforderliche Pflege
- ☐ erforderliche erhöhte Beaufsichtigung
- ☐ Medikamente
- ☐ Medikamentengabe
- ☐ Beachtung besonderer Maßnahmen (z. B. Mahlzeiten, Pflege, Medikamentengabe)
- ☐ Medikamentennebenwirkungen
- ☐ Informationen zur Erkrankung und Therapie
- ☐ Ärztinnen / Ärzte und weitere Behandler:innen, Verhältnis zum Behandlungsteam
- ☐ Behandlung / medizinische Prozeduren: Motivation oder andere Probleme hiermit: ....
- ☐ Zeitaufwand für Erkrankung
- ☐ Umgang mit Rückschlägen, Krankheitsverschlechterung

Kinder / Jugendliche

Ziel der Therapie sollte eine möglichst hohe Lebensqualität für die Kinder / die Jugendlichen sein und eine altersentsprechende Teilnahme am gesellschaftlichen Leben ermöglichen. Interessant sind dafür die folgenden Informationen:

- ☐ Welche Freizeitaktivitäten / Sport werden gemacht?
- ☐ Gibt es Hänseleien / Mobbing?
- ☐ Intelligenz
- ☐ Welche komorbiden psychischen Erkrankungen gibt es?

Checkliste zu möglichen Problemen und Handlungsbedarf

- ☐ Wie laufen die Krankheitsverarbeitung und das Selbstmanagement?
- ☐ mögliche Traumata
- ☐ Pubertät
- ☐ Selbstwertentwicklung und weitere Entwicklungsaufgaben
- ☐ Gibt es ein »Sich-anders-Fühlen«?
- ☐ Stärkung der Eigenaktivität
- ☐ Wie ist das Temperament (ängstlich, schnell aufbrausend)?
- ☐ Transition / Loslassen
- ☐ Gibt es einen altersgerechten Umgang mit Gefühlen wie Wut, Angst, Scham, Trauer?
- ☐ Gibt es Verhaltensprobleme?

Eltern

Therapieziel sollte hier ein gutes Miteinander in der Partnerschaft, mit dem Kind, mit der ganzen Familie und ein guter Umgang mit den eigenen Ressourcen sein. Dazu sind die folgenden Informationen hilfreich:

- ☐ andere Belastungen / Stressoren
- ☐ Achten die Eltern / Bezugspersonen auf die eigenen Ressourcen und kleine Auszeiten?
- ☐ Beachtung besonderer Maßnahmen
- ☐ Wer ist für die Beaufsichtigung des Kindes / Jugendlichen zuständig?
- ☐ Wie ist die eigene Disziplin und die Motivation des Kindes / Jugendlichen?
- ☐ Elternrolle(n) vs. Partnerschaftsrolle
- ☐ Erziehungsverhalten: Gibt es ein Verwöhnen / Überbehüten?
- ☐ Werden existenzielle Sinnfragen gestellt oder gibt es eine Glaubenskrise: »Warum unser Kind?«, »Warum ein unschuldiges Kind?"
- ☐ Gibt es Gefühle von Kränkung, Scham, Wut, Angst, Schuld?
- ☐ Gibt es Konflikte in der Partnerschaft / Familie?
- ☐ unterschiedliche Eltern-Rollen
- ☐ Verarbeitung der enttäuschten Hoffnung auf ein gesundes Kind
- ☐ Zurückstellen eigener beruflicher und privater Wünsche und Bedürfnisse

Geschwister

Um eine möglichst optimale Lebensqualität für das Geschwisterkind und eine altersentsprechende Teilnahme am gesellschaftlichen Leben zu fördern, benötigen Sie die folgenden Informationen:

- ☐ Welche Einschränkungen gibt es bei Hobbys oder anderen Aktivitäten?
- ☐ Gab es einen Lernprozess, mit den Einschränkungen zu leben?
- ☐ Wird Rücksicht geübt?
- ☐ Gibt es Sorgen um das kranke Geschwisterkind?
- ☐ Wird Verantwortung übernommen?
- ☐ Erhält das Geschwisterkind weniger Aufmerksamkeit der Eltern?

Checkliste zu möglichen Problemen und Handlungsbedarf

Familie

Hier sollte das Behandlungsziel ein gutes Klima und Zusammenleben in der Familie sein. Dafür sind die folgenden Fragen und Informationen wichtig:

- ☐ Gibt es neben der Erkrankung andere Belastungen / Stressoren in der Familie? Welche?
- ☐ Bestehen Einschränkungen durch die Erkrankung, die sich auf die Familie auswirken?
- ☐ Bestehen aktuelle Konflikte in der Familie (z. B. Trennung / Scheidung)?
- ☐ Hat die Erkrankung Einfluss auf die Urlaubs- / Freizeitgestaltung?
- ☐ Gibt es in der Familie finanzielle Sorgen (Einkommen / Schulden, hohe Belastungen, zusätzliche Kosten durch Erkrankung)?
- ☐ Ist der Abstimmungsbedarf innerhalb der Familie sehr groß?
- ☐ Wissen die Verwandten über die Erkrankung und deren Auswirkungen Bescheid?

Verwandte

Ein wichtiges Behandlungsziel für das Leben mit der Verwandtschaft wäre ein gutes familiäres / verwandtschaftliches Miteinander aller Personen. Hilfreich sind dafür die folgenden Informationen und Fragen:

- ☐ Bestehen Einschränkungen im Kontakt mit den Verwandten durch die Erkrankung?
- ☐ Bestehen Konflikte mit Verwandten wegen der körperlichen Erkrankung?
- ☐ Gehen die Verwandten gut mit der Erkrankung um?
- ☐ Gibt es andere Belastungen im Verwandtenkreis wegen der körperlichen Erkrankung? Wenn ja, welche?
- ☐ Wird das Kind / die / der Jugendliche von den Verwandten wegen der Erkrankung nicht für voll genommen oder aufgezogen? Besteht ein überfürsorgliches Verhalten?
- ☐ Wissen die Verwandten über die Erkrankung Bescheid? Oder sind ggf. hierzu geschult worden?
- ☐ Wissen die Verwandten, wie sie sich in einem Notfall verhalten müssen?

Freund:innen

Die gute Integration des Kindes / Jugendlichen in den Freundeskreis ist ebenfalls ein wichtiges Therapieziel. Dafür sind die folgenden Fragen und Informationen wichtig:

- ☐ Wissen die Freund:innen über die Erkrankung Bescheid?
- ☐ Wissen die Freund:innen, wie sie sich in einem Notfall verhalten müssen?
- ☐ Gehen die Freund:innen gut mit der Erkrankung um?
- ☐ Bestehen Konflikte mit Freund:innen wegen der körperlichen Erkrankung?
- ☐ Gibt es Mobbing oder Hänseleien wegen der Erkrankung? Wenn ja, in welcher Form?
- ☐ Bestehen Einschränkungen durch die Erkrankung im Freundeskreis?
- ☐ Gibt es andere Belastungen im Freundeskreis wegen der körperlichen Erkrankung? Wenn ja, welche?

Kita / Schule

Eine optimale Integration des Kindes / Jugendlichen in Kindergarten / Schule ist ebenfalls ein sehr wichtiges Therapieziel. Fragen Sie nach den folgenden Punkten:

- ☐ Wissen alle wichtigen Beteiligten (Erzieher:innen, Betreuer:innen, Lehrpersonen usw.) über die Erkrankung Bescheid? Sind diese ggf. geschult worden?

Checkliste zu möglichen Problemen und Handlungsbedarf

- ☐ Wissen alle Beteiligten, wie sie sich in einem Notfall verhalten müssen?
- ☐ Ist weitere Unterstützung zusätzlich zu den regulären Betreuungspersonen erforderlich, wie z. B. eine Integrationskraft?
- ☐ Sind weitere Hilfen notwendig, wie z. B. ein Nachteilsausgleich?

Ausbildung / Studium / Beruf

Wichtig für den weiteren Lebensweg ist auch die gute Integration der Jugendlichen bzw. jungen Erwachsenen ins Ausbildungs- / Studiums- / Berufsleben. Erfragen Sie dazu die folgenden Punkte:

- ☐ Wissen alle wichtigen Beteiligten (Ausbilder:innen, Meister:innen, Betreuer:innen, Lehrpersonen, Professor:innen usw.) über die Erkrankung Bescheid und sind diese ggf. eingewiesen worden?
- ☐ Wissen alle Beteiligten, wie sie sich in einem Notfall verhalten müssen?
- ☐ Ist weitere Unterstützung als von den regulären Betreuungspersonen, wie z. B. eine Integrationskraft, erforderlich?
- ☐ Sind weitere Hilfen notwendig, wie z. B. ein Nachteilsausgleich?
- ☐ Gab / gibt es Enttäuschung im Zusammenhang mit der Berufswahl / dem Berufswunsch wegen der Erkrankung, weil diese nicht oder nur teilweise umsetzbar ist?
- ☐ Gibt es Einschränkungen weitere Nachteile in Ausbildung oder Beruf durch die Erkrankung?

Freizeit

Ein weiteres wichtiges Therapieziel ist die Integration und Teilnahme am Freizeitverhalten. Erfragen Sie dazu die folgenden Punkte:

- ☐ Gibt es Einschränkungen bei der Ausübung von Freizeitaktivitäten / Hobbys?
- ☐ Welche anderen relevanten Punkte im Zusammenhang mit der chronischen Erkrankung und Freizeitaktivitäten gibt es noch?

Psyche

Langfristig ist die Förderung der psychischen Gesundheit des chronisch kranken Kindes / Jugendlichen und seiner Familie ein sehr wichtiges Therapieziel. Wichtig dafür könnten die folgenden Fragen sein:

- ☐ Wie erfolgte die Diagnosestellung?
- ☐ War die Diagnose ein Schock? Wen hat es am meisten schockiert? Hängt dieses Ereignis immer noch nach?
- ☐ Gab oder gibt es andere Belastungen im Zusammenhang mit der chronischen Erkrankung, die das Kind / den Jugendlichen oder ein anderes Familienmitglied sehr stark beschäftigen?

Hat sich das Kind / der Jugendlichen oder ein anderes Familienmitglied seit dem Bestehen der chronischen Erkrankung sehr stark in seinem Verhalten verändert?

Eigene Notizen:

....

....

....

Eltern-Fragebogen zur chronischen Erkrankung des Kindes

Durch die chronische Erkrankung Ihrer Tochter / Ihres Sohnes hat sich wahrscheinlich eine Menge bei Ihnen und Ihrer Familie verändert. Hier sind einige Punkte zusammengestellt, mit denen Sie sich einen Überblick zu den Änderungen machen können. Anschließend können Sie entscheiden, ob und was Sie ggf. verändern möchten.

Unser Kind hat folgende Erkrankung(en): ....

Diese Erkrankung(en) wurde festgestallt am: ....

So nennen wir die Krankheit(en) in unserer Familie: ....

Die medizinische Bezeichnung für die Krankheit(en) lautet: ....

Das Behandlungskonzept für die Krankheit(en) meines Kindes sind:

....

Durch die Krankheit(en) hat sich Folgendes verändert:

- für unser Kind:

....

- für uns selbst (z. B. beruflich):

....

- für meine:n Lebensgefährt:in:

....

- für unser anderes Kind / unsere anderen Kinder:

....

- in meinem Alltag:

....

Eltern-Fragebogen zur chronischen Erkrankung des Kindes

- in unserem gemeinsamen Alltag:

....

- in meiner Freizeit:

....

- in unserer gemeinsamen Freizeit:

....

- für unsere gesamte Familie:

....

- für unseren Verwandten- / Bekanntenkreis:

....

- im Kindergarten oder in der Schule unseres erkrankten Kindes:

....

An der / den Krankheit(en) unseres Kindes gefällt uns (gar) nicht:

....

An der / den Krankheit(en) unseres Kindes mögen wir:

....

Wegen der Krankheit(en) unseres Kindes haben wir schon Folgendes erlebt:

....

Was wir anderen unbedingt über die Krankheit(en) unseres Kindes sagen würden:

....

Eltern-Fragebogen zur chronischen Erkrankung des Kindes

Was wir anderen nicht über die Krankheit(en) unseres Kindes sagen:

....

Über die Krankheit(en) unseres Kindes wissen wir ebenfalls noch:

....

Das würden wir zum Thema Schuldgefühle wegen der Krankheit(en) unseres Kindes sagen:

....

Zum Thema Angst wegen der Krankheit(en) unseres Kindes sagen wir Folgendes:

....

Wir machen uns die folgenden Sorgen wegen der Krankheit(en) unseres Kindes um die Zukunft:

....

Das wollten wir auch noch mal loswerden:

....

....

....

....

....

....

....

....

....

....

Reflexion aktueller emotionaler Belastungen

Das Leben ist nicht immer einfach. Mit einem chronisch kranken Kind kommen häufig zusätzliche Belastungen auf alle zu. Manchmal merkt man im normalen Tagesablauf gar nicht, wie sehr man eigentlich belastet ist und welche Belastungen man zusätzlich aushält. Diese Checkliste soll eine Hilfestellung für Sie sein, um in Ruhe darüber nachzudenken. Tragen Sie jeweils Ihren Belastungsgrad ein, zusätzlich können Sie überlegen, ob und was Sie daran ändern möchten, um Ihre Belastung damit zu senken.

Mögliche Belastung	**Belastungsgrad Tragen Sie eine Zahl zw. 0–10 ein (0: belastet mich gar nicht; 10: belastet mich maximal)**	**Was können Sie ändern, um Ihren Belastungsgrad zu senken?**
die Krankheit meines Kindes allgemein	....	....
die Schmerzen meines Kindes	....	....
dass mein Kind kein normales Leben führen kann	....	....
die Zukunftsaussichten für mein Kind	....	....
dass ich nicht genügend Zeit für mein Kind habe	....	....
dass ich mich nicht genugend um mein anderes Kind kümmern kann	....	....
dass mein Privatleben unter der Erkrankung leidet	....	....
dass meine Ehe / Beziehung unter der Erkrankung leidet	....	....
dass unser Familienleben unter der Erkrankung leidet	....	....
dass ich mein Kind ständig von A nach B fahren muss	....	....
dass mein Kind häufig ins Krankenhaus muss	....	....

Reflexion aktueller emotionaler Belastungen

Mögliche Belastung	Belastungsgrad Tragen Sie eine Zahl zw. 0–10 ein (0: belastet mich gar nicht; 10: belastet mich maximal)	Was können Sie ändern, um Ihren Belastungsgrad zu senken?
dass die Erkrankung sehr teuer werden könnte	....	....
dass mein Kind gehänselt oder gemobbt wird	....	....
dass es keine ausreichenden Behandlungsmöglichkeiten für mein Kind gibt	....	....
dass mein Kind früher sterben wird	....	....
dass noch weitere Erkrankungen oder Belastungen auf mein Kind zukommen	....	....

Weitere Punkte, die Sie im Zusammenhang mit der Erkrankung Ihres Kindes belasten:

....	....	....
....	....	....
....	....	....
....	....	....

Impact-Statements und Schreibaufgaben für Eltern / Bezugspersonen

Angeleitetes Schreiben ist in der Kognitiven Verhaltenstherapie inzwischen insbesondere bei starken emotionalen Belastungen, Ängsten und bei Posttraumatischen Belastungsstörungen etabliert und evaluiert. Ein Beispiel ist das internetbasierte Programm *WEB-CARE* (Tutus et al., 2021), das in Form von zwölf Schreibaufgaben Ängste und Belastungserleben von Eltern eines Kindes mit einer seltenen Erkrankung in den Blick nimmt, sowie der internetbasierte Schreibtherapie-Ansatz *Interapy* zur Behandlung Posttraumatischer Belastungsstörungen (Lange et al., 2003).

Sie können diese Ansätze besonders gut für die Arbeit mit Eltern chronisch somatisch kranker Kinder nutzen.

Regen Sie die Eltern an, zu umschriebenen Themen einen fortlaufenden Text zu schreiben.

Regen Sie an, den Text in der Ich-Form zu schreiben. Falls Eltern das (sehr) schwerfällt, weisen Sie darauf hin, dass sie auch versuchen können, in der dritten Person zu schreiben. Dieses Vorgehen erleichtert manchmal das Aufschreiben belastender Gedanken und Gefühle, da es eine Distanz zwischen Person und Text schafft.

Impact Statement

- Was denken Sie, warum die Krankheit Ihres Kindes aufgetreten ist? Wie kam es nach Ihrer Überzeugung dazu? Ist Ihrer Meinung nach jemand dafür verantwortlich? Wenn ja, wer?
- Welche Auswirkungen hat die Krankheit des Kindes auf Sie persönlich und Ihr Leben? Auf welche(n) Ihrer Lebensbereiche wirkt sich die Krankheit des Kindes besonders aus (z. B. Partnerschaft, Beruf, Freizeit)?
- Hat die Erkrankung Ihres Kindes Auswirkungen auf Ihre eigenen Überzeugungen?
- Wie denken Sie über »Kontrolle«, seitdem die Krankheit des Kindes besteht?

Besprechen Sie die Texte mit den Eltern in den Bezugspersonenstunden.

Nutzen Sie die Texte ggf., um krankheitsbedingte belastende Situationen, angstauslösende Situationen und Gedanken zu identifizieren.

Erarbeiten Sie anhand der Texte mit den Eltern unterschiedliche Problemlösestrategien, z. B.:

- konkrete Veränderungen im Alltag überlegen und erproben
- Neu-Definition des Problems und neue Problemlösemöglichkeiten suchen
- Vor- und Nachteile verschiedener Verhaltensweisen abwägen
- Barrieren bei der Umsetzung der Ideen identifizieren und die Strategien ggf. anpassen

AB 88 • E B G

Mein Impact-Statement zur Krankheit meines Kindes

Nehmen Sie sich für diese Aufgabe ausreichend Zeit und suchen Sie sich einen möglichst ruhigen Ort. Bitte schreiben Sie, wenn möglich, in der Ich-Form. Schreiben Sie einen möglichst zusammenhängenden Text zu den folgenden Fragen.

Was denken Sie, warum die Krankheit Ihres Kindes aufgetreten ist? Wie kam es nach Ihrer Überzeugung dazu? Ist Ihrer Meinung nach jemand dafür verantwortlich? Wenn ja, wer?

....

....

....

Welche Auswirkungen hat die Krankheit Ihres Kindes auf Sie persönlich und Ihr Leben? Auf welche(n) Ihrer Lebensbereiche wirkt sich die Krankheit des Kindes besonders aus (z. B. Partnerschaft, Beruf, Freizeit)?

....

....

....

Hat die Erkrankung Ihres Kindes Auswirkungen auf Ihre eigenen Überzeugungen?

....

....

....

Wie denken Sie über »Kontrolle«, seitdem die Krankheit Ihres Kindes besteht? Haben Sie das Gefühl, die Dinge ausreichend beeinflussen zu können? Wie gut können Sie Kontrolle auch einmal abgeben?

....

....

....

Was ist Ihnen noch wichtig?

....

....

Angstbewältigung

Für alle Eltern gibt es nichts Schlimmeres, als dass ihrem eigenen Kind etwas passiert. Dazu gehört sicherlich auch der Gedanke, dass ihr Kind an einer chronischen Krankheit erkrankt. Wahrscheinlich haben Sie als Eltern / Bezugspersonen viele Gedanken, die Ihnen hierzu durch den Kopf gehen. Von der Verschlimmerung über mögliche finanzielle Belastungen bis hin zu Gedanken über den Tod. Nicht alle Gedanken sind berechtigt, sinnvoll und auch gut und können zu Ängsten führen. Damit Sie mit Ihren Ängsten und Gedanken besser umgehen können, haben wir Ihnen hier einige Anregungen und Tipps zusammengestellt.

Tipps und Tricks gegen Ängste und negative Gedanken
Kurzfristige Strategien
Wenn Sie akut starke Angst haben, ist es wichtig, aus dem angstmachenden Gedankenkarussell auszusteigen. Eine solche kurzfristige Strategie kann sein, dass Sie jemanden fragen, ob sie / er Ihnen helfen kann, um aus Ihrem Grübelkreislauf herauszukommen.

Kurzfristig funktioniert auch Ablenkung: Gehen Sie spazieren, hören Sie Musik, singen oder tanzen Sie mit, machen Sie Sport, zählen Sie von 100 in 13er-Schritten rückwärts, beißen Sie auf etwas Scharfes, Saures …

Ohne langfristig wirksame Strategien kommt die Angst leider häufig zurück, weil sie nicht an der Ursache ansetzen.

Sich mit der Angst konfrontieren
Der Weg aus der Angst führt direkt durch sie hindurch! Haben Sie diese Redewendung auch schon einmal gehört?

Im Kern ist da etwas dran: Wer aufgrund übertriebener Befürchtungen eine Situation oder ein Objekt meidet, wird seine Angst eher nicht los.

Wenn Sie sich aber mit Ihren Ängsten konfrontieren, lernen Sie, dass die Situation häufig viel harmloser ist, als Sie sich diese gerade in Ihrem Kopf ausmalen.

Sicherlich kostet es Sie Überwindung, sich mit der Angst zu konfrontieren, aber es lohnt sich! Haben Sie Ihr langfristiges Ziel dabei im Auge.

Ängste und Sorgen hinterfragen
Befürchtungen und katastrophisierende Gedanken versetzen Sie und Ihren Körper in Alarmzustand. Fragen Sie sich in solchen Situationen:

- Was genau befürchte ich?
- Wie realistisch ist es, dass meine Befürchtungen eintreffen?
- Welche Alternativen sind möglich?
- Was ist realistisch?

Häufig ist es sehr wirkungsvoll, wenn Sie Ihre Überlegungen in einem Gespräch mit anderen Personen überprüfen können. Ein solches Abwägen von Wahrscheinlichkeiten hilft Ihnen, unangemessene und übertriebene Befürchtungen besser kontrollieren zu können.

Angstbewältigung

Das Ziel: den Gedanken »Mein Kind vergisst bestimmt wieder seinen Blutzuckerwert zu messen!« in eine beruhigende Selbstinstruktion zu verwandeln! »In den letzten sieben Tagen hat mein Sohn keine Messung vergessen und es hat gut geklappt. Eigentlich kann ich mich auf ihn verlassen!«

Sich in Gelassenheit üben

Ängste werden häufig schlimmer, wenn Sie zusätzlich zu Ihrer Sorge vor einer konkreten Situation auch noch Angst vor der Angst entwickeln:

Hier ein Beispiel: »Wenn ich jetzt einkaufen gehe, bin ich nicht zu Hause, wenn meiner Tochter etwas passiert!« So kommt vielleicht die nächste negative Erwartung und die Angst wird aufrechterhalten.

Je gelassener Sie werden, desto geringer wird Ihre Angst werden. Gelassenheit bedeutet übrigens nicht Desinteresse!

Angst akzeptieren

Angst hat eine wichtige Funktion! Es geht nicht darum, gar keine Angst mehr zu haben. Es ergibt also Sinn, wenn Sie die Angst akzeptieren und mit ihr leben. Wichtig ist hierbei, dass Ihre Angst in einem Normalmaß bleibt. Dabei ist es hilfreich, wenn Sie auf gesunde Art und Weise Ihre eigenen Ressourcen schützen, stetig wieder auffüllen und auch fördern. Dieses kann durch einen gesunden Lebensstil, gesunde Ernährung, die Pflege von gesunden und wertschätzenden Beziehungen usw. geschehen. Probieren Sie es einfach mal aus.

Austausch mit anderen

Nutzen Sie die vielfältigen Angebote der Selbsthilfegruppen zu chronischen Erkrankungen. Wenn Sie sich mit anderen Eltern / Bezugspersonen, deren Kind(er) ebenfalls erkrankt sind, austauschen, werden Sie feststellen, dass auch diese vielleicht ähnliche Ängste kennen. Oft ist der gemeinsame Austausch über den Umgang mit Ängsten sehr hilfreich.

Hier können Sie z. B. notieren, welche Ängste Sie selbst haben, welche Sie davon angehen bzw. ändern wollen und wer Ihnen dabei helfen kann:

....

....

....

....

....

....

....

Problemlösestrategien für Eltern

Ein chronisch erkranktes Kind kann einige Herausforderungen für alle Familienmitglieder mit sich bringen. Hier können gute Problemlösungsstrategien in vielen Fällen helfen, die richtigen Entscheidungen zu treffen oder eine Lösung für eine Herausforderung zu finden. Hier eine Übersicht mit den Top-5-Problemlösungsstrategien, die allen Familienmitgliedern eine große Hilfe sein können.

Top-5-Problemlösungsstrategien

(1) Hören Sie auf, Probleme zu wälzen!

- Machen Sie sich nicht stundenlang Gedanken über ein Vorgehen, bevor Sie zur Tat schreiten!
- Natürlich kann langes Nachdenken manchmal von Vorteil sein, bevor man übereilt zu einem Entschluss kommt, den man später vielleicht bereut.
- Aber Probleme immer wieder zu wälzen ist selten eine gute Idee. Denn das kann zu den verrücktesten Assoziationen und weiteren Problemen führen, die Sie von Ihrem eigentlichen Kernproblem entfernen.
- Fazit: Lösen Sie das Kernproblem und machen Sie sich keine weiteren schwerwiegenden Gedanken!

(2) Die Familienlösung

- Beschreiben und erarbeiten Sie gemeinsam Ihr Problem.
- Sammeln Sie die Lösungsideen aller Familienmitglieder, indem alle erst für sich selbst überlegen und alles, was ihnen einfällt, aufschreiben, oder jede:r die eigenen Ideen sagen darf und diese notiert werden. Achtung: Alles ist erlaubt und nichts darf kommentiert werden!
- Bewerten Sie danach gemeinsam die Ideen und Lösungsvorschläge.
- Wählen Sie dann gemeinsam die beste Idee aus.
- Machen Sie gemeinsam einen Umsetzungsplan.
- Setzen Sie Ihren Plan gemeinsam um.
- Überprüfen Sie Ihren Erfolg.
- Wenn Sie noch nicht die gewünschte Lösung gefunden haben, wiederholen Sie ab Schritt 4 oder 2 erneut.
- Feiern sie gemeinsam Ihren Erfolg!

(3) Fragen Sie eine Fachfrau / einen Fachmann

- Manchmal kommt man selbst und auch mit Familienunterstützung nicht auf die einfachsten Lösungen. Das ist ein Fall für: »Fragen Sie eine Fachfrau / einen Fachmann!« Holen Sie sich Hilfe, z. B. bei einer Fachperson für psychische Fragen (Kinder- und Jugendlichenpsychotherapeut:in; Psychotherapeut:in; Psychiater:in) oder eben für andere Fragen.

(4) »Viele Hände, schnelles Ende«

- Wenn Sie ein Problem nicht allein lösen können, ist das nicht schlimm! Wer sagt denn überhaupt, dass man Probleme immer allein lösen muss? Warum sollten Sie die geballte Kraft Ihres Netzwerkes nicht auch für Ihre Problemlösungsstrategie nutzen? Es ist doch bekannt, dass man häufig in der Gruppe zu besseren und schnelleren Lösungsansätzen kommt. Nutzen Sie diesen Vorteil. Und bedenken Sie, dass viele Menschen auch gerne helfen!

Problemlösestrategien für Eltern

(5) Brainstormen

▶ Manchmal liegt die Lösung für ein Problem nicht sofort auf der Hand. Brainstormen Sie doch einfach mit Ihrer Familie oder anderen gemeinsam. Alle sollen ganz ohne Scheu die verrücktesten Lösungsvorschläge sagen, die ihnen einfallen. Allein dieses macht häufig schon Spaß und manchmal kommt man so über Umwege zu einer funktionierenden Lösung!

Hier ist noch Platz für Ihre eigenen Ideen oder Bemerkungen:

....

....

....

....

....

....

....

....

....

....

....

....

....

....

....

....

....

....

Top-10 für Ihre Selbstfürsorge

Kennen Sie die Sicherheitsansage im Flugzeug? Im Falle eines Notfalls und Druckverlustes in der Kabine setzen Sie bitte zuerst sich selbst die Sauerstoffmaske auf und helfen dann den Personen neben sich. Im Prinzip sollte das im übertragenen Sinne auch in Ihrer eigenen Familie so funktionieren. Auf Dauer können Sie sich nämlich nur dann um Ihr erkranktes Kind kümmern, wenn Sie ausreichend für sich selbst sorgen, Ihre eigenen Ressourcen schonen und Ihre Batterien regelmäßig wieder aufladen. Damit Sie die Selbstfürsorge nicht vergessen, haben wir Ihnen hier ein paar Tipps und Ideen zusammengestellt. Ergänzen Sie diese gerne noch mit Ihren eigenen Ideen und hängen sich diese am besten an eine für Sie selbst gut sichtbare Stelle, damit Sie auch immer daran denken, diese durchzuführen!

Top-10 für Ihre Selbstfürsorge

(1) Loben

Loben Sie sich selbst und die anderen in Ihrer Familie, wenn Sie oder diese etwas getan haben und zum Erfolg der gemeinsamen Familie beigetragen haben. Sie werden sehen, dass dieses Lob motiviert und oft wieder mehr Einsatz zurückbringt, der letztlich auch Ihnen wieder nutzt. Loben Sie aber nicht nur die anderen Familienmitglieder, sondern auch sich selbst!

Dafür habe ich mich diese Woche gelobt:

....

....

(2) Fragen Sie einmal täglich bei sich selbst nach, was Ihnen jetzt guttut.

Nur wenn Sie die Antwort auf die Frage wissen, können Sie sich selbst etwas Gutes tun!

Was könnte mir heute guttun?

....

....

(3) Machen Sie Pausen

Es gibt immer etwas zu tun. Aber vergessen Sie nicht die kleinen Auszeiten! Manchmal reicht schon eine kleine Pause mit einer Tasse Kaffee, einige Minuten in der Sonne, achtsam atmen, den Vögeln lauschen …

Was sind Ihre 5 Minuten Pausen?

....

....

Top-10 für Ihre Selbstfürsorge

(4) Lachen Sie!
Gerade in Zeiten, in denen Sie wenig zu lachen haben, ist das besonders wichtig! Schauen Sie eine witzige Sendung, erinnern Sie sich an eine witzige Geschichte, erzählen Sie sich einen Witz. Tun Sie was auch immer notwendig ist, damit Sie das Lachen nicht vergessen und verlernen!

Meine witzige Geschichte:

....

....

(5) Sagen Sie manchmal »Nein«.
Das ist nicht immer einfach. Aber es hilft manchmal, sich kleine Freiräume zu schaffen. Und Hand aufs Herz: Müssen Sie wirklich alles machen?

Dazu kann ich diese Woche »Nein« sagen:

....

....

(6) Sagen Sie häufiger die eigene Meinung!
Lassen Sie es raus! Nicht immer sollten Sie mit Ihrer Meinung hinter dem Berg halten. Das gibt nur Sodbrennen oder andere körperliche Beschwerden. Wichtig ist, dass Sie Ihre Meinung ehrlich, konstruktiv und auch wertschätzend sagen.

Dazu kann ich meine Meinung sagen:

....

....

(7) Dankbarkeit
Führen Sie ein Dankbarkeitstagebuch oder überlegen Sie jeden Abend, wofür Sie heute dankbar sind.

Dafür war ich heute dankbar:

....

....

Top-10 für Ihre Selbstfürsorge

(8) Tagebuch schreiben oder malen
Schreiben Sie jeden Tag ein paar Zeilen in einem Tagebuch! Sie können auch jeden Tag ein Bild zu Ihrem Tag / Ihrer Stimmung malen. Egal wie, aber behalten Sie die Dinge, die Sie bewegen, nicht für sich, sondern lassen Sie diese raus.

Das könnte der Anfang in meinem Tagebuch sein:

....

....

(9) Bewegen Sie sich an der frischen Luft
Versuchen Sie, jeden Tag eine kleine Runde zu drehen, das muss nicht lang sein, 15 Minuten wären schon gut. Bewegung tut Ihnen gut und draußen können Sie Vitamin D gratis tanken. Machen Sie eine Gewohnheit daraus!

Das könnte meine Spazierrunde sein:

....

....

(10) Treffen Sie sich regelmäßig mit Freund:innen
Freundschaften können wahre Wunder bewirken. Wissenschaftliche Studien belegen, dass durch Freundschaften die Immunabwehr gestärkt, sich Herz und Kreislauf stabilisieren, die Lebenszufriedenheit und die psychische Gesundheit verbessert.

Meine Freund:innen, mit denen ich mich treffen kann:

....

....

Hier ist Platz für Ihre eigenen Ideen für mehr Selbstfürsorge:

....

....

....

....

Meine persönlichen Ressourcen

Sie als Eltern / Bezugspersonen sind sehr wichtig für Ihr krankes Kind! Sicher ist Ihnen bewusst, dass Sie Ihrem Kind am besten helfen können, wenn es Ihnen selbst gutgeht! Nutzen Sie die Übersicht und schauen Sie, welche Ressourcen Sie haben und nutzen und ob es welche gibt, die Sie ausbauen oder besser einsetzen können, um so mehr auf sich selbst und damit auf Ihr(e) Kind(er) achten zu können. Fangen Sie direkt an:

Ressource	**Nutze ich bereits Check ✓**	**Möchte ich mehr nutzen, ändern oder ...**
Gute Freund:innen:		
....	☐	....
....	☐	....
Hilfreiche, wohltuende Menschen:		
....	☐	....
....	☐	....
Meine besten Ablenkungstechniken:		
....	☐	....
....	☐	....
Manchmal träume ich von:		
....	☐	....
....	☐	....
Für schwierige Situationen habe ich einen Notfallplan, der sieht so aus:		
(1) Ruhe bewahren!	☐	....
(2)	☐	....
(3)	☐	....
(4)	☐	....

Meine persönlichen Ressourcen

Ressource	Nutze ich bereits Check ✓	Möchte ich mehr nutzen, ändern oder ...
So sieht meine tägliche kleine Auszeit aus:		
....	☐	....
....	☐	....
Das ist mein sicherer Wohlfühl-Ort:		
....	☐	....
....	☐	....
Das ist mein Abend- / Zubettgehritual:		
....	☐	....
....	☐	....
Das mache ich, um mich zu entspannen:		
....	☐	....
....	☐	....
Wenn ich explodieren könnte, mache ich:		
....	☐	....
....	☐	....
Das gibt mir Kraft, Halt, Standhaftigkeit:		
....	☐	....
....	☐	....

Meine persönlichen Ressourcen

Ressource	Nutze ich bereits Check ✓	Möchte ich mehr nutzen, ändern oder …
Wenn es mal stressig wird, kann ich … um Hilfe bitten:		
(1)	☐	....
(2)	☐	....
(3)	☐	....
(4)	☐	....
Das macht mir richtig Spaß und gute Laune:		
....	☐	....
....	☐	....
....	☐	....
....	☐	....
So bringe ich Bewegung in meinen Alltag:		
....	☐	....
....	☐	....
....	☐	....
....	☐	....
Tragen Sie hier ein, was Ihnen noch wichtig ist:		
....	☐	....
....	☐	....
....	☐	....
....	☐	....

Verantwortung übertragen und loslassen

Viele Eltern kümmern sich in der Regel sehr rührend und umsorgend um erkrankte und chronisch kranke Kinder. Im Prozess des Erwachsenwerdens kann das sehr umsorgende und manchmal überbehütende Veralten aber auch kontraproduktiv zur gesunden Entwicklung und zum »Leben auf eigenen Füßen« sein. Hier sind ein paar Ideen und Hilfen, damit Eltern / Bezugspersonen der Prozess der Verantwortungsübertragung und des Loslassens besser gelingen kann.

- Nutzen Sie den **AB 81** »Fragebogen zur Verantwortungsübernahme«.
- Mithilfe des Fragebogens können Sie erst einmal herausfinden, wie der aktuelle Stand bezüglich der Verantwortungsverteilung in der Familie ist.
- Schauen Sie, was aus Sicht der einzelnen Familienmitglieder gut bzw. nicht so gut läuft und was sie gerne ändern würden (**AB 98** »Wie läuft es in unserer Familie?«).
- Im Anschluss kann das Abschließen eines Vertrages zwischen Eltern / Bezugspersonen und Kind sinnvoll sein, um z. B. zu vereinbaren, dass das Kind für einen bestimmten Zeitraum die Verantwortung übernimmt, selbst an die Medikamenteneinnahme zu denken.
- Losslass-Übungen mit den Eltern / Bezugspersonen oder der ganzen Familie, um den Prozess erfahr- / spürbarer zu machen

  Nutzen Sie ein *Vertrauenstuch*. Das ist ein elastisches sehr großes Rundtuch (im Fachhandel erhältlich), das Platz für mindestens zwei Personen, eine Familie oder eine ganze Gruppe (ca. 20 Teilnehmer:innen) bietet. In dieses elastische Tuch können sich die Beteiligten hineinstellen und zunächst selbst experimentieren, was passiert, wenn sie das Tuch auf Spannung bringen, sich dagegen lehnen und / oder loslassen. Sie können auch zwei Personen bitten, das Tuch möglichst über die gesamte Höhe auf Spannung zu bringen. Hierzu sollten die beiden äußeren Personen so weit auseinandergehen, dass das Tuch auf Spannung ist und die dritte, in der Mitte stehende Person sich einfach zur Seite in das Tuch fallen lassen kann, ohne umzufallen. Lassen Sie alle Beteiligten dies einmal ausprobieren, um das Gefühl des Gehaltenwerdens, Vertrauens und Loslassens zu erfahren. Sie können als Steigerung diese Übung auch mit geschlossenen Augen durchführen lassen. Reflektieren Sie anschließend gemeinsam die jeweils gemachten Erfahrungen. Vergessen Sie nicht, auch ein Stopp-Signal zu vereinbaren, damit jede Person auch die eigenen Grenzen aufzeigen darf.

  Genauso können Sie eine solche »Loslass-Übung« auch ohne Tuch machen. Bilden Sie 3er-Gruppen, zwei Personen halten die dritte Person, die in der Mitte steht, an den Schultern, während diese Person sich vor- und zurückfallen lässt. Als Variation kann der Abstand langsam vergrößert werden und die Augen können geschlossen werden.

Verantwortung übertragen und loslassen

- Nicht loslassen kann belasten! Besprechen Sie im Rahmen der Psychoedukation die Folgen des Nicht-Loslassens gemeinsam mit den Eltern / Bezugspersonen.

  Gehen Sie auf die negativen Folgen für die betroffenen Kinder ein, die häufig in einer Zwickmühle stecken, wenn ihre Eltern sie nicht loslassen, weil sie selbst ihren Eltern nicht wehtun wollen, aber eben auch ihre eigenen Erfahrungen machen möchten und müssen!

- Das Kind stärken durch Loslassen!

  Zeigen Sie auch die positiven Folgen vom Loslassen auf. Die Eltern-Kind-Beziehung wird in der Regel durch das Loslassen gestärkt. Das Kind kann so eine neue und erwachsene Beziehung zu seinen Eltern / Bezugspersonen aufbauen. Indem die Eltern dem Kind nicht nur Vertrauen schenken, sondern auch das Wissen, dass es weiterhin auf die Unterstützung der Eltern / Bezugspersonen zählen kann, wird die Bindung zwischen allen Beteiligten gestärkt. Dass die Eltern ihrem Kind Mut machen, seinen eigenen Weg zu gehen, stärkt das Selbstvertrauen des Kindes und so wiederum die Eltern-Kind-Beziehung.

- Regen Sie den Austausch der Eltern / Bezugspersonen mit anderen Eltern, die ebenfalls ein chronisch krankes Kind haben an, diese können häufig die Ängste und Befürchtungen gut nachvollziehen. Auf **INFO 17** »Elternverbände und Selbsthilfegruppen« finden Sie eine Übersicht der Selbsthilfegruppen und Dachverbände für chronische Erkrankungen.

AB 93 • E B

Netzwerke für Eltern

Wer gehört alles zu Ihrem persönlichen Netzwerk? Wer unterstützt Sie alles? Familie, Freund:innen, Bekannte, Arbeitskolleg:innen, Unterstützer:innen, Ärzt:innen, Vereine, andere Betroffene … Wenn Sie Lust haben, zeichnen Sie doch mal eine Mindmap Ihres Netzwerkes auf, in das Sie alle Personen aufschreiben, die zu Ihrem persönlichen Netzwerk dazu gehören. Sie können es auch in verschiedene Bereiche unterteilen, z. B. Familie, Freundeskreis, Kolleg:innen …

Wenn Sie mögen, können Sie für Sie besonders wichtige und unterstützende Personen auch noch markieren, solche, die eher unwichtig oder »störend« sind, können Sie ebenfalls kennzeichnen oder vielleicht sogar streichen? Lassen Sie sich Zeit bei dieser Aufgabe. Es fallen Ihnen bestimmt nicht sofort alle Personen auf einmal ein.

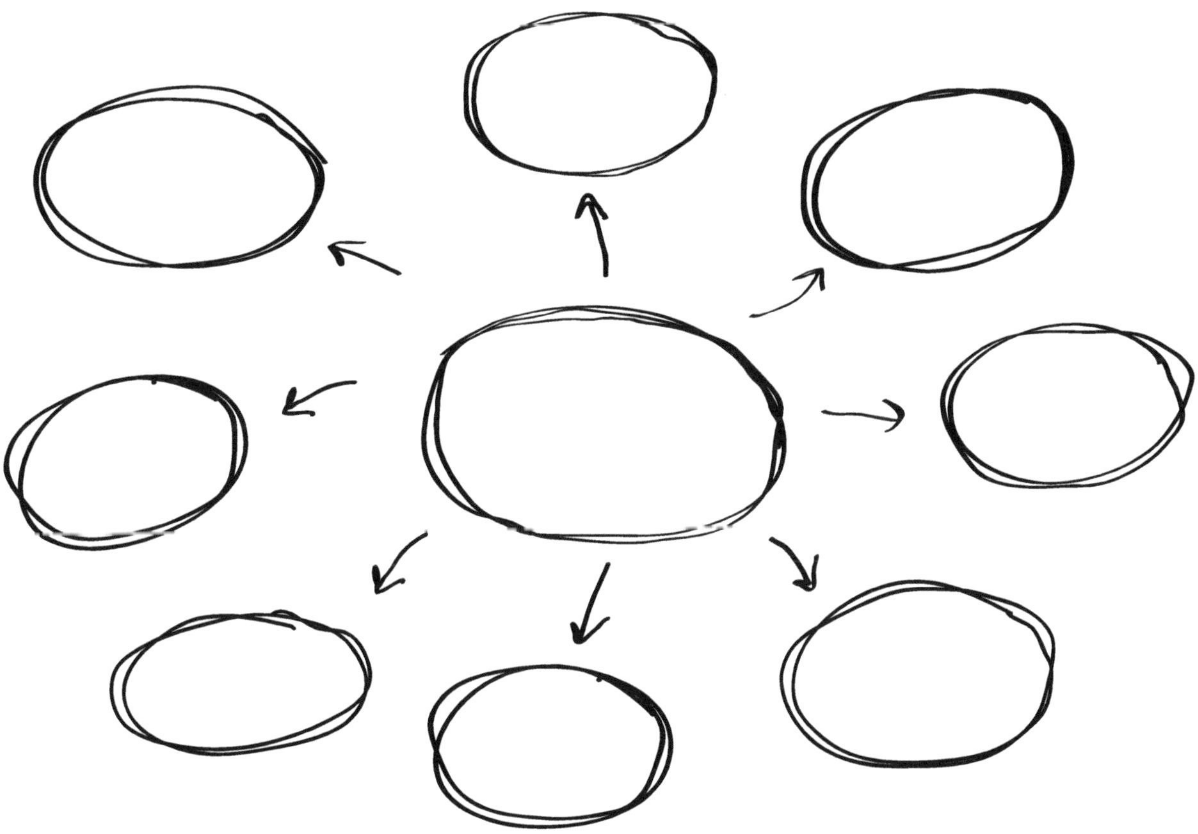

Geschwister-Steckbrief

Hier kannst du alles über dich, deine Schwester / deinen Bruder und deren bzw. dessen Erkrankung(en) eintragen. Und los geht's:

Ich heiße: ....

Meine Schule ist die .... Ich gehe in die .... Klasse.

Die Schule finde ich: ....

Meine Hobbys: ....

....

Meine Freundinnen / Freunde sind: ....

....

Ich kann besonders gut: ....

....

Ich kann nicht so gut: ....

....

Meine Geschwister heißen: ....

....

Die Krankheit(en) meiner Schwester / meines Bruders nennen wir zu Hause so: ....

Die Ärzt:innen nennen diese Krankheit(en) so: ....

Das sagen andere zur und über die Krankheit(en) meiner Schwester / meines Bruders: ....

Die Erkrankung(en) hat meine Schwester / mein Bruder seit: ....

Geschwister-Steckbrief

Wie war das, als deine Schwester / dein Bruder erkrankt ist? Erinnerst du dich noch daran, wie das anfing? Wer dir davon erzählt hat?

....

....

So wird / werden die Krankheit(en) behandelt:

....

Durch die Krankheit(en) hat meine Schwester / mein Bruder die folgenden Symptome:

....

Man erkennt diese Krankheit(en) daran, dass

....

Durch die Erkrankung(en) meiner Schwester / meines Bruders hat sich für folgende Personen etwas verändert:

- bei ....: ....
- bei mir: ....
- in unserer Familie: ....
- in meiner Freizeit: ....
- mit meinen Freunden / Freundinnen: ....
- in der Schule oder im Kindergarten: ....

Musste deine Schwester / dein Bruder schon mal wegen der Erkrankung ins Krankenhaus?
☐ Nein ☐ Ja
Wie ging es dir damit? ....

Wurde sie / er schon mal deswegen operiert oder gab es andere Behandlungen?
☐ Nein ☐ Ja
Wie ging es dir damit? ....

Geschwister-Steckbrief

Gibt es auch Dinge, die du miterlebt hast oder die dir erzählt wurden, die dich nicht mehr loslassen, von denen du z. B. schlecht träumst oder die dir sehr große Angst machen?
☐ Nein ☐ Ja
Wenn ja, welche? ....

Gibt es Dinge, über die du dir wegen der Erkrankung deiner Schwester / deines Bruders Sorgen machst?

....

Hast oder hattest du schon mal Angst um deine Schwester / deinen Bruder? Hast du Angst, dass sie / er sterben könnte?
☐ Ja ☐ Nein

An der / den Erkrankung(en) meiner Schwester / meines Bruders mag ich (gar) nicht:

....

An der / den Erkrankung(en) meiner Schwester / meines Bruders mag ich:

....

Streitest du auch mal mit deiner Schwester / deinem Bruder?
☐ Ja ☐ Nein
Wie ist es, wenn ihr euch streitet? ....

Hast du auch mal ein schlechtes Gewissen deiner Schwester / deinem Bruder gegenüber?
☐ Ja ☐ Nein

Das habe ich wegen der Krankheit(en) meiner Schwester / meines Bruders schon alles erlebt:

....

Das sollten andere unbedingt über die Krankheit(en) meiner Schwester / meines Bruders wissen:

....

Das sollten andere nicht unbedingt über die Krankheit(en) meiner Schwester / meines Bruders wissen:

....

Geschwister-Steckbrief

Wurdest du und / oder deine Schwester / dein Bruder schon einmal wegen der Erkrankung(en) gehänselt?

☐ Ja ☐ Nein

Mit wem kannst du gut über die Erkrankung(en) deiner Schwester / deines Bruders reden? ....

Mit wem kannst du über deine Sorgen sprechen? ....

Was hilft dir, wenn du dir große Sorgen machst? ....

Wenn es mir mal nicht so gut geht, was hilft dir am besten? ....

Was soll sich in ändern? Was wären deine drei Wünsche?

....

....

....

Wie stellst du dir deine Zukunft vor?

....

Was weißt du noch über die Erkrankung?

....

Kennst du vielleicht andere Menschen, die ebenfalls diese Krankheit(en) haben? Gibt es berühmte Leute mit dieser Erkrankung?

....

Was ist dir sonst noch wichtig, was du mal loswerden möchtest?

....

....

....

Was finde ich cool und was mich nervt an meiner Schwester / meinem Bruder?

Deine Schwester / dein Bruder hat eine chronische Erkrankung? Dann kennst du bestimmt viele ganz unterschiedliche Gefühle, die damit zusammenhängen können. Schau mal, ob und was du davon kennst, und schreib gerne dazu, wie das bei dir ist oder was dir sonst noch einfällt.

Gefühl	**Beispiel**	**Kenn ich? Check ✓**	**Wie ist das bei mir?**
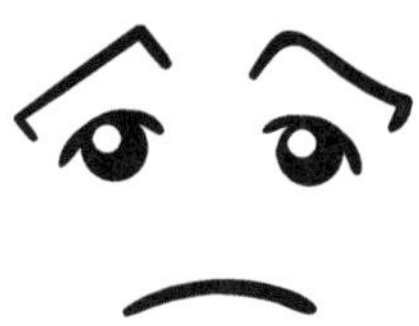	Manchmal habe ich das Gefühl, an allem Schuld zu sein: an der Erkrankung meiner Schwester / meines Bruders, daran, dass es meinen Eltern mal nicht gut geht oder zu Hause Stress ist, dass ich nur eine Last für die anderen bin …		
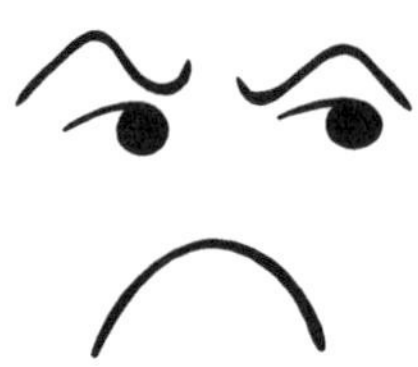	Manchmal bin ich neidisch auf meine Schwester / meinen Bruder, wenn ich mitbekomme, dass meine Eltern oder andere sich mehr um sie / ihn kümmern. So bleibt kaum Zeit für mich.		
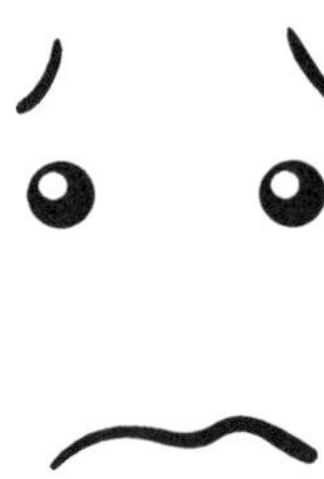	Manchmal habe ich Angst, z. B. wenn die Erkrankung meiner Schwester / meines Bruders schlimmer ist, sie / er ins Krankenhaus oder sogar der Rettungswagen kommen muss, oder wenn ich nicht weiß, was mit ihr / ihm los ist, wie es weitergeht, ich mich aber nicht traue nachzufragen …		
	Manchmal kriege ich mit, dass andere meine Schwester / meinen Bruder komisch angucken oder doofe Sachen sagen. Manchmal sagen die auch komische Sachen über mich wegen meiner Schwester / meinen Bruder, damit geht's mir gar nicht gut.		
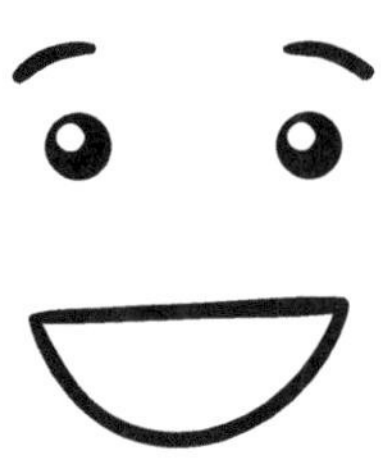	Manchmal ist es klasse, wenn ich mit ………………………………………………… über meine Schwester / meinen Bruder reden kann, das tut richtig gut!		

Was finde ich cool und was mich nervt an meiner Schwester / meinem Bruder?

Gefühl	Beispiel	Kenn ich? Check ✓	Wie ist das bei mir?
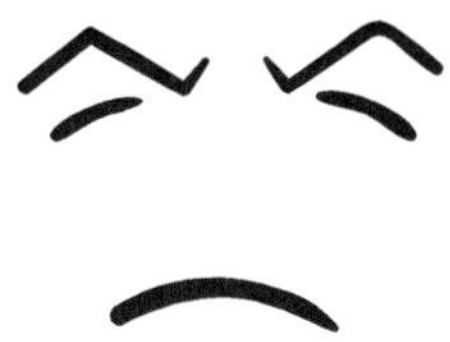	Manchmal bin ich so richtig sauer und wütend auf meine Schwester / meinen Bruder.		
	Manchmal bin ich auch sauer und wütend auf meine Eltern, weil die keine Zeit für mich haben oder so besorgt oder traurig sind.		
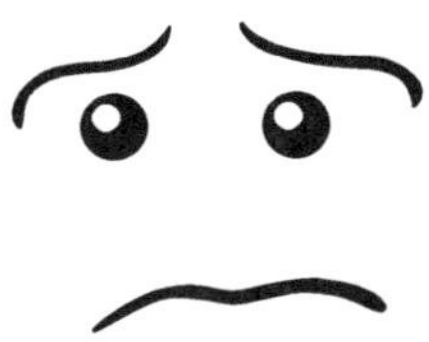	Manchmal geht's mir nicht gut, weil ich mir so viele Fragen über meine Schwester / meinen Bruder stelle, wie z. B. »Warum hat ausgerechnet sie / er diese Krankheit?«, »Warum bin nicht ich krank geworden?«, »Was passiert, wenn meine Eltern mal sterben, muss ich mich dann um meine Schwester / meinen Bruder kümmern?«, »Was, wenn meine Schwester / mein Bruder stirbt?«		
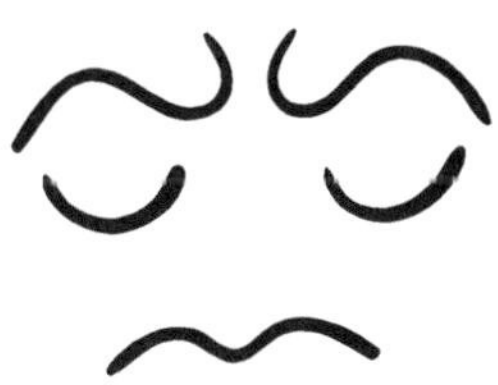	Manchmal bin ich total traurig, weil es nicht mehr so ist wie vorher, weil es meiner Schwester / meinem Bruder so schlecht geht.		
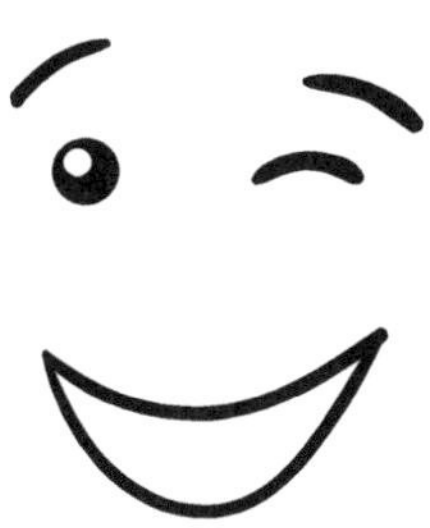	Manchmal bin ich total gut gelaunt und meine Schwester / mein Bruder und ich haben total Spaß zusammen. Dann machen wir am liebsten		

Was finde ich cool und was mich nervt an meiner Schwester / meinem Bruder?

Gefühl	Beispiel	Kenn ich? Check ✓	Wie ist das bei mir?
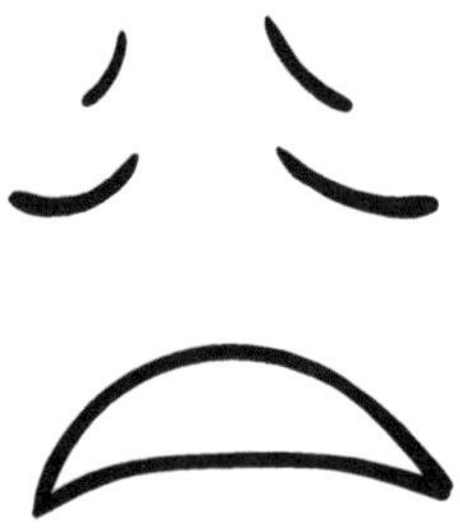	Manchmal geht's mir richtig schlecht, aber ich zeige das nicht, weil ich meine Eltern, meine Schwester / meinen Bruder nicht belasten will oder die anderen nicht traurig machen will. Sie sollen sich nicht auch noch um mich Sorgen machen.		
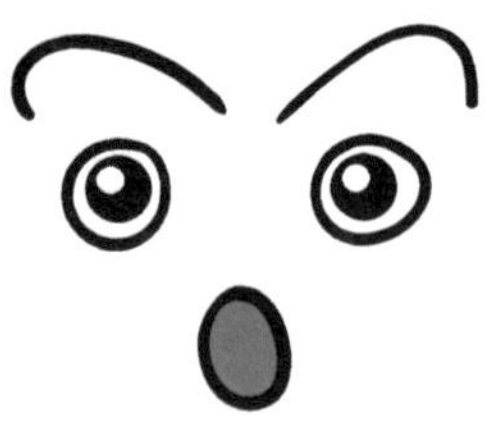	Manchmal geht's mir super und ich habe Spaß mit meinen Freund:innen oder mache sonst was Cooles und dann ist es mir plötzlich peinlich, weil es mir so gut geht, obwohl es meiner Schwester / meinem Bruder doch gerade nicht gut geht.		
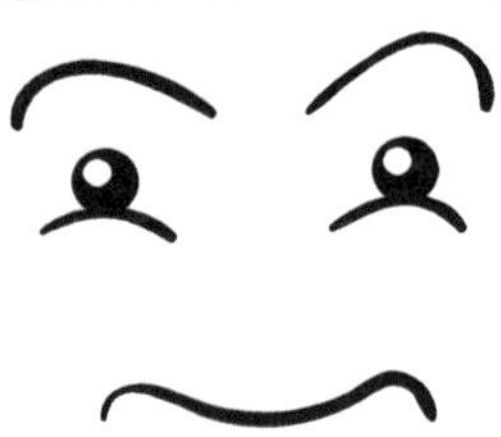	Manchmal bin ich auch einfach nur müde, weil das echt alles ganz schön anstrengend ist.		
Hier kannst du noch eigene Sachen eintragen, die dir selbst einfallen. Was für ein Gesicht passt dazu?			
	Manchmal … ………………………………………… …………………………………………		
	Manchmal … ………………………………………… …………………………………………		
	Manchmal … ………………………………………… …………………………………………		

Meine persönlichen Stärken und Ressourcen

Deine Schwester oder dein Bruder hat eine chronische körperliche Erkrankung? Das Leben mit kranken Geschwistern ist mit Sicherheit nicht immer einfach. Aber zum Glück hast du ja auch viele positive Eigenschaften, Ressourcen und Kräfte. Schreib diese doch einfach einmal alle in die Sprechblasen. Und wenn du auch noch ein paar Schwächen oder deiner Meinung nach nicht so tolle Eigenschaften hast, kannst du die hier ebenfalls in die passenden Felder schreiben. Auf geht's!

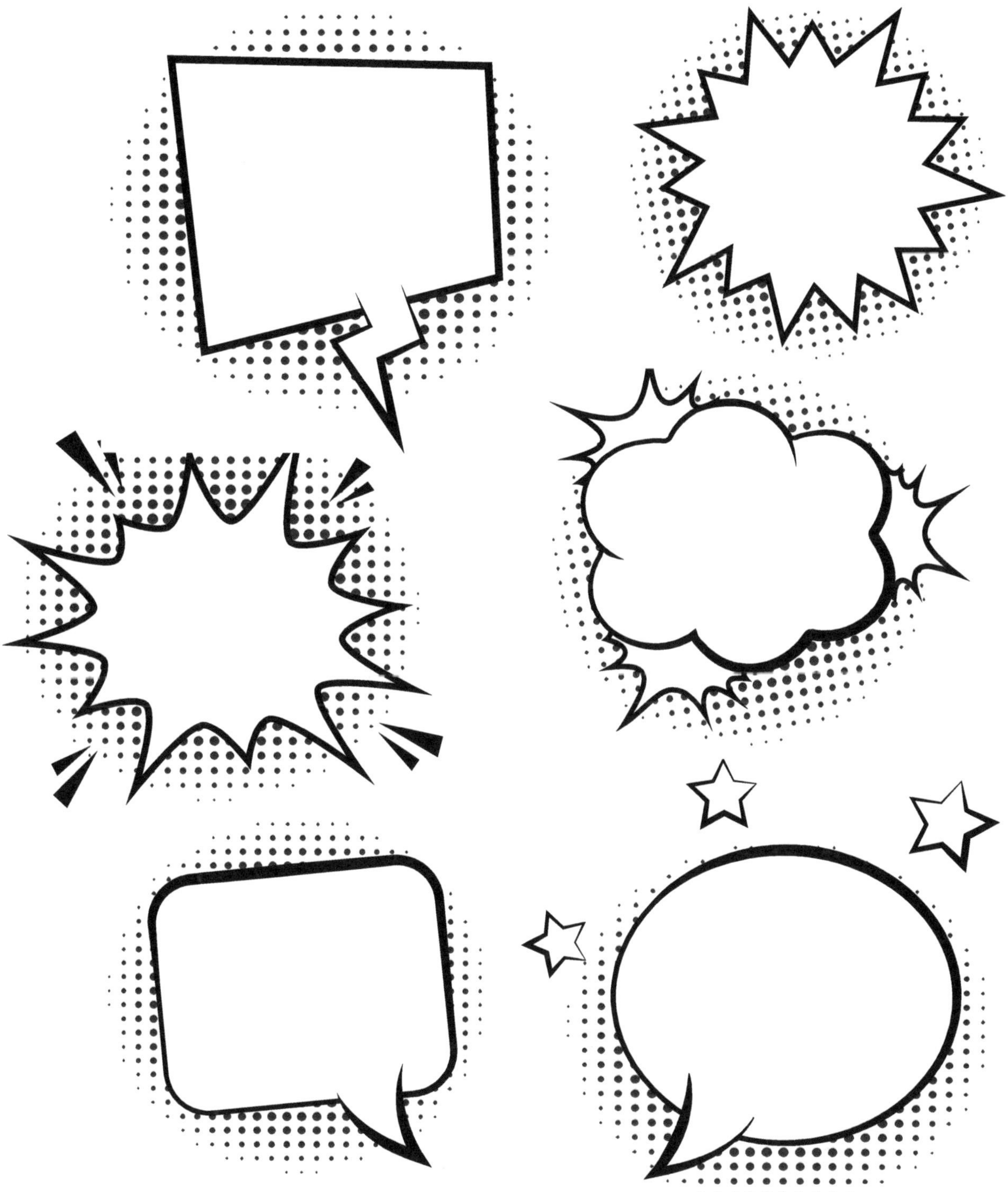

AB 97 • G

Wer gehört alles zu meinem Netzwerk?

Familie, (Kindergarten- / Schul-)Freundinnen / Freunde, Bekannte, Kolleginnen in der Ausbildung oder Arbeitskollegen – du hast bestimmt jeden Tag Kontakt zu ganz vielen unterschiedlichen Menschen. Wer von denen tut dir gut, mit wem kannst du gut über Dinge reden, Spaß haben, Lachen oder wer hilft dir? Das sind alles wichtige Personen, die zu deinem Netzwerk gehören. Bestimmt gibt es in deinem Netzwerk unterschiedliche Bereiche? Schnapp dir dieses Arbeitsblatt und trag alle Personen ein, von denen du sagen würdest, dass sie zu deinem Netzwerk gehören. Nutze auch die Bereiche und gib ihnen Namen für eine einfachere Zuordnung (z. B. Familie, Freundinnen, usw.).

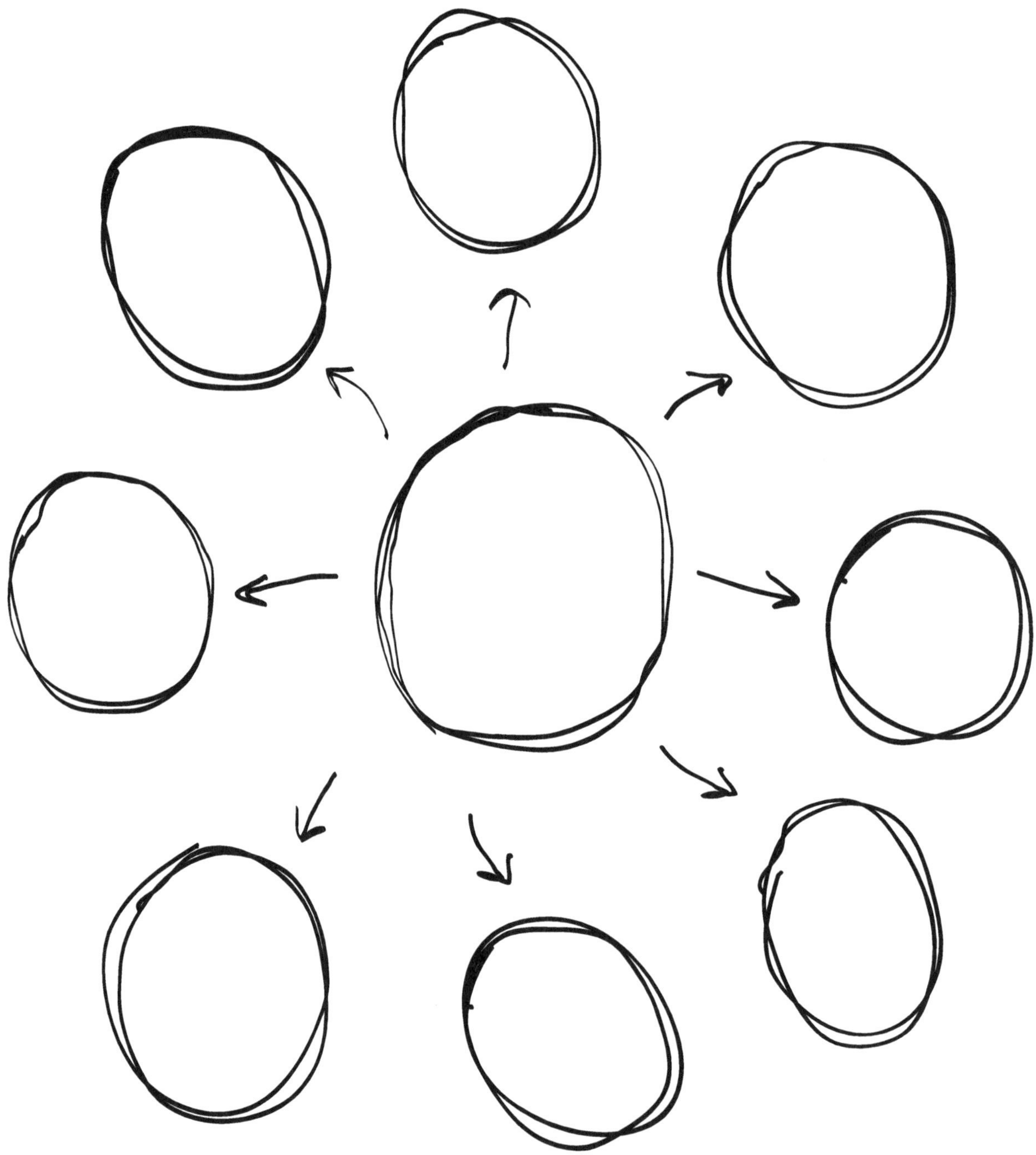

Wie läuft es in unserer Familie?

Bestimmt gibt es in eurer Familie – genau wie in allen Familien – Dinge, die gut und Dinge, die nicht so gut laufen. Trag bei »Familienmitglied« deinen und die Namen von den anderen aus deiner Familie ein, sodass alle jeweils eine eigene Zeile bekommen. Jetzt kannst du für dich und die anderen eintragen, was du meinst, was du bzw. die anderen gut machen. In der nächsten Spalte trägst du ein, was du bzw. die anderen nicht so gut machen, und in der letzten Spalte, was du ändern würdest bzw. dir von den anderen anders wünschen würdest. Danach könnt ihr gemeinsam drüber sprechen und vielleicht in einem Vertrag ein paar Dinge vereinbaren, die ihr verändern wollt.

Familienmitglied	Das wird gut gemacht	Das wird nicht so gut gemacht	Das würde ich ändern / Das wünsche ich mir von den anderen

INFO 41 • T E B G

Hilfen für Geschwister chronisch kranker Kinder / Jugendlicher

Eine chronische körperliche Krankheit stellt in der Regel für die ganze Familie große Herausforderungen dar. Häufig richtet sich die Aufmerksamkeit stark auf die erkrankte Person. Die nicht erkrankten Geschwisterkinder bleiben oft auf sich allein gestellt oder werden sogar über ihre eigentlichen Möglichkeiten hinaus mit in die Versorgung des erkrankten Geschwisters eingebunden.

Die Studienlage zu gesunden Geschwisterkindern ist uneinheitlich. Eher selten entwickeln gesunde Geschwister schwere psychische Störungen, aber stress-vermehrende Coping-Strategien im Umgang mit den belastenden starken Gefühlen stellen ein erhebliches Risiko für langfristige emotionale, soziale und / oder Verhaltensstörungen dar.

Im Rahmen einer Psychotherapie sollten dementsprechend auch immer die Situation von Geschwisterkindern bedacht werden und ggf. spezielle Hilfsangebote vorgeschlagen werden.

Inzwischen gibt es einige krankheitsübergreifende, evaluierte Geschwister-Angebote, die auch durch Kostenträger übernommen werden. Umfangreiche Informationen zu diesen Angeboten finden sich auf der Seite des Kindernetzwerkes:

www.kindernetzwerk.de/de/aktiv/0614-Das-gesunde-Geschwisterkind.php [14.05.2024]

Geschwister-Gruppen für unterschiedliche Altersstufen und mit unterschiedlichem Umfang:

www.geschwisterclub.de/ [14.05.2024]

www.kompetenznetz-patientenschulung.de [14.05.2024]

BÄRENSTARK Ferienfreizeiten für Geschwister von Kindern mit Behinderung / schwerer Krankheit:

https://carlsstiftung.de/baerenstark-ferienfreizeiten-2023/ [14.05.2024]

Unterschiedliche **Unterstützungsangebote** und **Materialien für Geschwister** von Kindern mit Krankheit / Behinderung:

www.stiftung-familienbande.de/ [14.05.2024]

www.familienhandbuch.de/familie-leben/familienformen/geschwister/vomueberhuetenundueber gehen.php [14.05.2024]

https://verbund-fuer-geschwister.jimdo.com/ [14.05.2024]

www.geschwisterkinder-netzwerk.de/ [14.05.2024]

Eigene Notizen:

....

....

....

Der Verantwortungskreis

Hier können einmal alle Aufgaben, die mit der Erkrankung zusammenhängen, gesammelt werden – z. B. Medikamente einnehmen, besondere Körperpflege, Übungen, Termine vereinbaren, Arztbesuche. Wer übernimmt derzeit welchen Anteil dieser Aufgaben? Bitte zeichne / zeichnen Sie die Anteile wie Tortenstücke in den Kreis ein (z. B. Mutter 50%, Vater 20%, Kind 25 %, Oma / Opa 5%).
Wie zufrieden bist du / sind Sie mit der derzeitigen Verteilung der Aufgaben?

☺ -------------------------- 😐 -------------------------- ☹

Was soll sich verändern? Kurzfristig, mittelfristig, langfristig?

8 Arbeit mit dem erweiterten Bezugssystem

In diesem Kapitel geht es vorrangig um die Themen »Kommunikation zu der Krankheit« in den erweiterten Bezugssystemen, also z. B. Kindertagesstätte, Schule, Studium, Ausbildung usw.

Menschen mit chronischen somatischen Krankheiten haben häufig ein dichtes Netzwerk aus Fachpersonen, die sehr unterschiedlich auf die Situation schauen. Das erweiterte Bezugspersonensystem umfasst häufig sehr viele Systeme, die sich auf verschiedene rechtliche Regelungen beziehen (z. B. Sozialrecht, Schulrecht, Schwerbehindertenrecht, evtl. auch Strafrecht, Haftungsrecht). Daraus resultieren oft Spannungen oder zusätzliche Schwierigkeiten, die zunächst gar nicht bemerkt werden. Wenn in der Psychotherapie dann ein Bedingungsmodell gezielt nach sozialen Bedingungsfaktoren fragt, wird in einigen Fällen erkennbar, dass die Veränderbarkeit des Symptoms auch stark durch diese Faktoren bedingt ist (z. B. Zugang zu Reha-Maßnahmen nur über die somatische Diagnose, nicht über die psychischen Faktoren; eingeschränkte Verfügbarkeit von geeigneten Einrichtungen, die somatische *und* psychische Faktoren gleichermaßen als Indikation / Behandlungsfokus haben, Unklarheit zur Zuständigkeit von Kostenträgern, Verantwortungsdiffusion zwischen Sozial- und Jugendämtern bei der Gewährung von Eingliederungshilfen, usw.).

Am besten verschaffen Sie sich recht früh im therapeutischen Prozess (z. B. schon in der Anamnese / Exploration) einen ersten Überblick, wer alles zum erweiterten Bezugssystem gehört.

Da sich im Verlauf häufig Veränderungen ergeben, die Sie evtl. gar nicht mitgeteilt bekommen (weil sie im Routinealltag untergehen), fragen Sie in größeren Abständen regelmäßig nach, ob Ihre »Landkarte« noch stimmt.

Bei der Kommunikation mit dem erweiterten Bezugssystem müssen Sie Ihre Schweigepflicht sehr gut beachten. Bitte überprüfen Sie immer sorgfältig, ob eine Schweigepflichtentbindung vorliegt.

Gemeinsame Gespräche mit Patient:in, Sorgeberechtigten und anderen Bezugspersonen sind oft sehr hilfreich (z. B. »Runde Tische«), jedoch auch zeitaufwändig und kompliziert in der Organisation. Hinterfragen Sie deshalb immer die Ziele, die Sie und die Familie mit einem solchen »Runden Tisch« verknüpfen, und besprechen Sie Vor- und Nachteile, Befürchtungen und Hoffnungen bezüglich der Kommunikation zwischen den verschiedenen Bezugspersonen.

In vielen Fällen erscheinen Psychotherapeut:innen als »Vermittler:innen zwischen dem medizinischen und dem schulischen System«. Überlegen Sie in solchen Fällen gut, ob Sie diese Position einnehmen wollen oder können. Es ist in vielen Fällen wichtig, zur Vermittlung noch andere Personen einzubeziehen (z. B. psychosoziales Team einer Klinik, Schulsozialarbeit), damit Sie als Psychotherapeut:in Ihre Solidarität mit den Patient:innen aufrecht erhalten können.

Folgende Arbeitsblätter sind in diesem Zusammenhang hilfreich:

- **AB 5** »Anamnesebogen unter Berücksichtigung somatischer Krankheit(en)«
- **AB 11** »Wer gehört zu meinem persönlichen Netzwerk?«
- **AB 22** »Mein Wochenplan«
- **AB 23** »Meine Wege im Laufe der Woche«
- **AB 35** »Ein Puzzle mit vielen Teilen«

Tipp

Manche (pädagogischen) Betreuungseinrichtungen, Schulen usw. wünschen sich sehr, mehr Informationen zu der jeweiligen Krankheit und mehr Unterstützung zur Gestaltung des pädagogischen Settings zu erhalten. Dies können Sie als Psychotherapeut:in evtl. nicht ausreichend übernehmen. Prüfen Sie deshalb immer, ob diese Beratung durch das jeweilige medizinische System (Fachärzt:innen, spezialisierte Klinik, Ambulanz, Psychosoziales Team, Team für Patientenschulung, Elternselbsthilfe usw.) übernommen werden kann.

Auch im Schulsystem finden sich unterstützende Angebote, die nicht allen bekannt sind:
- Klinikschule (zu finden über den jeweiligen Landesbildungsserver)
- Beratungsstelle für Kinder mit körperlichen Krankheiten am jeweiligen Schulamt
- Interdisziplinäre Frühförderstellen
- Sonderpädagogische Beratungszentren

Arbeits- und Informationsmaterial

AB 100 Informationsblatt für Kindergarten und Schule

Wenn ein chronisch krankes Kind in den Kindergarten oder die Schule kommt, ist es sinnvoll, mit den Erzieher:innen, der Kitaleitung oder Lehrer:innen bzw. Schulleitung über die Erkrankung des Kindes zu reden und dabei das Arbeitsblatt mit den Informationen zur Krankheit zu übergeben. Das schafft Sicherheit für alle Beteiligten und in einem Notfall sind alle wichtigen Daten und Fakten sofort verfügbar.

AB 101 Selbstreflexion für pädagogische Fachkräfte

Mithilfe dieses Arbeitsblattes erleichtern Sie den beteiligten pädagogischen Fachkräften die Selbstreflexion und ermöglichen so eine eigene tiefergehende Beschäftigung mit dem Thema chronische körperliche Krankheiten.

INFO 42 Nachteilsausgleich beantragen

Mithilfe dieser Übersicht und dem Musterbrief können Sie mit Ihren Patient:innen und / oder deren Bezugspersonen zusammen schnell und formlos ein Schreiben für die Beantragung eines Nachteilausgleichs erstellen.

AB 102 Welche Nachteile bringt die Krankheit mit sich?

Dieses Arbeitsblatt hilft Patient:innen herauszufinden, welche Nachteile sie haben und diese systematisch zu erfassen. Hilfreich ist für viele Patient:innen auch die Erarbeitung eigener Lösungsansätze.

Informationsblatt für Kindergarten und Schule

Informationen über die Erkrankung, Medikamentengabe und Notfälle

Name: .... Geburtsdatum: ....

Wichtige Telefonnummern für den Notfall:

Name: .... Funktion: .... Nummer: ....

Name: .... Funktion: .... Nummer: ....

Name: .... Funktion: .... Nummer: ....

Haus- / Kinderärzt:in: .... Nummer: ....

Erkrankung(en): ....

....

Zusätzliche Erkrankungen oder Besonderheiten:

....

....

Medikamente, die eingenommen werden müssen:

....

....

Tageszeit	Name	Dosierung	Darreichung, Besonderheiten bei der Lagerung
Morgens	....	....	....
Mittags	....	....	....
Abends	....	....	....
Bei Bedarf	....	....	....

Informationsblatt für Kindergarten und Schule

Mögliche Wechselwirkungen mit anderen Medikamenten oder Nebenwirkungen:

....

....

Zusätzliche wichtige Informationen des behandelnden Arztes / der Ärztin:

....

....

Verantwortliche Person in der Kita / Schule für die Medikamentenvergabe / -überwachung:

Name	Gruppe / Klasse / Tage / Zeitraum (Telefon)	Unterschrift
(1)	....	....
(2)	....	....
(3)	....	....
(4)	....	....

Bemerkungen:

....

....

Für Notfälle
Im Notfall bitte unbedingt Folgendes beachten:

....

Das könnte ein Notfall sein:

....

....

Informationsblatt für Kindergarten und Schule

Bei einem Notfall könnten das die besten ersten Schritte sein:

....

....

Wichtige sonstige Informationen:

....

....

....

....

....

....

Selbstreflexion für pädagogische Fachkräfte

Die Betreuung eines Kindes mit einer chronischen körperlichen Krankheit bedeutet auch für Sie als pädagogische Fachkraft eine Herausforderung. Nutzen Sie die folgenden Fragen zur Selbstreflexion.

Definitionen / eigene Vorstellungen
Wie definieren Sie für sich die folgenden Begriffe?

Gesundheit: ....

Krankheit: ....

Körperliche Krankheit: ....

Chronische körperliche Erkrankung: ....

Eigene Erfahrungen
Würden Sie sich selbst als ... bezeichnen?
Gesund: ☐ Ja ☐ Nein
Krank: ☐ Ja ☐ Nein
Körperlich krank: ☐ Ja ☐ Nein
Chronisch körperlich krank: ☐ Ja ☐ Nein

Haben Sie eigene chronische körperliche Erkrankungen / Beeinträchtigungen?
☐ Ja ☐ Nein
Wenn ja, wie gehen Sie mit diesen Erkrankungen / Beeinträchtigungen um? Wie schränken diese Sie in Ihrem Alltag ein? Gibt es Auswirkungen auf die eigene Arbeit?

....

Gibt es in Ihrer Familie, Verwandtschaft chronische körperliche Erkrankungen / Beeinträchtigungen?
☐ Ja ☐ Nein
Wenn ja, wer und wie gehen Sie bzw. die anderen damit um?

....

Gibt es in Ihrem Freundes- / Bekanntenkreis chronische körperliche Erkrankungen / Beeinträchtigungen?
☐ Ja ☐ Nein
Wenn ja, wer und wie gehen Sie bzw. die anderen damit um?

....

Selbstreflexion für pädagogische Fachkräfte

Ängste

Was verändert sich, wenn Sie in Ihrem beruflichen Setting eine Person mit einer chronischen körperlichen Krankheit betreuen?

....

Was könnte die Arbeit mit Menschen mit chronischen körperlichen Erkrankungen mit Ihnen machen?

....

Was befürchten Sie, was passieren könnte?

....

Wie gut können Sie mit körperlichen Folge-Beeinträchtigungen (wie z. B. Rollstuhl, Urinbeutel, offene Haut usw.) umgehen?

....

Wie würden Sie mit möglicherweise sehr schlimmen Folgen, wie z. B. eine Erkrankung, die zum Tod führen kann / wird, umgehen, was würde das mit Ihnen machen?

....

Wie wäre die Vorstellung, dass ein Kind / ein:e Jugendliche:r aus Ihrer pädagogischen Situation an ihrer / seiner Krankheit versterben könnte?

....

Was erwarten Sie von Kolleg:innen, wenn Sie Personen mit chronischen körperlichen Erkrankungen betreuen würden?

....

Was erwarten Sie von anderen Kindern / Jugendlichen, wenn eine Person mit chronischer körperlicher Krankheit in Ihrer Gruppe wäre?

....

Selbstreflexion für pädagogische Fachkräfte

Erwartungen
Warum sollten Personen mit chronischen körperlichen Erkrankungen in Ihrem pädagogischen Setting betreut werden?

....

Welche positiven Erwartungen haben Sie?

....

Was erhoffen Sie sich davon?

....

Welche Ziele haben Sie?

....

Welche Grenzen sehen Sie für die Betreuung von Personen mit chronischen körperlichen Erkrankungen in Ihrem pädagogischen Setting?

....

Motivation
Was motiviert Sie zur Arbeit mit dieser Personengruppe?

....

Könnte die Arbeit mit Personen mit chronischen körperlichen Erkrankungen auch einen Mehrwert haben?

....

Kompetenzen
Welche Ihrer eigenen Kompetenzen können Sie in der Arbeit nutzen? Denken Sie, Sie bekommen das hin?

....

Selbstreflexion für pädagogische Fachkräfte

Sind Sie bzw. fühlen Sie sich ausreichend kompetent?
☐ Ja ☐ Nein

Können Sie sich vorstellen, mit anderen Berufsgruppen ([Fach-]Ärzt:innen, Krankenpfleger:innen, Physiotherapeut:innen) eng zusammen zu arbeiten?
☐ Ja ☐ Nein

Wann haben Sie Ihren letzten Erste-Hilfe-Kurs absolviert? ....

Welche Fortbildungen sollten / möchten Sie belegen?

....

Möchten Sie das Thema evtl. im Rahmen der Inklusionsdebatte in Ihrer Einrichtung in den Fokus nehmen?
☐ Ja ☐ Nein

Welche Netzwerke, Anlaufstellen kennen Sie und möchten diese evtl. zur Unterstützung in Anspruch nehmen?

....

Sonstige Fragen, die Sie vielleicht beschäftigen

....

....

....

....

....

Nachteilsausgleich beantragen

Nachteilsausgleiche sind ein wichtiges pädagogisches Instrument und sollten von Lehrkräften nach eigener, fachlicher Kompetenz gestaltet werden. Allerdings sind viele Lehrkräfte dankbar, wenn sie von den mitbetreuenden Fachpersonen Hinweise bekommen, wie und in welchem Ausmaß eine bestimmte Krankheit im Schulalltag benachteiligt und wie ein Nachteilsausgleich gestaltet werden kann. Denn als Lehrkraft hat man nicht täglich damit zu tun.

Deshalb können auch Psychotherapeut:innen bei der Gestaltung hilfreich unterstützen, indem sie mit ihren Patient:innen über Nachteile durch die Krankheit sprechen und mögliche Lösungen sammeln (z. B. im Sinne einer Stärkung des Selbstwertgefühls, der Selbstreflexionsfähigkeit und einer ressourcenorientierten Arbeit).

Nachteilsausgleiche können in unterschiedlicher Form gewährt werden.

- **technische Hilfen** (z. B. Tablet, Laptop nutzen, Strukturierung des Arbeitsplatzes)
- **schulorganisatorische Maßnahmen** (z. B. verlängerte Bearbeitungszeit, separater Raum für Prüfungen, Ermöglichen individueller Pausen, Verlassen des Raumes, Vereinbaren eines festen, besonders geeigneten Sitzplatzes, Pausen in besonderen Räumen, Unterricht in besonders gut geeigneten bzw. zugänglichen Räumen, Nutzen von Dienst-Aufzügen, Nutzen der Lehrertoilette usw.)
- **didaktisch-methodische Maßnahmen** (z. B. Strukturierungshilfen, Reduktion der Hausaufgaben, Arbeitsaufträge, Einzelarbeit statt Gruppenarbeit, individuelle Gewichtung von mündlichen, schriftlichen bzw. praktischen Notenanteilen usw.)

Nachteilsausgleiche gelten für das Unterrichtsgeschehen und für Leistungsprüfungen gleichermaßen.

Nachteilsausgleiche sind immer an den Einzelfall anzupassen!

Das Anforderungsprofil des Bildungsganges bleibt unberührt. Es gilt, den pädagogischen Gestaltungsspielraum verantwortlich zu nutzen.

Nachteilsausgleich beantragen

Textbaustein Nachteilsausgleich

Mit Bitte um Weiterleitung an die Schule

Betreff: Nachteilsausgleich für ....

Sehr geehrte Damen und Herren

Ihr Schüler / Ihre Schülerin .... leidet an einer fachärztlich festgestellten

chronischen Krankheit (..).

Durch die Krankheit (bzw. die erforderliche Behandlung der Krankheit) entstehen ihr / ihm folgende Nachteile [*individuell anpassen*]:
[*z. B. schneller erschöpft, häufige Schmerzen, zahlreiche Termine, zeitliche Einschränkungen, plötzliche Krisen, usw.*]

Ihr / ihm steht wie allen Schülerinnen und Schülern mit chronischen körperlichen Erkrankungen deshalb ein Nachteilsausgleich zu, um drohendes Leistungsversagen zu vermeiden und ihr / ihm die Möglichkeit zu geben, ihre / seine tatsächliche Leistungsfähigkeit unter Beweis zu stellen. Dies gilt auch explizit für Schülerinnen und Schüler, die sehr gute schulische Leistungen erbringen.

Aus meiner psychotherapeutischen Fachsicht wären folgende Nachteilsausgleiche geeignet [*individuell anpassen, z. B.*]:

- *Zeitverlängerung bei schriftlichen Leistungsprüfungen*
- *individuelle Pausenmöglichkeiten*
- *nach Rücksprache Schaffen einer Rückzugsmöglichkeit, die individuell genutzt werden darf*
- *verlängerte Redezeit oder Alternativleistungen (schriftliche Leistung)*
- *Erlauben von Hilfsmitteln (z. B. Tablet)*

Tipp

Länderspezifische Regelungen zum Nachteilsausgleich finden Sie über die Landesbildungsserver oder Schulämter.

Suchwörter: Landesbildungsserver – Bundesland – Nachteilsausgleich

Weitere Informationen zu Thema Nachteilsausgleich und zu verschiedenen chronischen körperlichen Krankheiten finden sich z. B. bei Reuner und Gräßer (2023).

Eigene Notizen:

....

....

....

Welche Nachteile bringt die Krankheit mit sich?

Wenn man eine chronische Krankheit hat, darf man deswegen nicht benachteiligt werden. Deshalb hat man Anspruch auf einen sogenannten Nachteilsausgleich, z. B. in der Schule, im Studium oder auch in der Ausbildung.

Aber um so einen Nachteilsausgleich sinnvoll zu gestalten, muss man erst einmal herausfinden, welche Nachteile man denn überhaupt wegen seiner Krankheit hat. Nicht nur die Krankheit an sich, sondern auch die erforderlichen Behandlungsmaßnahmen können dich benachteiligen, z. B. weil manche Medikamente schlimme Nebenwirkungen haben oder weil du häufig während der Schulzeit zu bestimmten Therapien / Untersuchungen gehen musst.

Wichtig

Beim Nachteilsausgleich geht es nur darum: Wobei benachteiligt dich die Krankheit und wie kann man diesen Nachteil ausgleichen, sodass du trotzdem genauso wie alle anderen zeigen kannst / musst, was du weißt, was du gelernt hast, wie du ein Problem lösen kannst usw. Nachteilsausgleiche machen also die Aufgaben nicht leichter, sondern passen sie so an, dass du sie mit deinen krankheitsbedingten Nachteilen lösen kannst.

Und da sich jede Krankheit im Laufe der Zeit verändern kann und neue Nachteile hinzukommen oder frühere Nachteile verschwinden können, sollte man diese Überlegungen in größeren Abständen unbedingt wiederholen!

Mithilfe der Liste kannst du überlegen, welche Nachteile du persönlich durch deine Krankheit hast. Wir haben einige häufige Einschränkungen aufgelistet. Vielleicht hast du auch noch persönliche Erfahrungen mit krankheitsbedingten Nachteilen, dann notiere sie unbedingt auch. Die besten Ideen für einen Ausgleich haben meistens die Betroffenen selbst! Du darfst hier gerne alle Ideen sammeln, die dir in den Sinn kommen, auch wenn sie auf den ersten Blick »unmöglich« erscheinen. Anschließend kannst du die Liste und deine Ideen mit deinen Eltern und Lehrkräften besprechen. So findet ihr hoffentlich einen fairen, passenden Nachteilsausgleich für dich!

Krankheitsbedingter Nachteil	Trifft auf mich zu	Ideen für einen Nachteilsausgleich
Durch die Krankheit (oder ihre Behandlung) bin ich viel schneller müde als Menschen ohne diese Krankheit.	☐ Ja ☐ Nein	....
Durch die Krankheit (oder ihre Behandlung) kann ich mich viel schlechter konzentrieren als Menschen ohne diese Krankheit.	☐ Ja ☐ Nein	....
Ich muss wegen meiner Krankheit auch in der Schule / Ausbildung / Studium regelmäßig Pausen für bestimmte Maßnahmen machen können.	☐ Ja ☐ Nein	....

Welche Nachteile bringt die Krankheit mit sich?

Krankheitsbedingter Nachteil	Trifft auf mich zu	Ideen für einen Nachteilsausgleich
Ich muss wegen der Krankheit sehr oft zu Ärztinnen / Therapeuten und fehle deshalb oft im Unterricht.	☐ Ja ☐ Nein	....
Ich muss wegen der Krankheit sehr oft nach dem Unterricht zu Ärzten / Therapeutinnen und habe deswegen viel weniger Zeit für Hausaufgaben, Üben, Lernen für Prüfungen usw.	☐ Ja ☐ Nein	....
Ich habe wegen der Krankheit häufig Schmerzen und kann deshalb z. B. manchmal kaum einen Stift halten.	☐ Ja ☐ Nein	....
Ich darf wegen meiner Krankheit keinen Sport machen, bzw. nur bestimmte Übungen im Sportunterricht machen.	☐ Ja ☐ Nein	....
Bei meiner Krankheit kann es jederzeit plötzlich zu einer Krise kommen, sodass ich sofort unterbrechen muss, was ich gerade mache.	☐ Ja ☐ Nein	....
Wegen der Krankheit (oder der Behandlung) muss ich sehr oft und evtl. auch sehr plötzlich zur Toilette und kann nicht bis zur Pause warten.	☐ Ja ☐ Nein	....
Wegen der Krankheit muss ich regelmäßig trinken / essen und kann das nicht an die Pausenzeiten anpassen.	☐ Ja ☐ Nein	....
....		....

Literatur

Ahrens-Eipper, S., Nelius, K. & Karausche, K. (2015). Der große Schreck – Psychoedukation für Kinder nach traumatischen Ereignissen. Halle: kjp.

Bundeszentrale für gesundheitliche Aufklärung BZgA (2017). Chronische Erkrankungen im Kindesalter. Ein gemeinsames Thema von Elternhaus, Kindertagesstätte und Schule. Köln: Bundeszentrale für gesundheitliche Aufklärung BZgA.

Busse, M. (2016). Donnergrummel. Bielefeld: Sternwiese.

Busse, M. & Hansmeier, N. (2021). Beefbox: Konflikte lösen leicht gemacht! Bielefeld: Sternwiese.

Compas, B.E., Jaser, S.S., Dunn, M.J. & Rodriguez, E.M. (2012). Coping with chronic illness in childhood and adolescence. Annual Review of Clinical Psychology, 8, 455–480.

Cordshagen-Fischer, T. & Fischer, J.-E. (2022). Therapie-Tools Akzeptanz- und Commitmenttherapie (ACT) mit Kindern und Jugendlichen. Weinheim: Beltz.

Cui C, Shuang-Zi L, Cheng WJ, Wang T. (2021). Mediating effects of coping styles on the relationship between family resilience and self-care status of adolescents with epilepsy transitioning to adult healthcare: A cross-sectional study in China. Journal of Pediatric Nursing, 63, 143–150.

De Bock, F., Bosle, C., Graef, C., Oepen, J., Philippi, H. & Urschitz, M.. (2019). Measuring social participation in children with chronic health conditions: validation and reference values of the child and adolescent scale of participation (CASP) in the German context. BMC Pediatrics, 19 (1), 125.

Döpfner, M. & Petermann, F. (2012). Diagnostik psychischer Störungen im Kindes- und Jugendalter (Leitfaden Kinder und Jugendpsychotherapie, Bd. 2). Göttingen: Hogrefe.

Döpfner, M., Berner, W., Breuer, D., Flechtner, H., Lehmkuhl, G. & Steinhausen, C. (2023). Psychopathologisches Befund-System für Kinder und Jugendliche (CASCAP-2). Göttingen: Hogrefe.

Flitner, E., Ostkämper, F., Scheid, C. & Wertgen, A. (Hrsg.). (2013). Chronisch kranke Kinder in der Schule. Stuttgart: Kohlhammer.

Frisch, K. & Göbel, H. (2018). Mütze hat den Kopfschmerz satt. Eine Mut- und Mitmachgeschichte. Frankfurt / M.: ZIES.

Giedinghagen, A. (2023). The tic in TikTok and (where) all systems go: Mass social media induced illness and Munchausen's by internet as explanatory models for social media associated abnormal illness behavior. Clinical Child Psychology and Psychiatry, 28 (1), 270–278.

Goldbeck, L. & Storck, M. (2002). Das Ulmer Lebensqualitäts-Inventar für Eltern chronisch kranker Kinder (ULQUIE). Zeitschrift fur Klinische Psychologie und Psychotherapie, 31 (1), 31–39.

Gräßer, M. & Hovermann, E. (2018). Kreative Techniken für die Kinder- und Jugendlichenpsychotherapie. 75 Therapiekarten. Weinheim: Beltz.

Gräßer, M., Botved, A. & Hovermann, E. (2021). Das bin ich – Die Körper-Rallye. Therapiespiel für die therapeutische und pädagogische Arbeit mit Kindern und Jugendlichen – rund um das Thema Körper. Weinheim: Beltz.

Gräßer, M., Hovermann, E. & Botved, A. (2017). Rating-Skalen für die Kinder- und Jugendlichenpsychotherapie. 26 Skalen für Therapie und Beratung. Weinheim: Beltz.

Gräßer, M., Hovermann, E. & Botved, A. (2024). Therapie-Tools Therapeutisches Malen mit Kindern und Jugendlichen (2. Aufl.). Weinheim: Beltz.

Gräßer, M., Hovermann, E. & Botved, A. (2024). Therapie-Tools Ressourcenmalbuch für Kinder und Jugendliche (2. Aufl.). Weinheim: Beltz.

Gruber, T. (2020). Therapie-Tools Ressourcenaktivierung. Weinheim: Beltz.

Hampel, P. & Petermann, F. (2016). Stressverarbeitungsfragebogen nach Janke und Erdmann angepasst für Kinder und Jugendliche (2. Aufl.). Göttingen: Hogrefe.

Hansmeier, N. & Busse, M. (2016). Monsterpakt. Bielefeld: Sternwiese.

Havighurst, R.J. (1953). Human Development and Education. New York: David McKay.

Hechler, T., Denecke, H., Dobe, M., Hübner, B., Martin, A. et al. (2008). Schmerzbezogene Copingstrategien von Kindern und Jugendlichen mit chronischen Schmerzen – Überprüfung einer deutschen Fassung der Paediatric Pain Coping Inventory (PPCI). Schmerz, 22, 442–457.

Hensel, T. (2017). Stressorbasierte Psychotherapie. Belastungssymptome wirksam transformieren – ein integrativer Ansatz. Stuttgart: Kohlhammer.

Hübner, B., Hechler, T., Dobe, M., Damschen, U., Kosfelder, J., Denecke, H., … Zernikow, B. (2009). Schmerzbezogene Beeinträchtigung bei Jugendlichen mit chronischen Schmerzen. Der Schmerz, 23 (1), 20–23.

Jantzen, S., Krisl, T., Sperner, J., Aksu, F., Püst, B., Hampel, E. & Thyen, U. (2003). Entwicklung und Evaluation eines Schulungsprogramms für Kinder und Jugendliche mit Epilepsie und ihre Eltern. Neuropädiatrie in Klinik und Praxis, 2, 57–62.

Kamtsiuris, P., Atzpodien, K., Ellert, U., Schlack, R. & Schlaud, M. (2007). Prevalence of somatic diseases in German children and adolescents. Results of the German Health Interview and Examination Survey for Children and Adolescents (KiGGS). Bundesgesundheitsblatt Gesundheitsforschung Gesundheitsschutz, 50 (5–6), 686–700.

Krüger, A. (2011). Powerbook. Erste Hilfe für die Seele. Hamburg: Elbe & Krueger.

Küffer, R. & Reusch, A. (2017). Rahmenkonzeption Rheumatologische Patientenschulungen. Retrieved from https://www.rheuma-liga.de/fileadmin/user_upload/Dokumente/Aktivitaeten/Projekte/Rahmenkonzept.pdf [22.02.2024].

Landoldt, M.A. (2021). Psychotraumatologie des Kindesalters. Grundlagen, Diagnostik und Interventionen (3. Aufl.). Göttingen: Hogrefe.

Lange, A.D.R., Hudcovicova, M., van de Ven, J.P.B.S. & Emmelkamp, P.M. (2003). Interapy: a controlled randomized trial of the standardized treatment of posttraumatic stress through the internet. Journal of Consulting and Clinical Psychology, 71, 901–909.

Lange, K., Burger, W., Holl, R.W., Hürter, P., Saßmann, H., von Schütz, W. & Danne, T. (2014). Diabetes bei Jugendlichen: Ein Behandlungs- und Schulungsprogramm (2. Aufl.). Lengerich: Pabst Science Publishers.

Lecheler, J., Biberger, A., Klocke, M., Petermann, F. & Pfannebecker, B. (2007). AVT Asthma-Verhaltens-Training – Trainerleitfaden. Berchtesgaden: INA.

Lidzba, K., Everts, R. & Reuner, G. (2019). Neuropsychologie bei Kindern und Jugendlichen. Göttingen: Hogrefe.

Lohaus, A. & Heinrichs, N. (2013). Chronische Erkrankungen im Kindes- und Jugendalter. Psychologische und medizinische Grundlagen. Weinheim: Beltz.

Lohaus, A., Eschenbeck, H., Kohlmann, C.-W. & Klein-Heßling, J. (2018). SSKJ 3-8R Fragebogen zur Erhebung von Stress und Stressbewältigung im Kindes- und Jugendalter – Revision. Göttingen: Hogrefe.

Lohmann, B. (2017). Selbstunterstützung für Psychotherapeuten. Göttingen: Hogrefe.

Lummer-Aikey, S. & Goldstein, S. (2021). Sibling Adjustment to Childhood Chronic Illness: An Integrative Review. Journal of Family Nursing, 27 (2), 136–153.

Mackesy, C. (2020). Der Junge, der Maulwurf, der Fuchs und das Pferd. Berlin: Ullstein List.

McCubbin, H., McCubbin, M., Cauble, E. & Goldbeck, L. (2001). Fragebogen zur elterlichen Krankheitsbewältigung: Coping Health Inventory for Parents (CHIP) – Deutsche Version. Kindheit und Entwicklung, 10 (1), 28–35.

Müller-Vahl, K.R., Pisarenko, A., Jakubovski, E. & Fremer, C. (2022). Stop that! It's not Tourette's but a new type of mass sociogenic illness. Brain, 145 (2), 476–480.

Öst, L.-G. & Sterner, U. (1987). A specific behavioral method for treatment of blood phobia. Behaviour Research and Therapy, 25 (1), 25–29.

Oosterhuis, A. (1999). Coping with epilepsy: the effect of coping styles on self-perceived seizure severity and psychological complaints. Seizure, 8, 93–96.

Palacio, A., Garay, D., Langer, B., Taylero, J., Wood, B.A. & Tamariz, L. (2016). Motivational interviewing improves medication adherence: a systematic review and meta-analysis. Journal of General Internal Medicine, 31 (8), 929–940.

Palacio, R.J. (2015a). Jeden Tag ein Wunder. Maximen für das ganze Jahr. München: Carl Hanser.

Palacio, R.J. (2015b). Wunder – Sieh mich nicht an. München: dtv.

Petermann, F., Schmidt, M.H. & Suing, M. (2012). KANN – Kompetenzanalyseverfahren – Fremdbeurteilung beobachtbarer personaler Ressourcen bei Kindern und Jugendlichen. Göttingen: Hogrefe.

Petermann, U. & Petermann, F. (2013). LSL – Lehrereinschätzliste für Sozial- und Lernverhalten (2. Aufl.). Göttingen: Hogrefe.

Pinquart, M. (2013a). Wenn Kinder und Jugendliche körperlich chronisch krank sind. Heidelberg: Springer.

Pinquart, M. (2018). Parenting stress in caregivers of children with chronic physical condition – A meta-analysis. Stress and Health, 34 (2), 197–207.

Pinquart, M. (2019a). Featured Article: Depressive Symptoms in Parents of Children with Chronic Health Conditions: A Meta-Analysis. Journal of Pediatric Psychology, 44 (2), 139–149.

Pinquart, M. (2019b). Meta-Analysis of Anxiety in Parents of Young People with Chronic Health Conditions. Journal of Pediatric Psychology, 44 (8), 959–969.

Pinquart, M. (2019c). Posttraumatic Stress Symptoms and Disorders in Parents of Children and Adolescents with Chronic Physical Illnesses: A Meta-Analysis. Journal of Traumatic Stress, 32 (1), 88–96.

Pinquart, M. (Hrsg.). (2013b). Wenn Kinder und Jugendliche körperlich chronisch krank sind. Heidelberg: Springer.

Plener, P.L., Molz, E., Berger, G., Schober, E., Mönkemöller, K., Denzer, C. et al. (2015). Depression, metabolic control, and antidepressant medication in young patients with type 1 diabetes. Pediatr Diabetes, 16 (1), 58–66.

Pöhm, M. (2011). Schlagfertig auf dem Schulhof. München: mvg.

Prätsch, M. (2020). Meine Monster: Eine Metapher aus der Akzeptanz- und Commitment Therapie (ACT) für Groß und Klein. Kinderbuch über das Akzeptieren von Gefühlen und Emotionen: Independently Published.

Rau, J., May, T.W., Pfafflin, M., Heubrock, D. & Petermann, F. (2006). Education of children with epilepsy and their parents by the modular education program epilepsy for families (FAMOSES) – results of an evaluation study. Rehabilitation, 45 (1), 27–39.

Renner, G. & Mickley, M. (2015). Berücksichtigen deutschsprachige Intelligenztests die besonderen Anforderungen von Kindern mit Behinderungen? Praxis Kinderpsychologie und Kinderpsychiatrie, 64, 88–103.

Ravens-Sieberer, U. & Bullinger, M. (1998). Assessing health related quality of life in chronically ill children with the German KINDL: first psychometric and content-analytical results. Quality of Life Research, 7 (5), 399–407.

Ravens-Sieberer, U., Morfeld, M., Stein, R.E.K., Jessop, D.J., Bullinger, M. & Thyen, U. (2001). Der Familien-Belastungs-Fragebogen (FaBel-Fragebogen). PPmP – Psychotherapie, Psychosomatik, Medizinische Psychologie, 51, 384–393.

Retzlaff, R. (2010). Familien-Stärken. Stuttgart: Klett-Cotta.

Retzlaff, R., Hornig, S., Müller, B., Reuner, G. & Pietz, J. (2006). Family sense of coherence and resilience. A study on families with children with mental and physical disabilities. Praxis der Kinderpsychologie und Kinderpsychiatrie, 55 (1), 36–52.

Reuner, G. & Gräßer, M. (2023). Chronische körperliche Erkrankungen (Reihe: Leitfaden Kinder- und Jugendpsychotherapie Bd. 33). Göttingen: Hogrefe.

Reuner, G. & Renner, G. (2019). Praxis der klinisch-psychologischen und sonderpädagogischen Testdiagnostik bei Kindern und Jugendlichen mit körperlichen und motorischen Beeinträchtigungen. Ergebnisse einer Umfrage unter Anwendern. Zeitschrift für Heilpädagogik, 70 (2), 84–93.

Rolland, J. (2003). Mastering family challenges in serious illness and disability. In F. Walsh (Ed.), Normal Family Processes (pp. 460–489). New York: The Guilford Press.

Rossa, R. & Rossa, J. (2022). Einen Therapiekeks, bitte. 111 Karten mit Sinnsprüchen und Wissenskrümeln für Psychotherapie und Beratung. Weinheim: Beltz.

Rossa, R. & Rossa, J. (2024). Punkte, Kreise, Lebensreise. Biografiearbeit mit Kindern und Jugendlichen lebendig gestalten. Weinheim: Beltz.

Schepper, F. & Gerstner, F. (ohne Jahr). Das Kinder-KlinikKarten-Memospiel. Ressourcen stärken in der Psychotherapie, Pädiatrie und Onkologie. Bremen: Manfred Vogt Spieleverlag.

Schmidt, S. & Thyen, U. (2008). Was sind chronisch kranke Kinder? Bundesgesundheitsblatt – Gesundheitsforschung – Gesundheitsschutz, 51, 585–591.

Schroeder, S., Hechler, T., Denecke, H., Müller-Busch, M.A.M., Menke, A. & Zernikow, B. (2010). Deutscher Schmerzfragebogen für Kinder, Jugendliche und deren Eltern (DSF-KJ) – Ein multimodaler Fragebogen zur Diagnostik und Therapie chronischer Schmerzen im Kindes- und Jugendalter. Schmerz, 24, 23–37.

Tröster, H. (2010). Eltern-Belastungs-Inventar EBI. Deutsche Version des Parenting Stress Index (PSI) von R.R. Abidin. Göttingen: Hogrefe.

Tutus, D., Niemitz, M., Fegert, J.M. & Rassenhofer, M. (2021). E-Mental-Health-Angebote für Eltern eines Kindes mit einer seltenen chronischen Erkrankung. Monatsschrift Kinderheilkunde, 169 (7), 622–627.

Warschburger, P. (2000). Chronisch kranke Kinder und Jugendliche. Psychosoziale Belastungen und Bewältigungsanforderungen. Göttingen: Hogrefe.

Warschburger, P. (2009). Chronische Erkrankungen. In A. Lohaus & H. Domsch (Hrsg.), Förder- und Interventionsprogramme für das Kindes- und Jugendalter (S. 241–258). Heidelberg: Springer.

Westerhuis, W., Zijlmans, M., Fischer, K., van Andel, J. & Leijten, F.S.S. (2011). Coping style and quality of life in patients with epilepsy: a cross-sectional study. Journal of Neurology, 258 (1), 37–43.

Wilke, K., Kleins, P. & Stachow, R. (2002). Psora. Ein Patientenschulungsprogramm für Kinder und Jugendliche mit Schuppenflechte. München: Urban & Vogel.

World Health Organization (2001). International Classification of Functioning, Disability and Health: ICF. Genf: World Health Organization.

World Health Organization (2004). International statistical classification of diseases and related health problems, 10th revision. Genf: World Health Organisation.

Bildnachweis

Annika Botved: S. 162, 180, 197, 202, 213, 218, 220

© GettyImages: S. 66, 161, 170, 271: Ekaterina Bedoeva; S. 68, 263, 272: Rawpixel, S. 72: Svetlana Kharchuk; S. 96: designer29; S. 98: PeterHermesFurian; S. 117: Iryna Sklepovych; S. 122: Ilya Oktyabr, S. 123, 124: chrupka; S. 128: Teploleta; S. 130: Im_Labyrinth; S. 158: FrankRamspott; S. 159: oksanaSe; S. 160: lineartestpilot; S. 164: undefined undefined; S. 166: Inshlna; S. 171: bypty, bor-zebra; S. 176: Sudowoodo; S. 185: Irina Cheremisinova; S. 186, 187: yugoro; S. 193: appleuzr; S. 194: ksenya_savva, ourlifelooklikeballoon; S. 196: gmm2000; S. 217: Kojaif; S. 221: Aluna1; S. 229: Yulya Bortulyova; S. 237: ulimi; S. 268–271: alenaohneva